心电图解读新视角：前沿热点 18 讲

New Concepts in ECG Interpretation

原　著　Alessandro Capucci

主　译　何立芸　张瑞涛

副主译　刘　丹　滕玮利

译　者（按姓氏汉语拼音排序）

范勇兵（北京大学第三医院）

何立芸（北京大学第三医院）

刘　丹（北京大学第三医院）

刘　徽（北京大学第三医院）

刘慧强（北京大学第三医院）

刘梦茜（北京大学第三医院）

陆浩平（北京大学第三医院）

阮　珊（北京大学第三医院）

滕玮利（北京大学第三医院）

田振宇（北京大学第三医院）

汪羚利（北京大学第三医院）

吴　超（北京大学第三医院）

谢鹏昕（北京大学第三医院）

徐　媛（北京大学第三医院）

张瑞涛（北京大学第三医院）

北京大学医学出版社

U0232674

XINDIANTU JIEDU XINSHIJIAO: QIANYAN REDIAN 18 JIANG

图书在版编目（CIP）数据

　心电图解读新视角 ： 前沿热点18讲 ／（意）亚历山
德罗•卡普奇（Alessandro Capucci）原著 ； 何立芸，
张瑞涛主译. -- 北京 ： 北京大学医学出版社，2025. 2.
ISBN 978-7-5659-3356-1

　Ⅰ. R540.4-64

　中国国家版本馆CIP数据核字第20257RM445号

北京市版权局著作权合同登记号：图字：01-2025-0147

First published in English under the title
New Concepts in ECG Interpretation, edition: 1
edited by Alessandro Capucci
Copyright © Springer Nature Switzerland AG, 2019
This edition has been translated and published under licence from
Springer Nature Switzerland AG.

心电图解读新视角：前沿热点 18 讲

主　　译：何立芸　张瑞涛
出版发行：北京大学医学出版社
地　　址：（100191）北京市海淀区学院路 38 号　北京大学医学部院内
电　　话：发行部 010-82802230；图书邮购 010-82802495
网　　址：http://www.pumpress.com.cn
E — mail：booksale@bjmu.edu.cn
印　　刷：北京瑞达方舟印务有限公司
经　　销：新华书店
责任编辑：冯智勇　　责任校对：靳新强　　责任印制：李　啸
开　　本：787 mm×1092 mm　1/16　印张：12　字数：300 千字
版　　次：2025 年 2 月第 1 版　2025 年 2 月第 1 次印刷
书　　号：ISBN 978-7-5659-3356-1
定　　价：85.00 元

译者前言

心电图作为探索心脏电活动的窗口，其重要性在临床医学中不言而喻。作为一种无创、简便且经济的检查手段，心电图在心脏疾病的诊断、治疗及预后评估中具有不可替代的作用。而本书，正是一部将心电图学理论知识与临床实践紧密结合的学术佳作。

本书的最大特点就是从真实的临床病例出发，对每一份心电图都做了非常详尽的描述和解读，并对其产生的内在机制和临床意义进行了深入阐释，将心电图的解读与疾病的诊断、治疗紧密结合。通过丰富的病例分析与图谱展示，读者可以直观地看到心电图波形与心脏疾病之间的紧密联系，从而能够更深入地理解心电图的波形特征与临床意义。这种从病例出发的写作方式，不仅增强了本书的实用性，更为读者提供了一条从理论到实践、从知识到技能的快速通道。

无论是初入临床的医学生，还是经验丰富的临床医生，都能够在本书中找到对心电图解读的新视角。本书不仅对各类异常心电图的波形特征、形成机制及临床意义进行了深入剖析，还对心电图学的新进展进行了梳理与总结。更重要的是，本书通过病例分析与图谱展示，将心电图的解读与疾病的诊断、治疗紧密结合，使临床医生能够更准确地判断病情、制订治疗方案。

在翻译过程中，我们深感这部作品的独特魅力与价值所在。我们力求保持原文的学术严谨性与可读性，同时兼顾中文读者的阅读习惯与理解需求。在词汇选择、句式结构、段落布局等方面，我们都进行了精心的设计与调整，力求使译文既能准确传达原文的精髓，又能让读者在阅读时觉得流畅自如、豁然开朗。同时，我们还特别注重保留原文中的图表、病例分析与图谱展示，以便读者能够更直观地理解心电图的波形特征与临床意义。

最后，希望这本译作能够成为心电图学与临床心血管病学领域内的专业人士、医学生以及广大心电图爱好者的共同财富。它不仅能够帮助读者更深刻地理解心电图的临床价值，更能激发他们对医学科学的热爱与探索精神。

在翻译的旅途中，我们始终相信，医学的智慧与人文关怀能够跨越语言与文化的界限，触动每一个渴望学习与成长的心灵。愿这部译作能成为您医学探索之旅中的一盏明灯，照亮您前行的道路。

何立芸　张瑞涛

原著前言

在过去的数十年中，患者诊疗模式出现了显著改变。从 20 世纪 70 年代开始，超声心动图和其他诊断工具如磁共振、冠状动脉计算机断层扫描、核素成像等深刻地影响了医疗实践。因此，更多不同领域的专家参与到心脏疾病的诊断中来，但有时彼此之间交流甚少。患者诊断和治疗的机会得日益增多，但同时由单个医生做出诊断的可能性在持续减小，"团队"的概念越来越深入人心。

直到 20 世纪 70 年代，心内科医生仍常被提醒在为患者开具辅助检查前应准确评估患者病史，可能仅需一份 12 导联心电图和 X 线胸片即可明确诊断方向。心内科医生重要的基本素质即在没有其他辅助手段的情况下对大多数患者做出正确诊断。这一医学模式由单个医生完全负责，进而形成了一种特殊的医患关系，这不仅是做出正确诊断的基础，同时也是最终治疗成功的重要助力。

无论是在设备先进的医学中心，还是偏远的乡村诊所，心电图都是心脏疾病诊断的中流砥柱。

正确解读心电图在诊断过程中是否仍有不可替代的价值？解读心电图的新视角是否能够进一步拓宽它的临床价值？是否有新方法来发挥心电信号的诊断价值而非局限于 12 导联系统？

我们将从简单且常见的临床案例出发来回答这些问题，我们将超越传统认知，打开心电图分析和解读的新视野。

在心电生理领域和临床心脏学领域耕耘多年后，我们深刻地感受到正确解读心电图在当今时代仍为心内科医生不可或缺的基本功，它常常帮助我们无须借助昂贵检查即可做出正确诊断。

在此，我向 Domenico 博士、Bruno Magnani 教授、Ralph Lazzara 教授和 Michiel Janse 教授致以深深的感激之情，是他们启迪了我的认知，让我感受到身为医生和心脏病学者的荣耀。

Alessandro Capucci
Cardiology Clinic
Marche Polytechnic University Cardiology Clinic
Ancona
Italy

目　录

第1讲 P波：正确解读心电图的重要线索

1.1 病例1

63 岁男性，既往高血压病史，因失语和偏瘫被送入急诊室。血压 140/85 mmHg，无明显心脏杂音和心力衰竭表现。头颅 CT 血管造影显示左侧额叶、颞叶低密度区，急性缺血性病变可能。颈动脉超声多普勒检查正常。图 1.1 是该读者的标准 12 导联心电图。

1.1.1 心电图分析

窦性心律，心率 71 次 / 分，RR 间期规律。P 波在 Ⅰ、Ⅱ、Ⅲ 导联和 aVF 导联正向，aVL 导联中位于等电位，aVR 导联负向。P 波电轴为 +60°，PR 间期为 180 ms。V1 导联 P 波终末电势（P-wave terminal force in lead V1，PTFV1，P 波终末部分的深度与

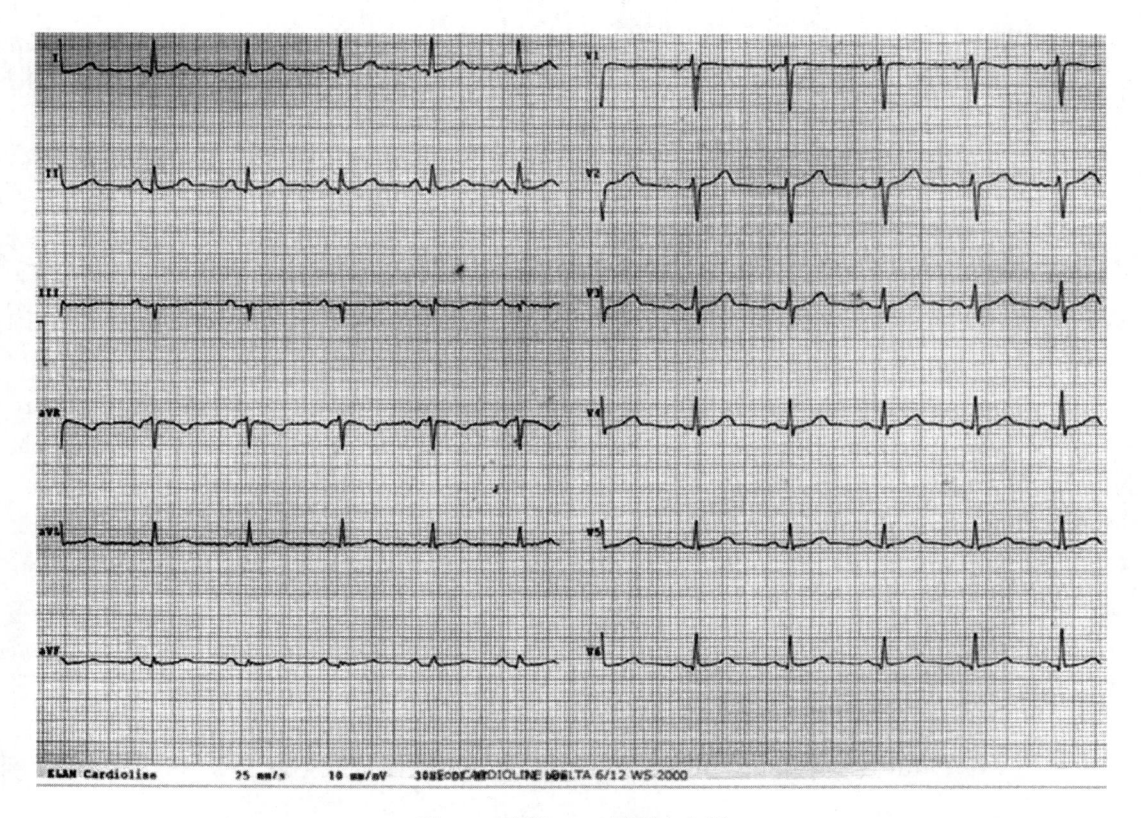

图 1.1　病例 1　12 导联心电图

持续时间的乘积）为 50 ms·mm（图 1.2）。Ⅱ 导联的 P 波持续时间（P-wave duration，PWD）为 100 ms（图 1.3）。P 波面积（P-wave area，PWA，P 波的持续时间和振幅的乘积）也高于正常值。QRS 波时限 80 ms，形态和电轴正常，为 +15°。心室复极正常，QT 间期为 380 ms，QTc（Bazett 公式）为 413 ms。**最终心电图诊断**：窦性心律，双房增大。

为筛查阵发性心房颤动，进行了二维超声心动图和 7 天长程 Holter 心电图监测：

• 超声心动图：左心房和右心房轻度扩大，

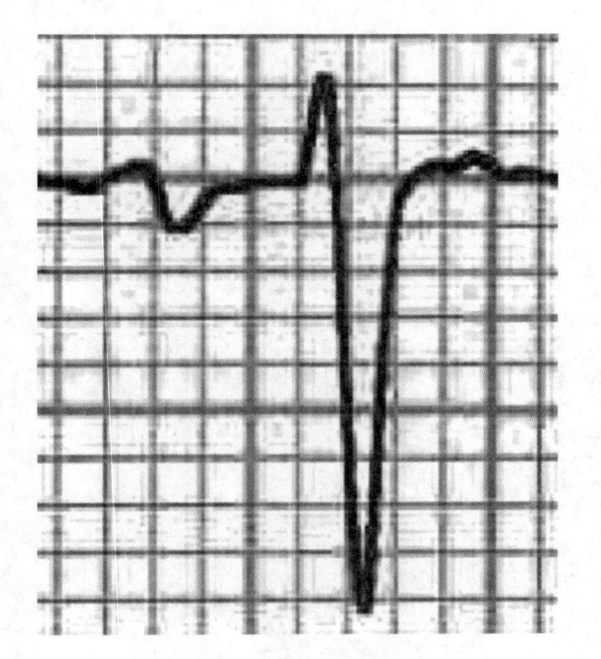

图 1.2　V1 导联 P 波终末电势

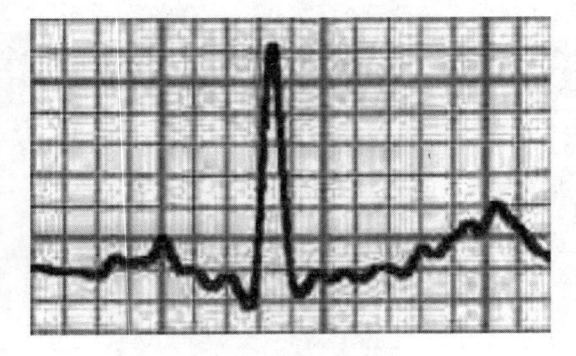

图 1.3　Ⅱ 导联 P 波持续时间

Ⅰ 级舒张功能不全，中度二尖瓣反流。

• Holter 心电图监测未记录到任何心房颤动、心房扑动或房性心动过速发作。

因此，在本病例中，单次 12 导联心电图提示可能存在心房病变，可能是由于高血压控制不佳，舒张末期压力负荷增加所致（图 1.4）。

1.1.2　从心电图到病理

诸多文献数据表明，即使是对于一些 QRS 波和复极异常的患者，P 波正常可能是心脏无功能障碍的特异性指标。而 P 波异常可能提示左心室肥大 [1, 2] 或舒张功能不全。

近年来，对"心房心肌病"（atrial cardiomyopathy）的关注越来越多。1972 年该术语首次在一篇文章中使用 [3]，用以描述一个家族中的成员发生室上性心律失常、房室传导阻滞和心房停搏。作者在尸检报告中指出："右心房出现弥漫性间质纤维化，部分区域几乎完全丧失心肌，广泛的间质纤维化充满心房壁"，因此确认纤维化是心房病变的关键因素，而其他研究的证据也在随后发表 [4]。

然而，直到 1997 年，心房心肌病一词才被采用，特指代心房颤动引起的心房病变。在一篇述评中，Douglas Zipes[5] 指出肺静脉隔离为心房颤动一种新的治疗方案。

2016 年，在美国心脏病学会和美国心脏协会的合作下，欧洲心律协会（European Heart Rhythm Association，EHRA）、美国心律学会（Heart Rhythm Society，HRS）、亚太心律学会（Asia Pacific Heart Rhythm Society，APHRS）和拉丁美洲心脏起搏与电生理学会（Sociedad Latinoamericana de Estimulacion Cardiaca y Electrofisiología，SOLAECE）制定了一份关于心房心肌病的共识文件 [6]，将其定义为：任何可能导致临床相关表现的心房结构、收缩功能或电生理改变。

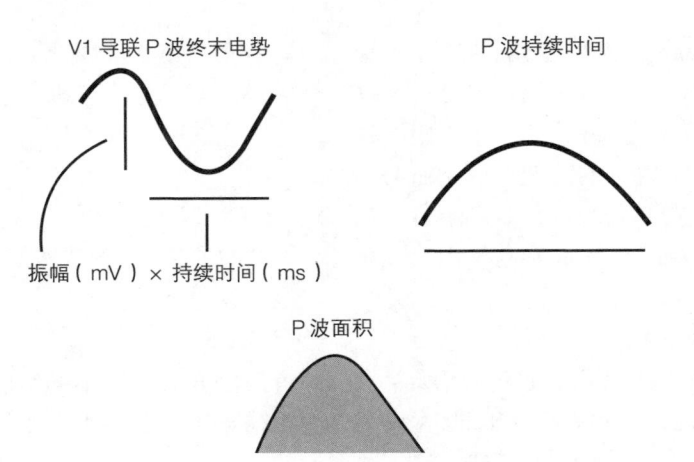

图1.4 V1导联P波终末电势（PTFV1）、P波持续时间（PWD）和P波面积（PWA）的测量

众所周知，心房的基本功能除充盈心室外，还包括产生正常心律和分泌利钠肽等激素。因此，心房可能参与多种心血管和系统性疾病发生过程。共识文件对这些疾病进行了临床病理分型：I型为心肌细胞主要受累，如单纯性心房颤动、糖尿病或遗传病；II型为成纤维细胞主要受累，如老龄或吸烟；III型为两种细胞类型同时受累，如瓣膜性心脏病或充血性心力衰竭；IV型为非胶原沉积，如孤立性心房淀粉样变性、肉芽肿、炎症浸润和糖脂沉积症。

临床医生最关注的是心房心肌病导致的并发症，如心房颤动导致的卒中。众所周知，心房颤动患者中卒中的风险和随之而来的抗凝需求不取决于心律失常的持续时间或频率，而是取决于与心房心肌病病因相关的临床危险因素，如高血压、心力衰竭、糖尿病、既往卒中或栓塞事件、年龄和动脉粥样硬化疾病，这些因素组合在一起构成了 CHA$_2$DS$_2$-VASc 评分[7]。

一种假说认为，大多数心源性栓塞性卒中与心房颤动无关，可能不是由于心耳中的血液淤滞和血栓形成，而是可以通过心房心肌病解释。有些临床数据表明，植入心脏装置的患者中的持续心律监测显示，房颤与卒中之间没有强烈的时间相关性。起搏器患者的无症状心房颤动的卒中风险评估和房颤减少心房起搏试验（Asymptomatic Atrial Fibrillation and Stroke Evaluation in Pacemaker Patients and the Atrial Fibrillation Reduction Atrial Pacing Trial，ASSERT）中，51位卒中患者中只有8%在卒中发生前30天内出现心房颤动发作[8]。

因此目前有一种观点认为，心房颤动不是卒中的直接原因，而是一种与异常心房基质（心房心肌病）相关的表象[9]。心房纤维化（1972年发表的文章首次确认为促进血栓形成的因素）、炎症状态和内皮功能障碍可能会形成一种促进血栓形成的环境。

心房颤动可以被认为是卒中风险增加的一个临床相关标志。或许更重要的是，临床医生应尽早开始更加仔细地寻找其他可能增加风险的标志。

在这种情况下，心电图是一个基础的且有意义的工具。早在1954年，Puech[10]发表的一篇论文中就认识到房间传导阻滞的特征是II导联中宽大的P波。很早认识到，房间传导阻滞常与其他传导障碍如窦房结功能障碍和房室传导阻滞以及左心房的结构异常（主要是扩张）相关，但并非总是如此。

Bayés de Luna[12] 描述了房间传导阻滞（定义为 P 波持续时间≥120 ms，在 Ⅱ、aVF 或 Ⅱ 导联中呈双向形态）[13] 与室上性心律失常的相关性。心电图的改变可以用右心房顺序激动和随后左心房的逆行激动解释。后来提出的 Bayés 综合征被证实与卒中风险增加相关 [14, 15]。

最近发表的一项荟萃分析 [16] 总结了三种容易通过体表心电图评估的左心房异常：PTFV1＞40 ms·mm、PWD＞120 ms（反映房间传导阻滞）和最大 PWA 增加。这三种左心房异常表现不仅与心房颤动和其他室上性心律失常相关，还与卒中风险增加相关。

P 波分析结合临床评估、超声心动图、生物标志物和心脏磁共振检查，可能有助于发现那些无心房颤动病史但有心源性卒中风险的患者，使他们从抗凝治疗中获益。

通过信号平均心电图（signal-averaged ECG，SAECG）可以更加准确地分析 P 波持续时间。SAECG 采集多个体表电极的心脏电信号，是一种简单的无创方法。SAECG 最初用于评估心室晚电位，后来扩展到通过分析 P 波进行更准确的心房传导的评估 [17]。平均测量所有导联信号可以将干扰降到最低并发现最微小的变化。相比于标准 12 导联心电图，SAECG 上 P 波持续时间的延长是更为精准的心房颤动进展的标志 [18]。

此外，使用 SAECG 可以检测心房晚电位。晚电位是标准 12 导联心电图中不可见的低振幅电信号。最初研究 QRS 波晚电位的目的是评估室性心律失常的风险。同样，P 波（或心房）晚电位可以用于阵发性心房颤动的危险分层。Budeus 等 [19, 20] 认为，SAECG 中发现的 P 波心房晚电位可能在阵发性心房颤动的发展中起作用。然而，心房晚电位的预测价值尚未得到证实。

总之，心房心肌病是一个具有临床意义的概念。尽管之前很长时间内被忽视，但现在已经重新受到关注，对其诊断和评估可能

具有重要意义。因此，心电图是一个简单且关键的工具，在诊断方法不断发展却存在经济限制的时代，更应当被重视。

1.2 病例 2

这张心电图来自一位 65 岁伴有肥胖（BMI 32 kg/m^2）的无症状男性患者，在进行择期非心脏手术的术前检查时记录。患者既往除了高血压和血脂异常外没有其他明确的病史，并且高血压和血脂异常通过药物治疗控制良好（图 1.5）。

1.2.1 心电图分析

电压 0.5 cm/mV，纸速 25 mm/s。RR 间期规律。心率：55 次 / 分。P 波持续时间：80 ms，P 波形态和振幅正常。P 波电轴：P 波在 Ⅰ、Ⅱ、VF 导联中为正向，在 aVL 导联等电位，在 Ⅲ 导联中为负向，在 aVR 导联中为负向，电轴为 +30°。PR 间期：200 ms。QRS 波时限 80 ms。QRS 波形态和振幅：乍看 QRS 波电压较低，但此心电图的电压为 0.5 cm/mV，实际 V6 导联中的最大振幅为 1.5 mV，不符合低电压的标准。因此，QRS 波振幅在正常范围内。QRS 波显示轻微的右束支传导阻滞，V2 到 V6 导联的 R 波递增不良。**这种表现提示既往可能有无症状心肌梗死**。QRS 波电轴：aVF 导联等电位，aVR 导联为正向，Ⅰ 和 Ⅱ 导联中近似为负向。因此，QRS 波电轴右偏，为 +120°。ST 段和 T 波正常，没有任何急性心肌缺血的表现。QT 间期：440 ms，QTc 为 421 ms（Bazett 公式）。

鉴别诊断与电轴右偏和 R 波递增不良相关疾病包括：
- 既往无症状的前壁心肌梗死
- 慢性阻塞性肺疾病（COPD）
- 未知的先天性心脏异常

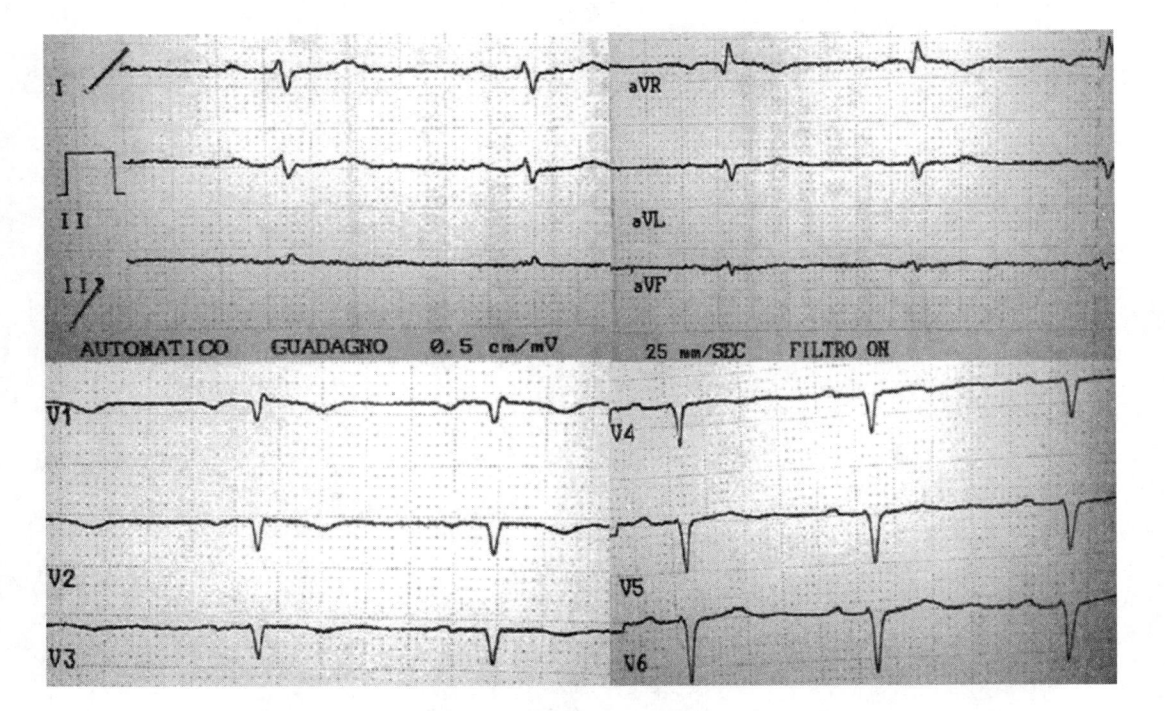

图 1.5　病例 2 12 导联心电图

为了排除主要的合并症，患者被转入心内科进一步评估。

在超声心动图检查中，即使使用声学对比剂也未发现任何显著异常。左室射血分数正常，室壁运动正常，因此缺血性疾病可能性较小。

由于声窗较差，进行了心脏磁共振扫描以排除在经胸超声心动图中可能遗漏的先天性异常。心脏磁共振检查发现**心包和心包脂肪缺失**。

回到心电图上，我们注意到 P 波的形态、电轴和电压完全正常。这一结果理应帮我们排除了先天性心脏异常，这些异常可能会导致心房负荷增加。

先天性心包完全缺如是一种非常罕见的疾病。患者通常无症状，而首要临床表现可能是非劳力性胸痛 [21, 22]。详细描述这种疾病不是本章和本书的目的，我们将重点放在与这种罕见畸形相关的心电图表现上。

文献中描述的先天性心包缺如的心电图异常相当不特异，包括窦性心动过缓、完全或不完全性束支传导阻滞、继发于 QRS 波移行区左移而导致的胸导联 R 波递增不良，以及右心房负荷过重时出现的高耸 P 波 [21-28]。

我们报告的这例心电图具有以上特征中的两个（不完全性右束支传导阻滞和 R 波递增不良），而 P 波是正常的。

因此，关注 P 波不仅有助于正确地解读心电图，更重要的是可以准确地进行临床评估。

（ Mirko Beltrame, Paolo Compagnucci, Alessandro Maolo 著　刘 丹　田振宇 译　张瑞涛 审校）

参考文献

1. Obbiassi M, Secchi MB, Mariotti G, et al. P wave analysis for the electrocardiographic diagnosis of left ventricular hypertrophy. A study of a population with arterial hypertension. G Ital Cardiol. 1979;9(10):1118–25.

2. Okin PM, Gerdts E, Wachtell K, et al. Relationship of left atrial enlargement to persistence or development of ECG left ventricular hypertrophy in hypertensive patients: implications for the development of new atrial fibrillation. J Hypertens. 2010;28(7):1534–40.

3. Nagle RE, Smith B, Williams DO. Familial atrial cardiomyopathy with heart block. Br Heart J. 1972;34:205.

4. Capucci A, Bracchetti D, Magnani B. Permanent atrial paralysis: clinical and instrumental study of a case. Boll Soc Ital Cardiol. 1977;22(1):45–9.

5. Zipes DP. Atrial fibrillation. A tachycardia induced atrial cardiomyopathy. Circulation. 1997;95:562–4.

6. Goette A, Kalman JM, Aguinaga L, et al. EHRA/HRS/APHRS/SOLAECE expert consensus on atrial cardiomyopathies: definition, characterisation, and clinical implication. J Arrhythm. 2016;32(4):247–78.

7. Lip GYH, Halperin J. Improving stroke risk stratification in atrial fibrillation. Am J Med. 2010;123:484–8.

8. Brambatti M, Connolly SJ, Gold MR, ASSERT Investigators, et al. Temporal relationship between subclinical atrial fibrillation and embolic events. Circulation. 2014;129:2094–9.

9. Kamel H, Okin PM, Elkind MS, et al. Atrial fibrillation and mechanisms of stroke: time for a new model. Stroke. 2016;47(3):895–900.

10. Puech P. L'activite´ electrique auriculaire normale et pathologuique. Paris: Masson; 1956. p. 206.

11. Chhabra L, Devadoss R, Chaubey VK, et al. Interatrial block in the modern era. Curr Cardiol Rev. 2014;10:181–9.

12. Baye's de Luna A, Cladellas M, Oter R, et al. Interatrial conduction block and retrograde activation of the left atrium and paroxysmal supraventricular tachyarrhythmia. Eur Heart J. 1988;9:1112–8.

13. Castillo P, Vernant P. Troubles de la conduction interauriculaire par bloc du faisceau de Bachmann. Arch Mal Coeur. 1971;64:1490.

14. Bacharova L, Wagner GS. The time for naming the interatrial block syndrome: Bayes syndrome. J Electrocardiol. 2015;48:133–4.

15. Ariyarajah V, Puri P, Apiyasawat S, et al. Interatrial block: a novel risk factor for embolic stroke? Ann Noninvasive Electrocardiol. 2007;12:15–20.

16. He J, Tse G, Korantzopoulos P, et al. P-wave indices and risk of ischemic stroke a systematic review and meta-analysis. Stroke. 2017;48:2066–72.

17. Guichard JB, Nattel S. Atrial cardiomyopathy: a useful notion in cardiac disease management or a passing fad? J Am Coll Cardiol. 2017;70(6):756–65.

18. Blanche C, et al. Value of P-wave signal averaging to predict atrial fibrillation recurrences after pulmonary vein isolation. Europace. 2013;15(2):198–204.

19. Steinberg SA, Guidera JS. The signal-averaged P wave duration: a rapid and noninvasive marker of risk of atrial fibrillation. J Am Coll Cardiol. 1993;21:1645–51.

20. Budeus M, et al. Detection of atrial late potentials with P wave signal-averaged electrocardiogram among patients with paroxysmal atrial fibrillation. Z Kardiol. 2003;92(5):362–9.

21. Maolo A, Contadini D. Difficult interpretation of ECG: small clues may make the difference. The role of the P-wave. In: Capucci A, editor. Clinical cases in cardiology. Cham: Springer; 2015.

22. Gatzoulis MA, Munk MD, Merchant N, et al. Isolated congenital absence of the pericardium: clinical presentation, diagnosis, and management. Ann Thorac Surg. 2000;69:1209–15.

23. Abbas AE, Appleton CP, Liu PT, et al. Congenital absence of the pericardium: case presentation and review of literature. Int J Cardiol. 2005;98(1):21–5.

24. Connolly HM, Click RL, Schattenberg TT, et al. Congenital absence of the pericardium: echocardiography as a diagnostic tool. J Am Soc Echocardiogr. 1995;8:87–92.

25. Salem DN, Hymanson AS, Isner JM, et al. Congenital pericardial defect diagnosed by computed tomography. Catheter Cardiovasc Diagn. 1985;11:75–9.

26. Shiavone W. Congenital absence of the left position of parietal pericardium demonstrated by nuclear magnetic resonance imaging. Am J Cardiol. 1985;55:1439.

27. Rais-Bahrami K, Granholm T, Short BL, et al. Absence of pericardium in an infant with congenital diaphragmatic hernia. Am J Perinatol. 1995;12:172–3.

28. Spodik D. Congenital abnormalities of the pericardium. The pericardium: a comprehensive review. 1st ed. New York: Marcel Dekker; 1997. p. 65–75.

第2讲　心房病变

2.1　病例1

65 岁男性，因心脏检查到医院就诊。既往史：40 岁时因霍奇金淋巴瘤接受化疗和放疗。否认任何心血管疾病史，未服用任何特殊药物。临床检查无心力衰竭表现，血压为 110/60 mmHg。记录 12 导联心电图（图 2.1）。

2.1.1　心电图分析

节律规整。RR 间期 680 ms（心率为 88 次 / 分）。每个 QRS 波前都有一个 P 波，额面电轴为 +15°，符合窦房结起源。PR 间期正常（160 ms）。QRS 波增宽（160 ms），右胸导联呈 rS 形，Ⅰ、aVL 导联和左胸导联呈单相 R 波形，表现为左束支传导阻滞（left bundle branch block，LBBB）。QRS 波的额面电轴正常（+15°），移行于 V4 导联。ST 段和 T 波为典型的传导阻滞（LBBB）继发图形，右胸导联 ST 段抬高，左侧导联（Ⅰ、VL、V4 ~ V6）ST 段压低。QT 间期 440 ms。此病例中 QT 间期延长是由 LBBB 导致的除极延迟，因此心室复极过程正常[1]。Bogossian H 等开发了一种评估 LBBB 患者的 QT 间期的新公式（校正 QT，modified QT，QTm）。QTm 为 QT 间期减去 50% 的 QRS 波时长。在此病例中 QTm 为 360 ms[1,2]。采用标准的 Bazett 公式计算 QTc 正常（436 ms）。诊断：窦性心律伴左束支传导阻滞和继发性 ST-T 改变。

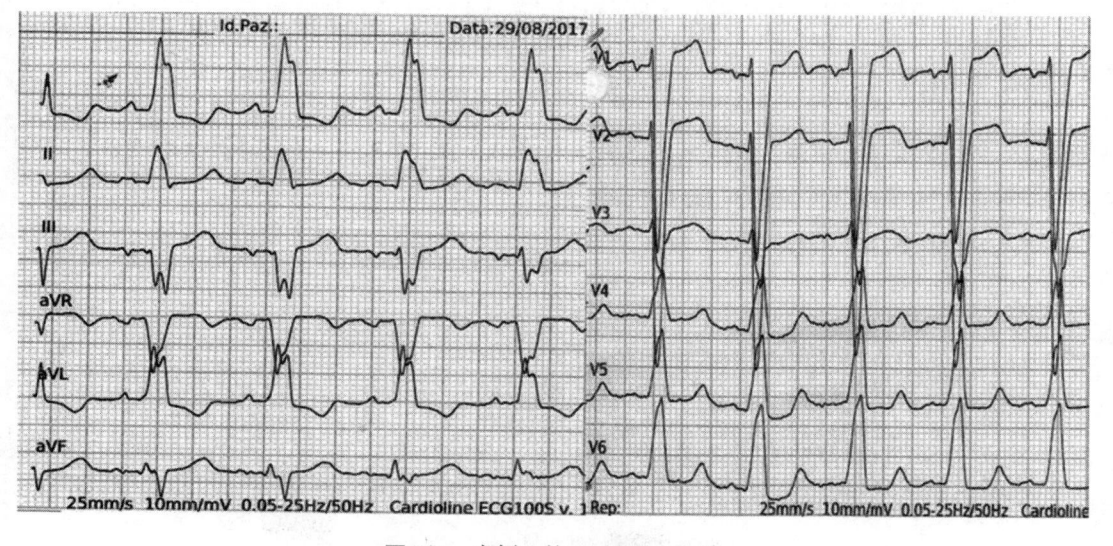

图 2.1　病例 1 的 12 导联心电图

问题：这份心电图仅显示传导阻滞还是有其他隐藏问题？P 波如何？

P 波（正常的额面电轴）起源于窦房结，但其形态并不正常。其时限（Ⅱ 导联为 120 ms）处于正常上限，肢体导联呈现双峰。峰间期超过 40 ms。V1 导联的 P 波为双向（正 - 负），终末负向部分延长且较第一部分更深。这种特征是由于后心房向量（左心房）优势导致。这些心电图特征提示左心房扩大或左心房负荷增加。

超声心动图检查显示扩张型心肌病，收缩功能减低（EF 30%），Ⅱ 型舒张功能不全和中度左心房扩大（LAV 指数 44 ml/mq）。

2.1.2　左心房肥大

心电图中 P 波改变能够反映左心房扩张、左心房肥大和左心房压力升高等结构和功能异常。左心房位于后方，其电活动对应 P 波的终末部分。左心房肥大（left atrial enlargement，LAE）导致 P 波终末部分延长和振幅增加。

典型的 LAE 特征包括 P 波持续时间超过 120 ms，尤其在 Ⅱ 导联出现双峰（峰间期超过 40 ms），V1 导联 P 波终末负部分时限延长和振幅加深，最终导致 P 波电轴左偏 [3, 4]。

影像 - 心电图相关性研究显示，P 波持续时间超过 120 ms 具有较高的敏感性（71% ~ 84%）和较低的特异性（35% ~ 55%），而 P 波切迹（8% ~ 19%）和 P 波终末部分负向（37% ~ 49%）的敏感性较低，但特异性较高（分别为 85% ~ 99% 和 54% ~ 88%）[4]。

2.2　病例 2

77 岁男性因呼吸困难加重、下肢水肿和 1 周内体重迅速增加被送入急诊室。既往史包括高血压，2 年前因肺癌进行右下肺叶切除术。记录 12 导联心电图（图 2.2）。

2.2.1　心电图分析

心电图显示规律的 RR 间期，心率 75 次 / 分（RR 间期 800 ms）。每个 QRS 波前都有一个 P 波。P 波在 aVR 导联为负向，在下壁导联为正向，在 aVL 导联为双向，P 波电轴为 +60°。窦性心律。P 波在 Ⅱ 导联的最大振幅为 0.25 mV，在 V1 导联起始正向振幅 0.15 mV。P 波时长为 80 ms。PQ 间期为 180 ms。QRS 波形态正常（100 ms），在

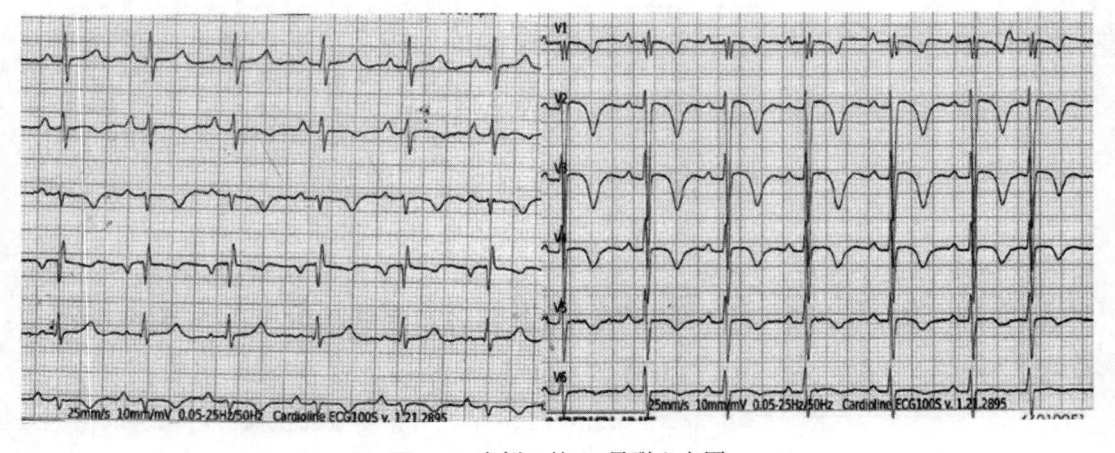

图 2.2　病例 2 的 12 导联心电图

V1 导联呈 rSr' 型。QRS 波电轴为 -60°（aVR 导联正负双向振幅相等），显示明显的电轴左偏。胸导联有不对称的 T 波倒置。QT 间期为 400 ms，QTc 为 447 ms。

因此，该心电图提示右心房肥大（right atrial enlargement，RAE）。P 波在下壁导联高尖，V1 导联正向振幅大于负向振幅，未影响 P 波时长。房室传导正常。QRS 波电轴左偏和 QRS 波的振幅排除了右心室肥大，但存在不完全右束支传导阻滞，可能是右心室负荷增加的结果。

广泛胸导联出现不对称 T 波倒置，通常不仅仅由于右束支传导阻滞导致，可能是心肌缺血或左心室压力负荷增加的表现。

在这位有心力衰竭症状（呼吸困难、外周水肿和体重增加）的患者中，"病理性"的心电图异常提示存在心脏疾病。

超声心动图评估显示左心室向心性肥大，收缩功能正常（EF 50%），室间隔平直（D 形左心室）。右心室扩张（RVD1 52 mm），收缩功能减低（TAPSE 12 mm），右心房显著扩大（RAV 指数 65 ml/mq），无左心房扩大，轻度三尖瓣反流，估算 PASP 为 60 mmHg。进行了右心导管检查显示毛细血管前肺动脉高压。

因此，肺部疾病引起的肺动脉高压可以解释右心房肥大和不完全右束支传导阻滞。

2.2.2　右心房肥大

右心房除极产生的向量是向前和向下，构成了 P 波的起始部分。

在右心房肥大或扩张的情况下，右心房除极时间延长，其波形延伸至左心房电位结束，右心房除极的峰值落在左心房波形的顶部。结果是 P 波在下壁导联更高、更尖（尤其是在 II 导联），而不影响整体 P 波时限（<120 ms）。V1 导联初始正向振幅更大（>1.5 mV 或 0.20 mV，后者更敏感但较不特

异）。有时也可观察到 P 波电轴右偏，此时相比于 II 导联，P 波高耸在 III 导联或 aVF 导联更为明显。严重慢性阻塞性肺疾病患者由于肺过度充气，通常会观察到 P 波电轴偏移超过 70°，即使 P 波形态没有变化 [3,5]。

右心房肥大与多种情况相关，包括：

- 慢性阻塞性肺疾病
- 肺动脉高压（急性或慢性）
- 先天性或后天性右侧瓣膜病（如三尖瓣狭窄、肺动脉狭窄）
- 先天性心脏病，如法洛四联症、房间隔和室间隔缺损，特别是在出现艾森门格综合征（Eisenmenger syndrome）时

如此份心电图所示，右心房肥大通常与右心室肥大的心电图特征并存。而在三尖瓣狭窄时，右心房肥大不与右心室肥大共存。

在急性肺栓塞时，由于右心房压力急性升高，可能出现短暂性的"肺型 P 波"。

尽管如此，肺型 P 波并不与右心房容积增大必然相关，在健康人中也可以出现。通常是由于交感神经刺激引起心房收缩同步性增强，垂位心也可以解释这种假性肺型 P 波 [6]。

2.3　双房增大

在同一心电图中必须满足左、右心房扩大的标准。若满足以下一项或多项标准，也可诊断双房增大 [5]：

- P 波时限 ≥120 ms，且振幅 ≥2.5 mV
- V1 导联 P 波双向（正 - 负），初始部分振幅 ≥1.5 mV，终末部分时限 ≥40 ms，振幅 ≥1 mV
- II 导联 P 波双峰，振幅 ≥2.5 mV，时限 ≥120 ms
- V1 或 V2 导联 P 波正向振幅 ≥1.5 mV，肢体导联 V5 或 V6 中 P 波切迹，时限 ≥120 ms

2.4 病例 3

30 岁女性，孕 36 周。在常规检查中记录了 12 导联心电图（图 2.3）。

2.4.1 心电图分析

心电图显示异位心房节律。心率为98 次 / 分。可以在 Ⅱ、Ⅲ、aVF 和 V3 ~ V6 导联识别出负向 P 波，在 aVL 和 aVR 导联识别出正向 P 波，时限为 40 ms。PR 间期较短（约 60 ms）。窄 QRS 波，额面电轴正常（约 90°）。心室复极和 QTc 间期（409 ms）正常。

P 波电轴表明心房激动是自下向上传播的，所以我们可以假设激动点位于低位心房或高位房室交界区。由于心房和心室同步激动，起源于交界区中部的 P 波会隐藏在 QRS 波内不可见。而起源于低位交界区的 P 波通常出现在 QRS 波之后的 ST 段内，并在下壁导联为负向。

2.4.2 异位 P 波

当心房激动起源于心房内窦房结以外的激动点时就会出现异位心房节律。12 导联心电图有助于识别异位心房激动的特定位置或区域。

窦性 P 波的典型特征是持续时间＜120 ms，振幅＜0.25 mV，电轴在 0° 至 +90° 之间 [5,7]。

要确定异位心房搏动的起源，首先需要检查 P 波电轴。

Ⅰ 导联和 V1 导联的 P 波方向可以用来区分右心房和左心房起搏点。

P 波在 Ⅰ 导联和 aVL 导联负向或双向，且 V1 导联为正向，提示左心房起源（肺静脉）。通过下壁导联可以区分是起源于左心房上部或下部。P 波在 Ⅱ、Ⅲ 和 aVF 导联负向提示起源于左心房下部。P 波在下壁导联正向提示左心房上部起源。P 波在 aVL 导联负向或双向提示左心房上部起源，而正向提示右心房上部起源。

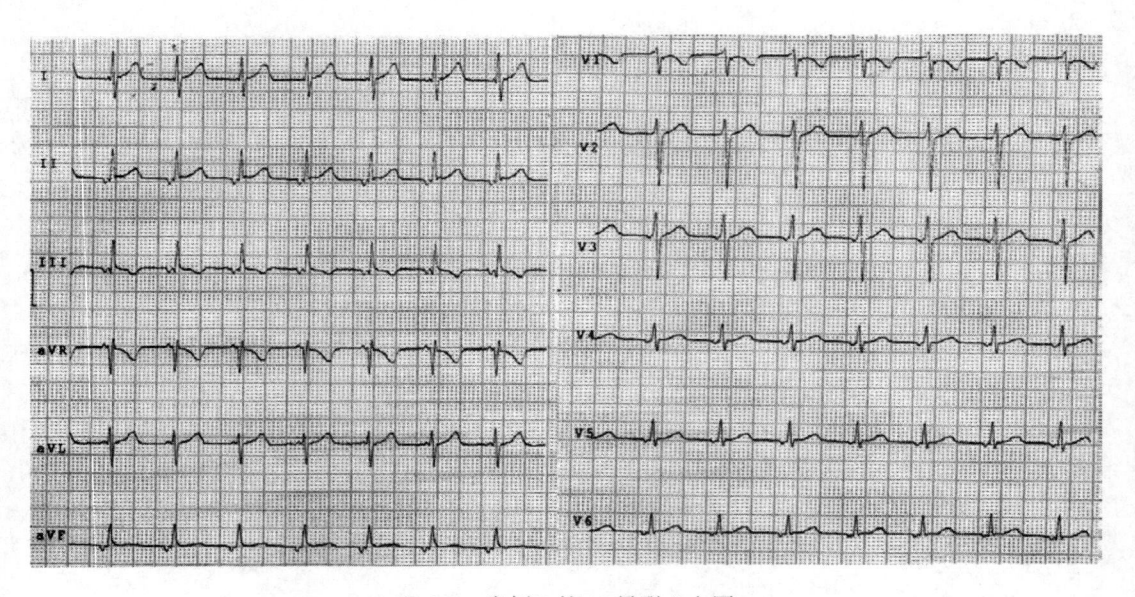

图 2.3 病例 3 的 12 导联心电图

Ⅰ导联的 P 波正向和 V1 导联的 P 波负向表示右心房起源。接下来需要检查 aVR 导联的 P 波形态。如果为负向，心房激动从靠近界嵴的位置开始；如果为正向，则需要进一步评估 V5 和 V6 导联的 P 波；这些导联 P 波正向是三尖瓣位置起源的典型特征，而 P 波负向波则提示是间隔部起源[7]（图 2.4 ）。

2.5　逆行 P 波和交界性心律

在逆行性心房激动中，心房由起源于下游结构（如房室交界区或心室）的起搏点开始除极。这种激动的特点是从心脏的下方向上方传导。因此，P 波在额面电轴上方向垂直（约为 -90°）；P 波在下壁导联通常为负向，而在 aVR、aVL 和 V1 导联为正向（后者通常高尖）。心房的同步除极导致 P 波比窦性 P 波短。这与低位心房激动不同，后者表现为偏心除极，一个心房先于另一个心房除极。

在交界性心律中，P 波与 QRS 波之间的关系因顺向或逆向传导及起源位置的不同而变化；因此，P 波可以出现在 QRS 波之前、之后或同时出现。

2.6　游走起搏点

游走起搏点是一种 P 波形态逐渐改变（最多可有三种不同形态）和体表心电图上 PP 间期不同的现象。这是由于心房激动位置从一个解剖部位逐渐迁移到另一个部位导致的。过去这被认为是 P 波从窦房结逐渐迁移到房室交界区导致的，而实际上这种情况更可能是由于两个激动波前的融合，一个激动波从窦房结开始，另一个从房室交界、冠状窦或三尖瓣开始[7]。通常，P 波形态在 Ⅱ 导联由正变负，也可以出现中间形态，通常在 Ⅰ 导联为正向。

这种情况通常出现在年轻人，特别是迷走神经张力高者。迷走神经张力高导致窦性心律的节律减慢，从而允许异位节律出现。

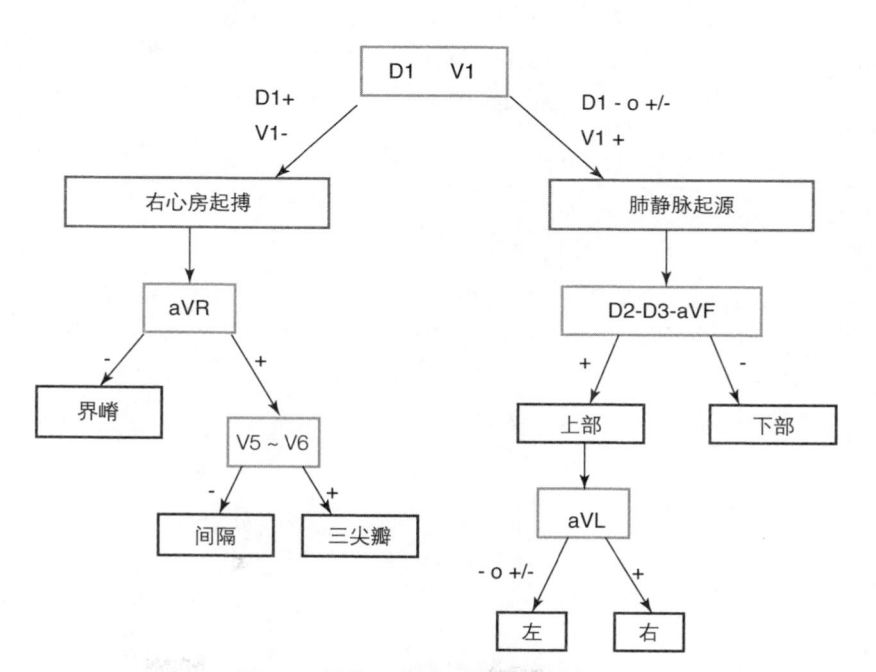

图 2.4　异位心房搏动起源的识别方法

2.7 起搏 P 波

在存在起搏节律的情况下，心房除极过程在心房受到刺激后延迟一段时间才开始，可能在体表心电图上不可见。特别是如果心房传导延迟会使得心房激动向量的幅度较低且（或）与随后心室活动重合。P 波的方向和形态因起搏位置而异 [7]：

- 常规的心房起搏位置是右心房游离壁：心房激动向量向左下方，起搏 P 波呈现类似于窦性 P 波的形态（在 I、II、III 和 aVF 导联为正向；在 aVL 导联为正向或双向；在 aVR 导联为负向）。

- 在 Bachmann 束起搏时，Bachmann 束位于右心房顶部的房间隔，由于左心房稍早或同时受到刺激，导致 P 波在下肢导联为正向，而在 V1 导联有一个小的负向偏移（正常情况下左心房和右心房活动在此区分）。

- 冠状窦起搏时，心房激动从左心房下部开始，因此激动向量向右上方（在 I、aVL、II、III 和 aVF 导联 P 波为负向，在 aVR 导联为正向）。

- 低位房间隔或冠状窦口起搏产生的激动向量向右的偏移较小（约为 -90°，逆向的向

心性心房激动），因此，P 波在下壁导联为负向，在 I 导联为双向，在 aVL 导联为正向。

（Claudio Cupido, Giulia Enea, Alessio Menditto, Cristina Pierandrei 著 刘 丹 田振宇 译 张瑞涛 审校）

参考文献

1. Bogossian H, Frommeyer G, Ninios I, et al. New formula for evaluation of the QT interval in patients with left bundle branch block. Heart Rhythm. 2014;11:2273–7.
2. Frommeyer G, Bogossian H, Pechlivanidou E, et al. Applicability of a novel formula (Bogossian formula) for evaluation of the QT-interval in heart failure and left bundle branch block due to right ventricular pacing. Pacing Clin Electrophysiol. 2017;40(4):409–16.
3. Surawicz B, Knilans T. Chou's electrocardiography in clinical practice. 6th ed. Philadelphia: Saunders Elsevier; 2008. p. 22–44.
4. Zipes DP, Libby P, Bonow RO, Braunwald E. Braunwald's heart disease: a textbook of cardiovascular medicine. 10th ed. Philadelphia: Elsevier; 2014. p. 125–7.
5. Oreto G. L'elettrocardiogramma: un mosaico a 12 tessere. Mila: Edi-ermes; 2008. p. 39–46.
6. Harrigan RA, Jones K. ABC of clinical electrocardiography. Conditions affecting the right side of the heart. BMJ. 2002;324(7347):1201–4.
7. Bagliani G, Leonelli F, Padeletti L, et al. P wave and the substrates of arrhythmias originating in the atria. Card Electrophysiol Clin. 2017;9(3):365–82.

第**3**讲 PR 间期在心脏疾病诊断中的价值

3.1 病例 1

66 岁男性，几周前院外出现进行性加重的劳力性呼吸困难。既往高血压（使用 ACEI 治疗），肥胖。记录患者 12 导联心电图（图 3.1）。

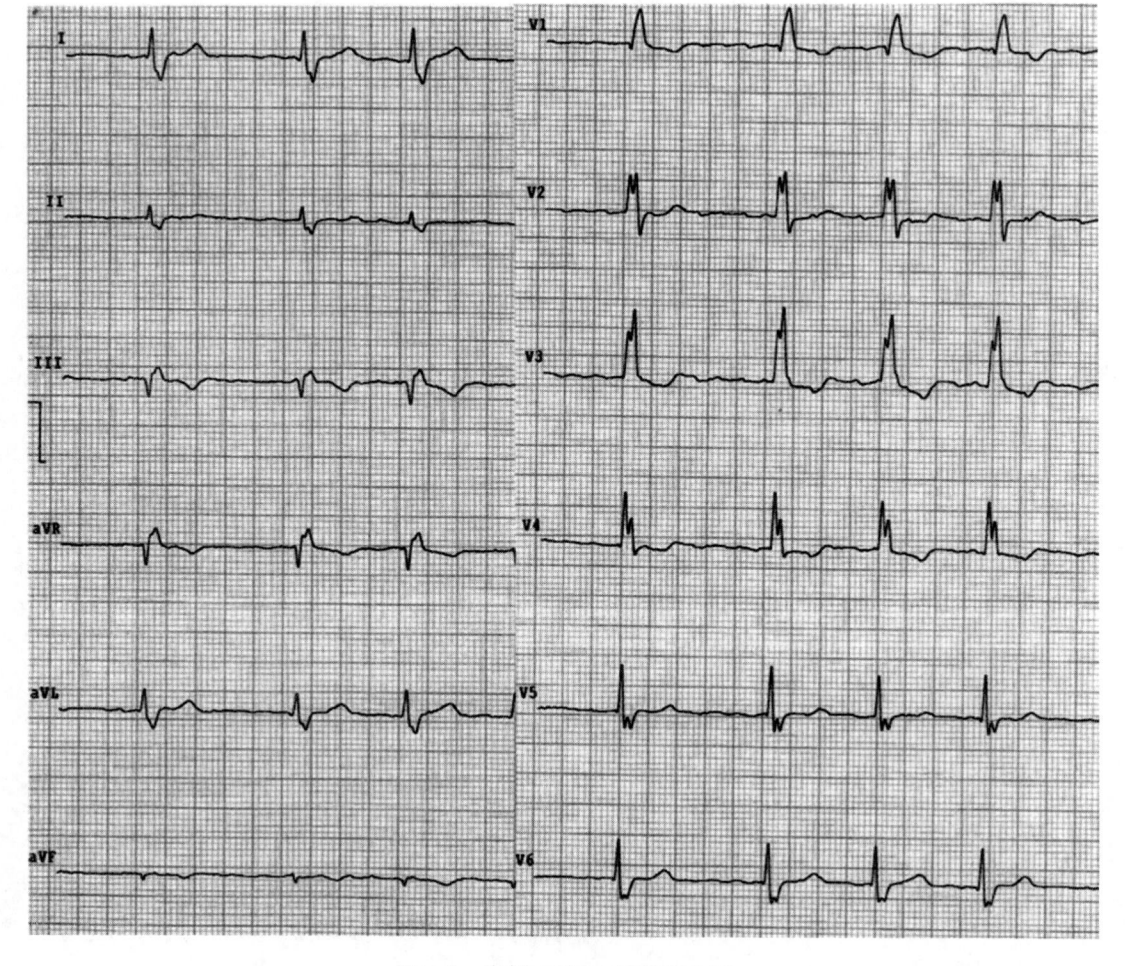

图 3.1 病例 1 的 12 导联心电图

3.1.1 心电图分析

心电图显示心律不齐、QRS 波增宽、平均心率 70 次 / 分。QRS 呈右束支传导阻滞图形，时限 130 ms，QRS 电轴不确定，未见明显 P 波。V1 ~ V4 导联 T 波倒置，可能继发于完全性右束支传导阻滞。该心电图诊断为心房颤动，伴完全性右束支传导阻滞。患者 CHA$_2$DS$_2$-VASc 评分 2 分，开始口服抗凝治疗，1 个月后进行了电复律治疗。

图 3.2 为电复律后心电图。P 波在 Ⅱ、Ⅲ、aVF 导联呈正向，aVR 导联呈负向，心率 55 次 / 分。QRS 增宽，其形态及电轴与电复律前相同。P 波与 QRS 波比例为 1 : 1，PR 间期延长（220 ms）。患者既往未服用任何抗心律失常药物。2 年前患者心电图也显示一度房室传导阻滞，PR 间期时限相同。电复律 1 周后患者心房颤动复发。

3.1.2 一度房室传导阻滞和心房颤动

PR 间期是指心脏激动从窦房结发出传递到心室所用的时间，代表了心脏传导系统在心脏不同传导部位所需时间的总和，如心房、房室结、希氏束。在心电图上，PR 段定义为从 P 波起点（T-P 等电位线与 P 波开始偏移的连接处）至 QRS 波起点的时间间隔[1]。在健康人群中，PR 间期通常与昼夜

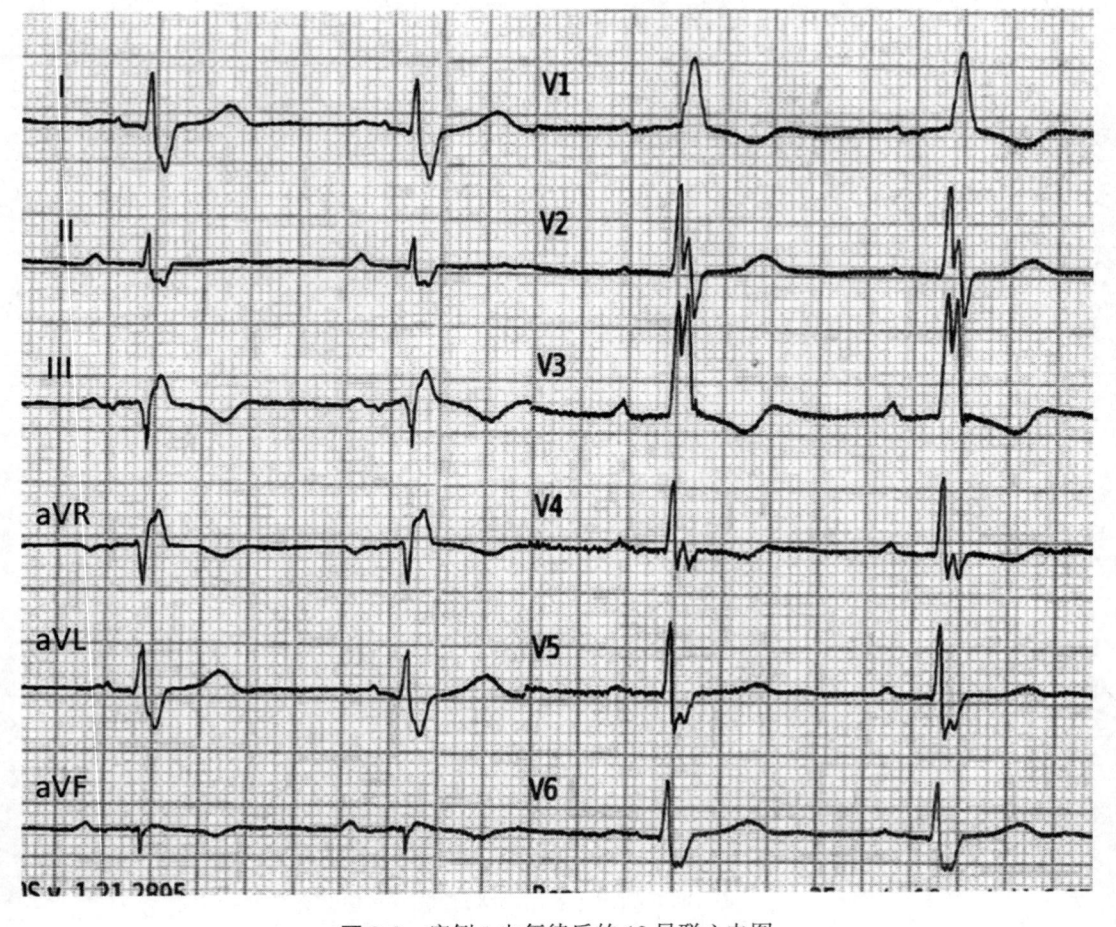

图 3.2　病例 1 电复律后的 12 导联心电图

节律和心率的变化相关（如夜间 PR 间期延长），也可能随着时间而改变[2]。我们通常将 PR 间期＞200 ms 定义为 PR 间期延长，将 PR 间期＜120 ms 定义为 PR 间期缩短。

一度房室传导阻滞常见于 60 岁以上人群中（6%），而在年轻人群中相对罕见。病例 1 为心房颤动伴一度房室传导阻滞。心房颤动的不良影响有卒中、心力衰竭和痴呆，并且可能与房室传导异常有关。最近 Kwok 等的一项荟萃分析指出，PR 间期可以作为心房颤动发病或风险的预测因子[3]。其他研究也表明 PR 间期超过 200 ms 与心房颤动的发病率增加有关[4, 5]。心房心肌纤维化和结构重塑与心房颤动发生有关，并且重塑的过程会降低房室传导速度，导致 PR 间期延长。因此，衰老可能是 PR 间期延长和心房颤动的病理生理基础[6]。

PR 间期延长被认为是提高 $CHADS_2$ 和 CHA_2DS_2-VASc 评分预测能力新的预测因素，并且可能有助于预测尚未发生心房颤动的高危患者的心血管事件，这需要未来更多的研究进一步证实[7]。

由于既往一些研究中并未发现 PR 间期延长与心房颤动、卒中或心力衰竭的死亡率或住院率增加有关，因此目前这一问题仍然存在争议[8]。最近的研究发现，只有 P 波时限与心房颤动的不良事件有关，并非 PR 间期延长。与之相矛盾的是在另外的研究中却认为短 PR 间期也是心房颤动的预测因子，但短 PR 间期与心房颤动的关联并不能直观解释[5]。一种可能的解释是 P 波时限可能与不良事件的发生有关，这是在 PR 间期中最相关的部分。"P 波弥散度"是预测心房颤动发生的另一个心电图重要参数。P 波弥散度定义为 12 导联心电图中最长 P 波时限减去最短 P 波时限，它也是心房重塑的标志[9, 10]。上述两种机制均反映了心房内和心房间传导的延长，从而导致心律失常的风险增加。

因此，PR 间期与心房颤动发生风险的关系可能呈 U 形曲线，PR 间期延长或缩短的患者发生心房颤动的风险均高[5, 11]（参见第 3.4 节）。

3.2　病例 2

75 岁男性，家中休息时突发意识丧失被送入急诊就诊，患者既往未接受药物治疗，此次是第一次发生晕厥（图 3.3）。

3.2.1　心电图分析

心电图（图 3.3）显示窦性心律，心率 80 次 / 分，PR 间期延长（280 ms），每个 P 波后出现宽大 QRS 波，QRS 波呈现右束支传导阻滞和左前分支传导阻滞形态，时限 130 ms（双束支传导阻滞），并且也有特有的复极异常。

在接受连续心电监测期间，患者出现间歇性完全房室传导阻滞，并且出现晕厥。在植入永久起搏器前患者进行电生理检查提示房室结和房室结下传导延迟，后为患者植入了双腔起搏器。

3.2.2　一度房室传导阻滞的不同定位及其预后

一度房室传导阻滞传导延迟可能存在于不同的部位，具体部位可以通过体表心电图判断，包括 PR 间期延长时间和 QRS 波时限[12]。通常，与窄 QRS 波相关的显著延长的 PR 间期（＞300 ms）或存在高度可变的 PR 间期提示延迟部位在房室结（87% 的窄 QRS 波患者以及 90% 以上的 PR 间期时限＞300 ms 患者存在房室结显著传导延迟）[12, 13]。然而，一度房室传导阻滞也可能与希氏束或希浦系统疾病相关。当心电图表现为宽 QRS 波时，45% 的一度房室传导阻滞患者是由于房室结下传导延迟引起[12]。房室结下的一

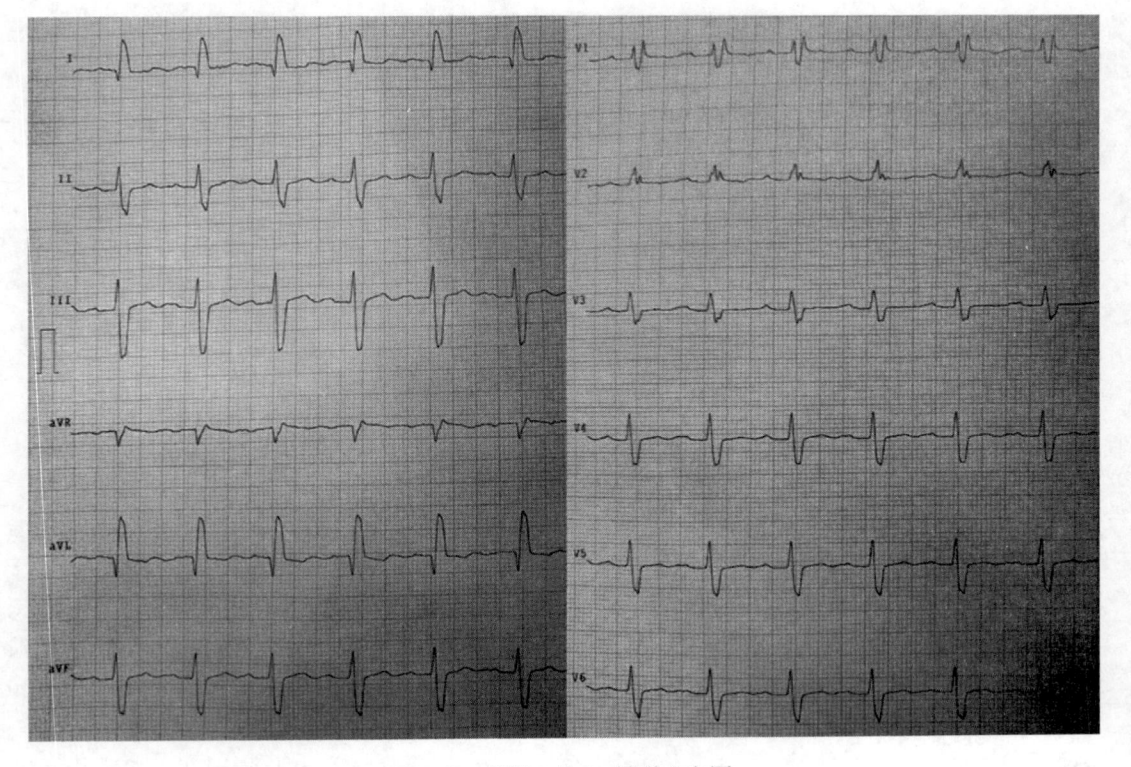

图 3.3　病例 2 的 12 导联心电图

度房室传导阻滞通常预后较差，如果同时发生束支传导阻滞（尤其是右束支传导阻滞和左前分支传导阻滞）并伴有晕厥症状，通常需要电生理检查并最终植入起搏器（如病例 2）。最后，一度房室传导阻滞也可能由于心房内或心房间传导延迟引起，这种延迟在心电图上主要表现为 P 波时限延长。

Cheng 等的研究认为，在调整心血管危险因素、年龄或 QRS 时限后，PR 间期延长的患者未来起搏器植入风险增加 3 倍[1]。PR 间期延长的进展可能与原发或继发性疾病相关。第一是特发性原因，主要是纤维化，它是随着时间的推移反复的病理损伤及修复的动态过程[3, 14]。其他常见的原因包括冠心病、炎症、钙化、神经肌肉疾病和浸润性疾病。此外，一度房室传导阻滞也可能与迷走神经张力增加有关，通常见于年轻人，尤其是运动员，可能在随访过程或训练后消失（参见

第 8 讲）。

3.3　病例 3

61 岁男性，既往冠心病（曾因前、侧壁心肌梗死行冠状动脉介入治疗于前降支中段植入支架 1 枚）、高血压、血脂异常、终末期肾病，此次因呼吸困难及端坐呼吸就诊于急诊。心电图如图 3.4 所示。

3.3.1　心电图分析

心电图显示窦性心动过速，心率 105 次 /分，P 波在 Ⅱ、Ⅲ、aVF 导联呈正向，时限 50 ms，V1 导联呈双向，在末段负向波部分加深（左房增大，参见第 2 讲）。PR 间期短（时限 100 ms），P 波与 QRS 波比例为 1 : 1，QRS 波电轴为 −15°，Ⅰ、aVL、V5、V6 导

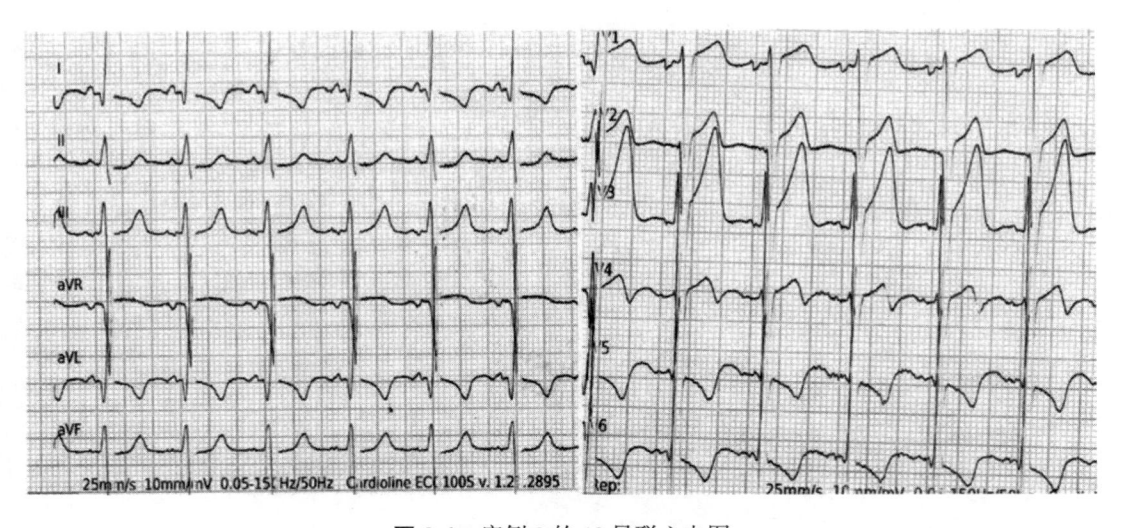

图 3.4　病例 3 的 12 导联心电图

联存在 q 波，QRS 波时限 110 ms。复极异常，V1 导联 ST 段抬高 2 mV、V2 导联 ST 段抬高 4 mV、V3 导联 ST 段抬高 6 mV，Ⅰ、aVL、V5~V6 导联 ST 段下移伴 T 波倒置，V4 导联 T 波双向，V2、V3 导联超急性期 T 波。左心室肥大征象（aVL 导联 R 波增幅>11 mV，V1 S + V5 R>35 mm）。

实验室检查提示 BNP 和肌钙蛋白升高。超声心动图示室间隔中段至基底段，外侧壁、下壁运动幅度减低，收缩功能障碍，LVEF 35%~40%，左心室离心性肥厚。

患者以非 ST 段抬高型急性冠脉综合征收入心内科病房治疗，行冠状动脉血运重建于 LAD 近段、LAD 近中段及 LCX 共植入 3 枚支架。

患者在急性冠脉综合征 7 天后复查心电图，见图 3.5。心电图显示窦性心律，心率 85 次 / 分，PR 间期 120 ms。第 5 个 QRS 波后，在 T 波上可见未下传激动心室的房性期前收缩（P on T 现象），QRS 波和复极过程形态与之前的心电图相同（另见图 3.4）。

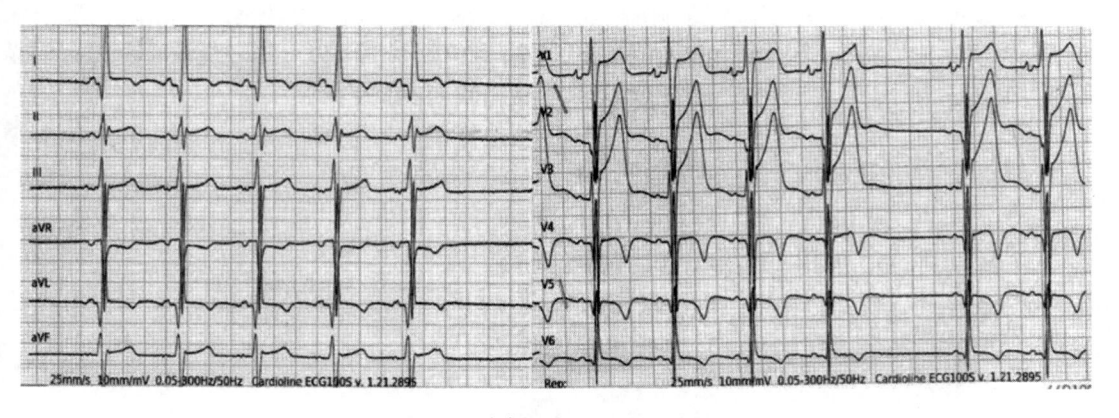

图 3.5　病例 3 的 7 天后心电图

3.3.2　短 PR 间期和冠心病

　　短 PR 间期通常与心室提前激动有关，如预激综合征（Wolff-Parkinson-White syndrome），或是较为少见的 LGL 综合征（Lown–Ganong–Levine syndrome）或房室传导增强综合征。而有些个体存在孤立的短 PR 间期，这是房室结的正常生理表现。在不存在心室预激的情况下，短 PR 间期的临床意义仍存在争议。哥本哈根心电图研究在 2013 年首次证实短 PR 间期与女性心房颤动复发相关[5]。

　　Holmqvist 等报告了来自杜克大学心血管疾病数据库的数据，研究共纳入 9637 例患者且至少存在一支冠状动脉狭窄（> 50%），根据 PR 间期长度分为 3 组（短 PR 间期组，PR < 120 ms；正常组，PR 间期在 120 ~ 200 ms；长 PR 间期组，PR 间期 > 200 ms）。短 PR 间期组患者的全因死亡、死亡或卒中、心血管死亡或心血管再住院的风险最高，这些终点事件的风险与 PR 间期长度呈 U 形关系，而在心源性猝死方面没有差异。在对相关协变量校正后，这种关系仍然得到证实。只有当 PR 间期 < 162 ms 时，心血管事件的风险增加与 PR 间期降低 10 ms 相关（全因死亡，HR 1.057，95%CI 1.019 ~ 1.096，$P < 0.0030$；死亡或卒中的复合终点，HR 1.047，95%CI 1.011 ~ 1.085，$P < 0.0095$；心血管死亡或心血管事件再住院的终点，HR 1.032，95%CI 1.02 ~ 1.063，$P < 0.0387$）[11]。

　　2017 年，一项在 293 111 例人群中进行的哥本哈根心电图扩展研究，公布了类似的数据。根据 PR 间期分布（第 5、第 20、第 40、第 60、第 80、第 95 百分位）将其分为 7 组，短 PR 间期（< 125 ms；HR 1.23；95%CI 1.08 ~ 1.41，$P = 0.001$）以及较长的 PR 间期（> 200 ms；HR 1.23；95%CI 1.14 ~ 1.32；$P < 0.001$）多变量校正后与较高的心血管死亡风险相关，特别是长 PR 间期与心力衰竭（> 200 ms；HR 1.31；95%CI 1.22 ~ 1.42，$P < 0.001$）和起搏器植入（> 200 ms；HR 3.49；95%CI 2.96 ~ 4.11；$P < 0.001$）的风险增加有关[15]。

总结

　　PR 间期超过正常范围并不像过去所认为的是一种良性改变。多项研究均表明 PR 间期延长与心房颤动的发生密切相关，这可能是心房纤维化和结构重塑的表现。PR 间期延长在心力衰竭时也反映了广泛的电生理异常，如心房扩大。由于 PR 间期延长使心房到心室收缩长时间延迟从而导致舒张期主动脉瓣反流增加，可能会引起心输出量减少。PR 间期延长也可能是构成传导障碍的基础，如合并更严重的房室传导阻滞或束支传导阻滞而需要植入起搏器。此外，短 PR 间期也已被证实是心房颤动的预测因子，并且与缺血性心脏病的发病率增加有关。PR 间期与预后不良事件的主要研究见表 3.1。

　　总之，PR 间期是判断临床预后的重要指标，因此一度房室传导阻滞不应只是被认为是一种良性疾病。对于这些患者需要进行更密切的随访和监测，从而避免未来不良事件的发生。

表 3.1　PR 间期与预后不良事件的主要研究

研究	研究设计，时间，国家	样本量（n）	年龄（岁，平均值）	纳入标准	PR 间期	结局
Framingham Heart study[16]	前瞻性队列研究；1968—2007；美国	7575	47	社区人群	PR＞200 ms	心房颤动，植入永久起搏器，全因死亡
Heart and Soul Study[17]	前瞻性队列研究；2000—2002；美国	938	66	稳定型冠心病	PR＞220 ms	心力衰竭，死亡
Health, Aging and Body Composition Study[18]	前瞻性队列研究；1997—2011；美国	2722	74	社区人群随机抽样	-PR≥95 百分位（女性≥196 ms，男性≥204 ms）-PR＜5 百分位（女性≤121 ms，男性≤129 ms）	心力衰竭，心房颤动
Copenaghen ECG Study[5]	前瞻性队列研究；2001—2010；丹麦	288 181	54	有 1 份以上心电图记录的一级预防人群	PR 缩短（研究未明确定义）	-心房颤动（男性、女性）-心房颤动（女性）
Busselton Health Study[19]	前瞻性队列研究；1994—2010	4267	52	社区人群	PR＞220 ms	心房颤动
Kobayashi et al., Circulation 2014[20]	前瞻性队列研究；1989—1994；日本	5425	56.5	无心血管病史的日本城市成年人	PR＞200 ms	所有心血管疾病，冠心病，卒中，脑梗死
Uhm et al., J Hypertension 2014[20]	回顾性队列研究；不明确；韩国	3816	61	患有高血压，首份心电图为窦性心律的患者	PR＜162 ms	高度房室传导阻滞，病态窦房结综合征，心房颤动，左室功能障碍
Duke Databank for CV disease[11]	回顾性队列研究；1989—2010	9637	63	冠心病患者		全因死亡

（Silvia Cesini, Simone D'Agostino, Francesca Patani, Francesca Troiano 著　滕玮利　译　张瑞涛　审校）

参考文献

1. Dilaveris PE, Farbom P, Batchvarov V, et al. Circadian behavior of P-wave duration, P-wave area, and PR interval in healthy subjects. Ann Noninvasive Electrocardiol. 2001;6(2):92–7.

2. Josephson ME. Clinical cardiac electrophysiology. 4th ed. Philadelphia: Lippincott Williams & Wilkins; 2008. p. 93–113.

3. Kwok CS, Rashid M, Beynon R, et al. Prolonged PR interval, first-degree heart block and adverse cardiovascular outcomes: a systematic review and meta-analysis. Heart. 2016;102(9):672–80.

4. Cheng M, Lu X, Huang J, et al. Electrocardiographic PR prolongation and atrial fibrillation risk: a meta-analysis of prospective cohort studies. J Cardiovasc Electrophysiol. 2015;26(1):36–41.

5. Nielsen JB, Pietersen A, Graff C, et al. Risk of atrial fibrillation as a function of the electrocardiographic PR interval: results from the Copenhagen ECG Study. Heart Rhythm. 2013;10(9):1249–56.

6. Iwasaki Y, Nishida K, Kato T, et al. Atrial fibrillation pathophysiology: implications for management. Circulation. 2011;124(20):2264–74.

7. Chan Y, Siu C, Yiu K, et al. Prolongation of PR interval is associated with endothelial dysfunction and activation of vascular repair in high-risk cardiovascular patients. J Interv Card Electrophysiol. 2013;37(1):55–61.

8. Aro AL, Anttonen O, Kerola T, et al. Prognostic significance of prolonged PR interval in the general population. Eur Heart J. 2014;35(2):123–9.

9. Perez MV, Dewey FE, Marcus R, et al. Electrocardiographic predictors of atrial fibrillation. Am Heart J. 2009;158(4):622–8.

10. Okutucu S, Aytemir K, Oto A. P-wave dispersion: what we know till now? JRSM Cardiovasc Dis. 2016;5:1–9.

11. Holmqvist F, et al. Clinical outcome as a function of the PR-interval- there is virtue in moderation: data from the Duke Databank for cardiovascular disease. Europace. 2015;17:978–85.

12. Issa ZF, Miller JM, Zipes DP. Clinical arrhythmology and electrophysiology: a companion to Braunwald's heart disease. 2nd ed. Philadelphia: Saunders Elsevier; 2009.

13. Waller BF, Gering LE, Branyas NA, et al. Anatomy, histology and pathology of the cardiac conduction system-part V. Clin Cardiol. 1993;16:565–9.

14. De Jong S, van Veen TAB, van Rijen HVM, et al. Fibrosis and cardiac arrhythmias. J Cardiovasc Pharmacol. 2011;57:630–8.

15. Rasmussen PV, et al. Electrocardiographic PR-interval duration and cardiovascular risk: results from the Copenhagen ECG study. Can J Cardiol. 2017;33(5):674–81. https://doi.org/10.1016/j.cjca.2017.02.015.

16. Cheng S, Keyes MJ, et al. Long-term outcomes in individuals with prolonged PR interval or first-degree atrioventricular block. JAMA. 2009;301(24):2571–7.

17. Crisel RK, Farzaneh-Far R, Na B, et al. First-degree atrioventricular block is associated with heart failure and death in persons with stable coronary artery disease: data from the Heart and Soul study. Eur Heart J. 2011;32(15):1875–80.

18. Magnani JW, Wang N, Nelson KP, et al. Electrocardiographic PR interval and adverse outcomes in older adults: the health, aging, and body composition study. Circ Arrhythm Electrophysiol. 2013;6(1):84–90.

19. Knuiman M, Briffa T, et al. A cohort study examination of established and emerging risk factors for atrial fibrillation: the Busselton Health Study. Eur J Epidemiol. 2014;29(3):181–90.

20. Kobayashi T, Watanabe M, Kokubo Y, et al. Prolonged PR interval is significantly associated with increased risk of cardiovascular diseases and stroke in a population-based cohort study. Circulation. 2014;130:A13451.

21. Uhm JS, Shim J, et al. First-degree atrioventricular block is associated with advanced atrioventricular block, atrial fibrillation and left ventricular dysfunction in patients with hypertension. J Hypertens. 2104;32(5):1115–20.

第4讲　疑难期前收缩病例解读

4.1　病例

36 岁男性，因劳力性呼吸困难转诊至我院。患者 2 个月前开始出现劳力性呼吸困难，进行性加重，有时伴心悸，持续数秒。既往吸烟史，每日 10 支，早发冠心病家族史，父亲 48 岁时发生 2 次心肌梗死。体表心电图见图 4.1。

4.1.1　心电图分析

窦性心律，心率 70 次 / 分，房室传导正常（PR 间期 120 ms），电轴不偏，+30°，室内传导正常，QRS 波时限 80 ms，复极正常，QTc 430 ms；可见单一形态室性期前收缩，电轴 +100°，QRS 波时限 140 ms，形态呈左束支传导阻滞图形，胸导联移行位于

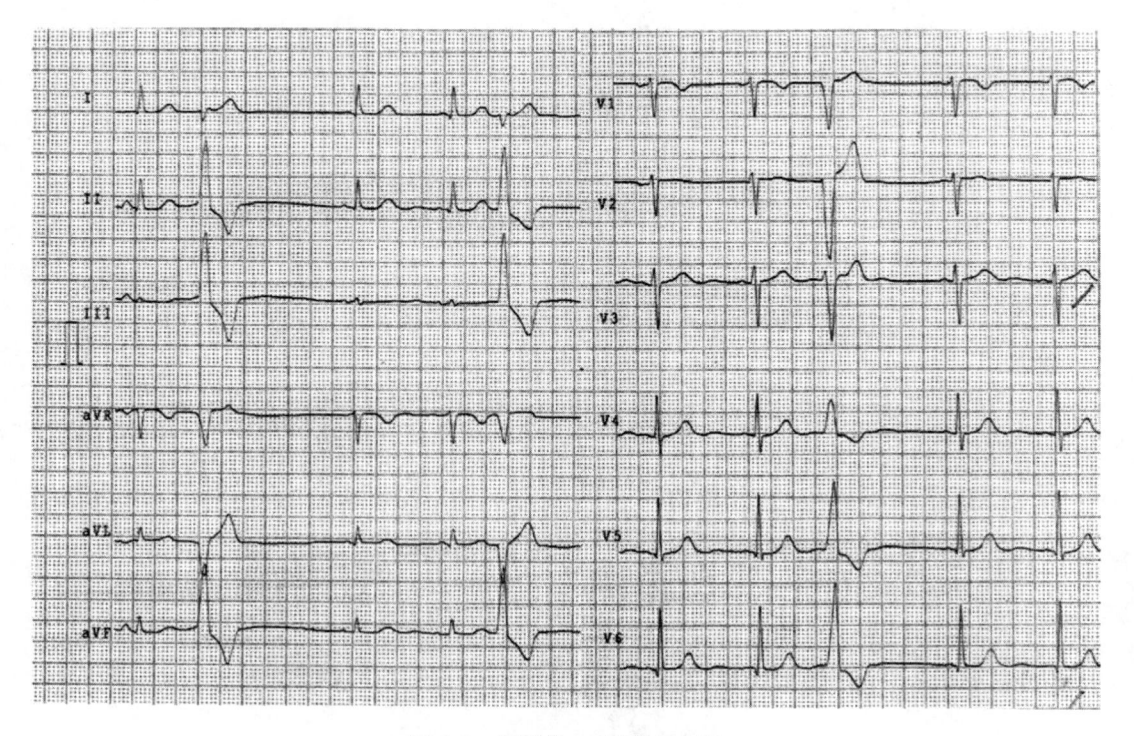

图 4.1　病例的 12 导联心电图

V3 ~ V4 导联之间。

室性期前收缩 QRS 波相对较窄（时限 140 ms），且无明显切迹或顿挫，可除外来源于心外膜的室性期前收缩。室性期前收缩的 QRS 波呈左束支传导阻滞图形提示来源于右室，而 Ⅱ、Ⅲ、aVF 导联 QRS 波主波向上提示来源于流出道[1, 2]。胸导联移行早于 V4 导联通常也提示与起源于右室流出道（right ventricular outflow tract origin，RVOT）室性期前收缩相关。室性期前收缩 QRS 波较窄提示可能起源于 RVOT 间隔部，因为该区域与希氏束更为接近。

最终该心电图诊断为窦性心律，房室及室内传导正常，频发室性期前收缩。

入院前 10 天患者因心悸行 24 小时动态心电图检查。检查结果示：窦性心律，频发室性期前收缩，24 小时室性期前收缩 31 640 个，负荷 34%，呈单一形态，多数为单发或成对，很少连发。住院期间心电监测记录到相同的室性期前收缩数量（图 4.2）。

经胸超声心动图（transthoracic echocardio-graphy，TTE）显示左室壁运动弥漫性减低，左心室射血分数（left ventricle ejection fraction，LVEF）42%，左室轻度扩大，室壁厚度正常，二尖瓣轻中度反流，右心室大小和功能正常。

为进一步排除缺血性心肌病或结构性心肌病（如致心律失常性右室心肌病），患者进行了冠状动脉造影和心脏磁共振检查。冠状动脉造影未见明显冠状动脉狭窄。心脏磁共振检查证实了超声心动图的结果，未见心肌延迟强化。

此外，患者实验室检查儿茶酚胺及甲状腺功能均正常。我们推断室性期前收缩是引起左室收缩功能下降的原因，因此建议患者可以选择抗心律失常药物治疗或行射频消融治疗，患者最终选择了射频消融治疗，对右室流出道的病灶进行了射频消融。患者出院 2 个月时进行了随访，24 小时动态心电图未见室性期前收缩，超声心动图显示 LVEF 完全恢复正常。

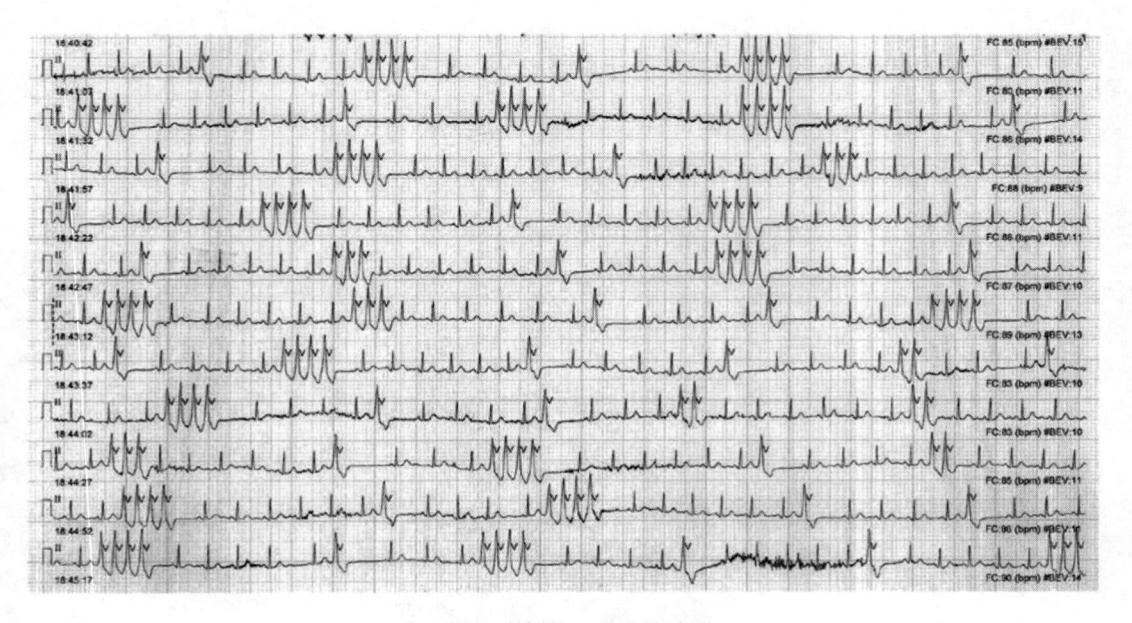

图 4.2　病例的心电监护波形

4.1.2　定义

期前收缩可能起源于心室以上部位（如心房或房室交界），也可能起源于希氏束以下（如束支或心肌）。室性期前收缩可以表现为无明显节律，也可表现为节律性出现，如每个窦性心搏后出现 1 个期前收缩的二联律，或即表现 2 个或 3 个窦性心搏后出现 1 个期前收缩三联律、四联律。

室性期前收缩可呈现一种形态或多种形态（分别为单形性室性期前收缩或多形性室性期前收缩）。通常，室性期前收缩 QRS 波形态可用于确定起源部位，尤其是在无结构性心脏病的患者中。一般来说，呈左束支传导阻滞（LBBB）形室性期前收缩起源于右室，右束支传导阻滞（RBBB）形室性期前收缩起源于左室。室性期前收缩的 QRS 波电轴可以辅助确定心室内起源位置[1,2]。

4.1.3　流行病学

室性期前收缩在健康人群中很常见。根据 Kennedy 等的一项研究显示，在健康人群进行 24 小时动态心电图监测，室性期前收缩的检出率为 40% ~ 75%，频发室性期前收缩（＞60 次 / 小时）的检出率 1% ~ 4%[3]。室性期前收缩发病率随年龄增长而增加，根据动态心电图记录的研究显示，在 11 岁以下的人群中室性期前收缩的检出率低于 1%，而大于 75 岁的人群中检出率高达 69%[4]。当存在结构性心脏病，尤其是冠状动脉性心脏病时，频发室性期前收缩的发生率明显增加。Framingham 心脏研究显示，男性冠心病患者出现频发或复杂室性期前收缩（＞30 个 / 小时，多种形态）全因死亡相对风险增加 2.3 倍[5]。在特殊人群中，如运动员中，室性期前收缩的发病率与健康人基本相同。但也有一些研究显示，运动员的发病率略高[6]。

4.1.4　机制

室性期前收缩的机制主要包括三种：

1. 自律性异常：正常心脏传导系统的细胞具有自律性，即具有自动除极的能力。自律性异常可能是由于心肌细胞舒张期膜电位降低（−50 mV），因此能够更容易缓慢地发生除极。
2. 折返：形成折返激动的基本条件是，必须具备两条或以上相互分离的解剖或功能性传导路径，相互连接构成"环路"，且其中一条路径发生单向阻滞。在这种情况下，冲动在一条路径上阻滞，而缓慢地通过另一条路径传播，随后通过阻滞的路径以相反的方向折返。
3. 触发活动：由后除极引起，当前一次动作电位的细胞膜电位震荡，达到阈电位，即可产生新的异常动作电位。后除极分为早后除极（early afterdepolarizations，EADs）和延迟后除极（delayed afterdepolarizations，DADs）。早后除极发生于动作电位 2 相和 3 相，参与长 QT 综合征室性心律失常的发生。延迟后除极发生于动作电位 4 相，参与洋地黄中毒、电解质紊乱或儿茶酚胺增加时室性心律失常的发生。它们也可能在腺苷敏感的右心室流出道心动过速中起作用[2,7,8]。

4.1.5　室性期前收缩和心肌病：先有鸡还是先有蛋？

众所周知，心肌病可能与室性期前收缩的发生率增加有关。包括室性期前收缩在内的室性心律失常与缺血性心肌病关系密切。左室收缩障碍和既往心肌梗死患者发生室性心律失常时其 2 年死亡率为 30%[9-14]。此外，有研究显示既往心肌梗死患者存在室性期前收缩（＞10 次 / 小时）时预后较差，且随访 6 个月时死亡率较高[15-17]。包括室性期前收缩在内的室性心律失常也存在于非缺血性心肌病中，在这一人群中心源性猝死的发生率较高[18]。结构性心脏病出现室性期前收缩也被认为是心肌受损严重程度的潜在标志[19]。

在没有明显结构性心脏病的患者中，室性期前收缩的存在也会有一些临床影响。有研究和荟萃分析发现，在这个看似"正常"的人群中，室性期前收缩与较高的心源性猝死发病率和全因死亡率相关[3, 20]。在这些患者中，目前尚不清楚室性期前收缩是否是亚临床心肌病的征象，或室性期前收缩是否是未来发生心脏病的原因。过去几年，对于频发室性期前收缩伴左心室功能障碍的患者引起广泛关注，并且提出了一个新的概念：室性期前收缩相关心肌病（PVC-induced cardiomyopathy，PVC-CMP）。

这类疾病的特点是，在除外其他可能病因的情况下，左心室功能障碍的发生、发展由频繁的室性期前收缩所致。而最终的诊断依赖于室性期前收缩得到控制（射频消融或药物）后左心室功能障碍得到改善[21]。在临床工作中，并非所有的室性期前收缩都会发展为心肌病。如下所示，目前所认为的室性期前收缩相关心肌病的危险因素包括：

1. **频率和负荷**：室性期前收缩＞10 000 次/24 小时或室性期前收缩负荷＞20% 可引起心肌病[22]。尽管有些研究也发现在室性期前收缩频率和负荷相对较小的患者中也会导致心肌病的发生[23-25]。目前一个精确的阈值尚不存在，可能是由于其他风险因素的相互作用。

2. **持续时间**：室性期前收缩相关心肌病的发生与室性期前收缩的持续时间相关，长期频繁发生室性期前收缩的患者更容易出现左心室功能障碍。一些研究表明，这是一种时间依赖机制[23, 24, 26, 27]。

3. **QRS 波时限**：室性期前收缩 QRS 波时限可能与心肌病的发生发展有关，QRS 时限越长，发生室性期前收缩相关心肌病的

可能性越大。有研究显示，150 ms 是一个相对准确的界值（特异性 52%，灵敏性 80%，AUC 0.66）[23, 26, 27]。

4. **起源部位与形态**：也有研究和数据进一步对比了室性期前收缩呈左束支传导阻滞形态和右束支传导阻滞形态与心肌病之间的不同关系[23]。当室性期前收缩起源于心外膜时发生心肌病的风险更高，可能由于心外膜室性期前收缩 QRS 波更宽，且导致心室收缩不同步[24, 26, 27]。12 导联标准心电图可用于判断心外膜起源的室性期前收缩：QRS 波时限长，QRS 波起始部分有切迹或顿挫，以及 R 波峰值时限增宽。

在非心外膜起源的情况下（非结构性心肌病），室性期前收缩通常起源于解剖交界的部位，如左室流出道和右室流出道（通常靠近主动脉瓣和肺动脉瓣上）、房室瓣环附近、乳头肌，也可起源于传导系统（图 4.3）。

- 起源于传导系统的室性期前收缩通常是由希氏束分支（前或后）和浦肯野纤维构成折返所引起的。在这种情况下室性期前收缩可能会诱发室性心动过速。在 90%～95% 的病例中，左后分支参与构成折返环，这种特殊类型的室性期前收缩 12 导联标准心电图的特点为：室性期前收缩 QRS 波呈右束支传导阻滞图形，电轴较高且左偏（约 -85°）。在其余的病例中，由左前分支构成折返环，这种室性期前收缩 12 导联标准心电图的特点是：QRS 波呈右束支传导阻滞形态，且电轴右偏（+90°，+100°）

- 束支起源的室性期前收缩 QRS 波时限相对较窄（通常＜140 ms），这种心律失常更多出现在年轻人群中（15～40 岁），对维拉帕米敏感，心源性猝死风险低，预后较好[28]

室性期前收缩其他常见的起源部位是流出道，即左室流出道和右室流出道。除了致心律失常性右室心肌病、结节病或局灶性心

肌炎等少数几种疾病外，大多数流出道室性期前收缩的发生与结构性心脏病无关。流出道起源的室性期前收缩通常预后较好，但也有一些室性期前收缩相关心肌病的病例报告[29]。导管消融对于治疗流出道室性期前收缩非常有效。一些心电图特征有助于将心律失常病灶定位于流出道。图 4.3 列出了室性期前收缩最常见的流出道起源部位。

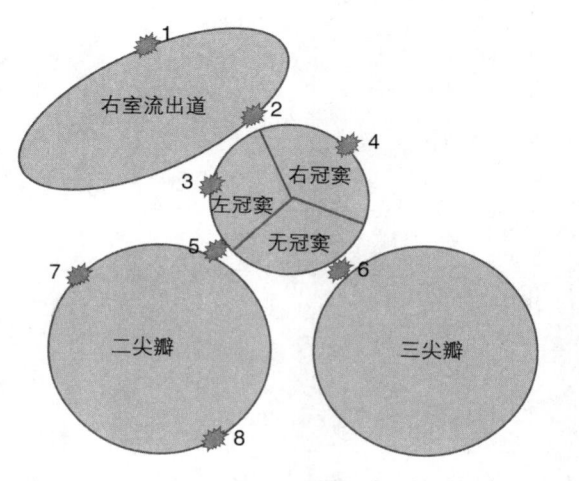

图 4.3　非心外膜室性期前收缩可能的起源部位

首先，最基本的是判断室性期前收缩是来源于左室流出道还是右室流出道。

- 起源于左室流出道的室性期前收缩通常电轴向下偏，可呈右束支传导阻滞或左束支传导阻滞图形（图 4.4）
- 右束支传导阻滞图形是左室流出道起源非常特异的表现
- 左束支传导阻滞图形的室性期前收缩，如为左室流出道起源，胸导联移行较早，即 V1，V2 或 V3 导联（图 4.5）
- 左束支传导阻滞图形的室性期前收缩，如为右室流出道起源，电轴向下偏，胸导联移行位于 V3 导联或其后[30, 31]
- 当室性期前收缩移行区恰好位于 V3 导联时，该室性期前收缩的起源可左、可右。此时还需考虑其他会引起心电图细微变化的情况，如心脏顺钟向或逆钟向转位、呼吸动作、体型、胸部结构异常和导联位置。因此，有学者提出了一种基于室性期前收缩 QRS 波和窦性心律 QRS 波的心电图算法

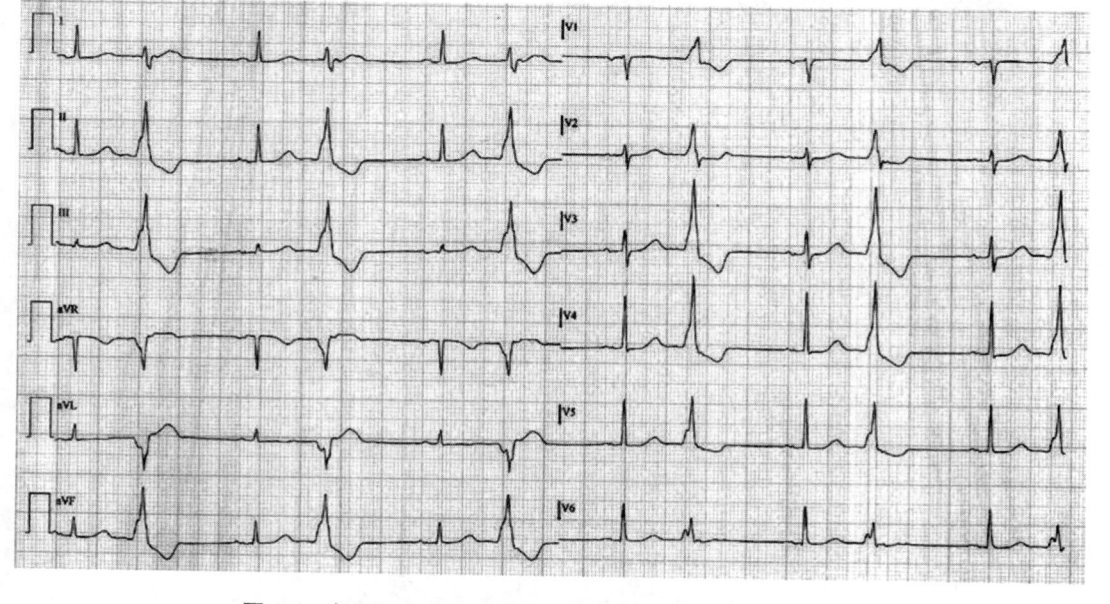

图 4.4　起源于左室流出道的室性期前收缩：12 导联心电图

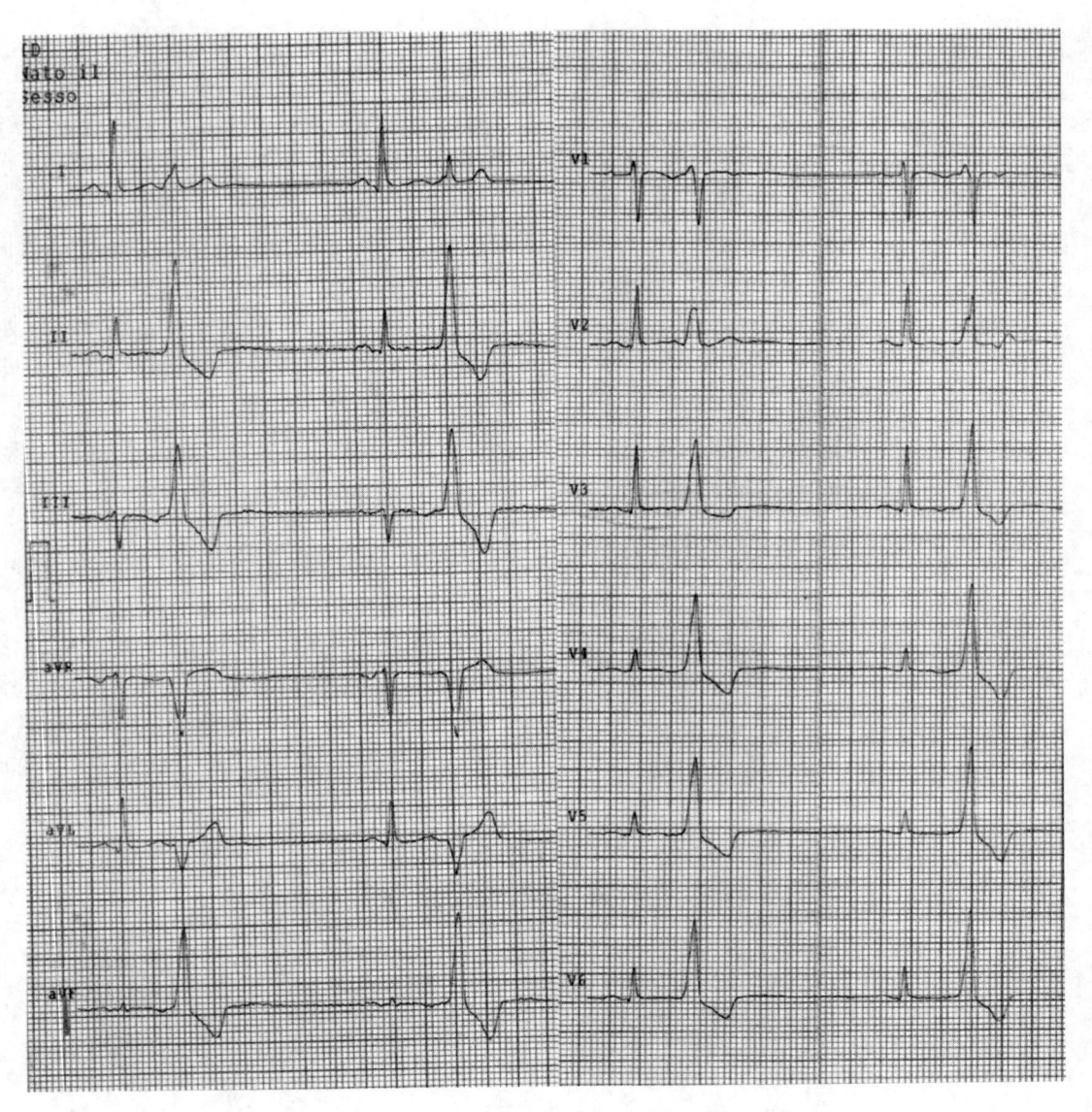

图 4.5 胸导联移行早的室性期前收缩：12 导联心电图

当移行区位于 V3 导联时，可计算 V2 导联移行比，即室性期前收缩 V2 导联 QRS 波 R/R+S 除以窦性心律 QRS 波 R/R+S，当 V2 导联移行比≥0.6 时，则室性期前收缩 来源于左室流出道（敏感性 95%，特异性 100%，AUC 0.992，阳性预测值 100%，阴性预测值 95%）[32]。应用示例如图 4.6 和图 4.7 所示。

• 此外，建议对室性期前收缩 QRS 波与窦性心律 QRS 波胸导联移行进行定性观察。当室性期前收缩 QRS 波移行发生在窦性心律 QRS 波移行时或之前时，提示可能是左室流出道起源（敏感性 47%，特异性 64%）；当室性期前收缩 QRS 波移行晚于窦性心律 QRS 波时，提示右室流出道起源（敏感性 19%，特异性 100%），最后的病例排除了左室流出道起源[32]。识别室性期前收缩的左室或右室起源对于指导介入

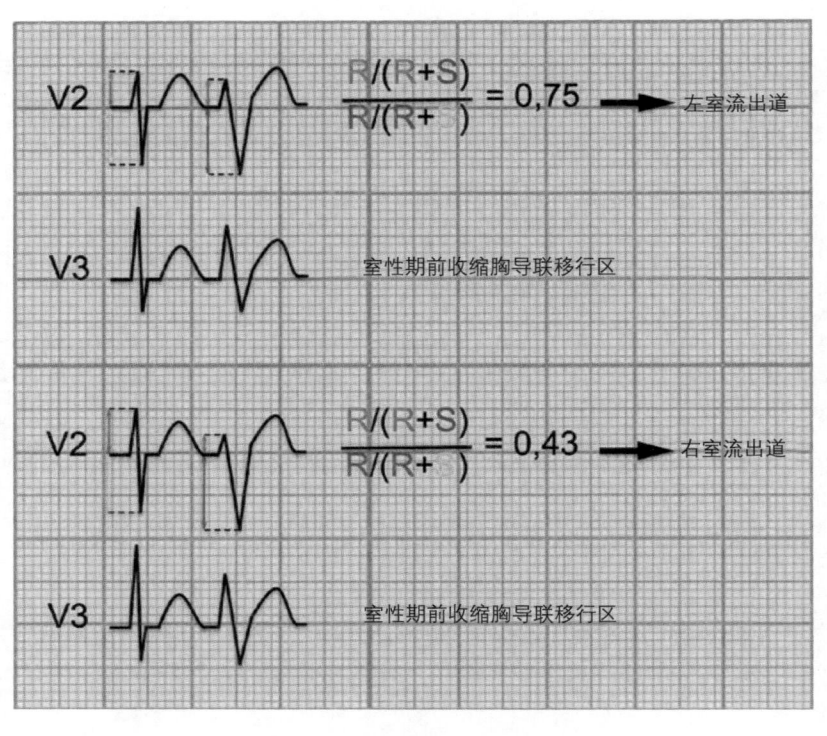

图 4.6　"V2 导联移行比"的应用

手术至关重要

　　另外，其他一些心电图特征可以更具体地推断流出道室性期前收缩起源。

- 起源于右室流出道前游离壁室性期前收缩（如图 4.3 中的 1），QRS 波宽（时限＞140 ms），下壁导联 QRS 波有切迹或呈 RR' 或 Rr' 形态
- 起源于右室流出道后壁室性期前收缩（如图 4.3 中的 2），胸导联移行区更早，QRS 波比起源于前壁游离壁更窄
- 起源于前间隔和希氏束附近室性期前收缩的典型特征（如图 4.3 中的 6）：QRS 波窄（时限＜140 ms），Ⅱ、Ⅲ 导联无切迹；QRS 波窄是由于更接近传导系统
- 左冠窦或右冠窦（如图 4.3 中的 3 和 4）起源的室性期前收缩，胸导联移行区通常在 V2 ～ V3 导联，而在 aVL 导联中不会出现 R 波[33]
- 左冠窦起源室性期前收缩，V1 或 V2 导联 R 波更突出，V1 导联 QRS 波呈 W 形或 M 形，比右冠窦起源室室性期前收缩 QRS 波窄
- R 波振幅 Ⅲ / Ⅱ 导联比值＞0.9 提示左冠窦起源室性期前收缩（敏感性 100%，特异性 64%，阳性预测值 80%，阴性预测值 100%）[33]。无冠窦起源室性期前收缩非常罕见

　　其他常见的室性期前收缩可起源于主动脉 - 二尖瓣结合部（如图 4.3 中的 5）以及二尖瓣环区域（如图 4.3 中的 7 和 8）。具有流出道起源特点的室性期前收缩很少引起室性期前收缩相关心肌病[26]。

5. **多源性室性期前收缩**：多源性室性期前收缩（同一患者有两种或多种 QRS 波形态室性期前收缩）发生室性期前收缩相关心肌病的风险较高。

6. **插入性室性期前收缩**：室性期前收缩出现在 2 个窦性心搏之间，其后无代偿间歇，

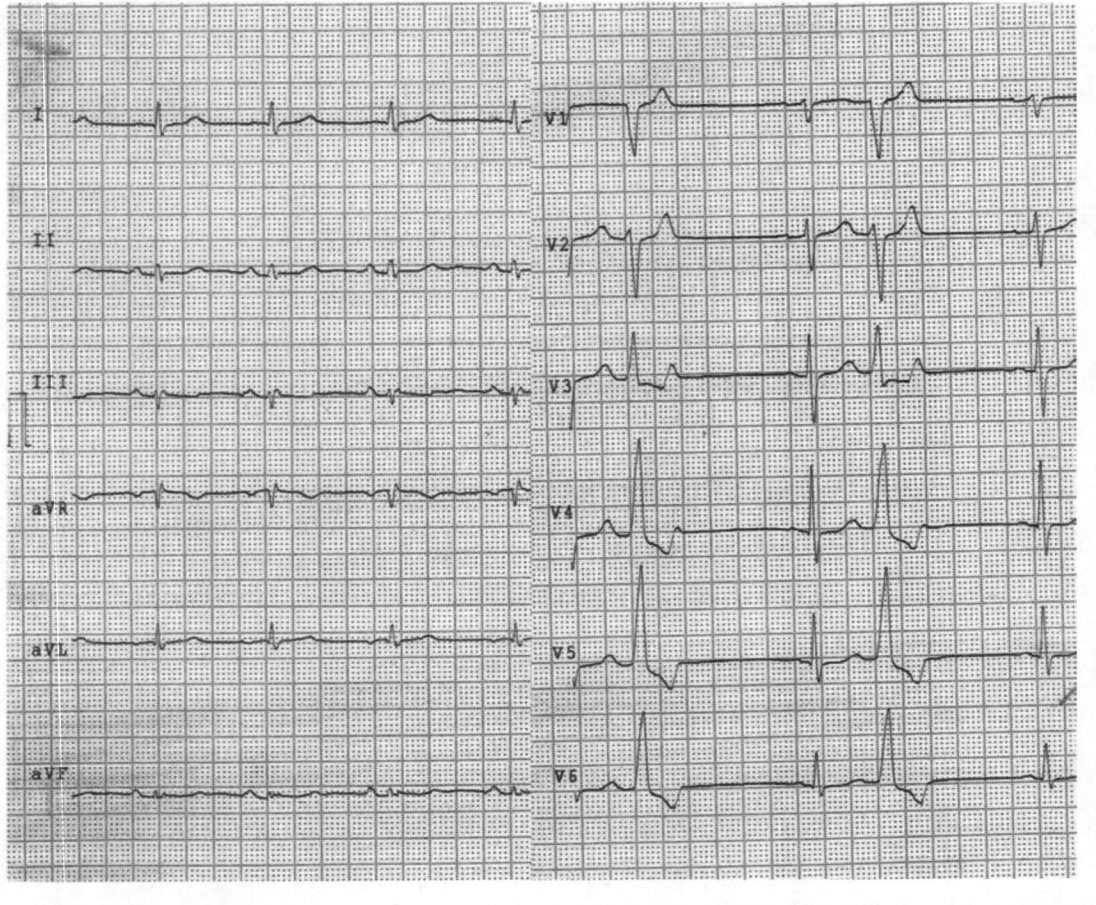

图 4.7　"V2 导联移行比"在右室流出道起源室性期前收缩的应用。室性期前收缩 R 波 =2 mV；室性期前收缩 S 波 =12.5 mV；窦性心律 R 波 =3 mV；窦性心律 S 波 =6.5 mV，V2 导联移行比 =0.44

不改变窦性节律。在一些研究中，插入性室性期前收缩的存在是发生室性期前收缩相关心肌病的预测因素，其确切原因目前尚不清楚 [34]。由于隐匿性传导，插入性室性期前收缩可引起下一个窦性心搏的 PR 间期干扰性延长。此外，插入性室性期前收缩与较高的室性期前收缩负荷相关，这是室性期前收缩相关心肌病的另一个独立危险因素。

7. **室性期前收缩偶联间期**：也称配对间期，即室性期前收缩与之前窦性心搏之间的间期，室性期前收缩偶联间期越短则可能与 R-on-T 现象有关，这种现象被认为是室

性心律失常的一种危险信号。除心律失常风险外，室性期前收缩偶联间期越短也可能与室性期前收缩相关心肌病有关，但这种观点并非一致认可 [23, 24, 27]。有一项研究显示，室性期前收缩相关心肌病患者基线（左心室功能障碍前）室性期前收缩偶联间期 <450 ms 提示左室功能恢复较好 [35]。

究竟多频繁的室性期前收缩会导致心肌病，目前仍不清楚，在文献中有不同的病理生理机制：

1. **心动过速性心肌病**：临床上通常认为频发室性期前收缩会导致平均心率增加，这可能与心房颤动心率控制不佳而导致左室

功能障碍具有相同的机制。另外，室性期前收缩的持续时间也可能导致心肌病的发生、发展。但是其实并非所有的室性期前收缩相关心肌病患者均具有较快的心率[35]。

2. **心室收缩不同步**：当室性期前收缩激动起源于普通心肌细胞，通过非特异性传导系统细胞进行传导，从而导致心室各段及左、右心室收缩不同步。这类似于心室起搏导致的左室功能障碍，是激动经非生理传导系统传导的另一种情况[36]。

3. **舒张功能受损**：当发生室性期前收缩时，异常的偶联间期后常存在代偿间歇，从而使舒张期延长，导致左室充盈压增加。室性期前收缩相关心肌病与较短的偶联间期（通常有较长的代偿间歇）有关，进一步支持了这种理论[36]。

4. **心室容量负荷增加**：室性期前收缩多为无效搏动，有效搏出量减少，导致心室容量负荷过重，这种机制类似于瓣膜反流所致的容量负荷过重[27]。

5. **离子通道障碍**：有研究在犬动物模型中（室性期前收缩相关心肌病）观察到心肌细胞钙、钾电流改变，肌质网释放钙离子减少。尽管目前机制尚不清楚，但心肌细胞分子水平的改变，也有助于室性期前收缩相关心肌病的发展[37]。

6. **遗传因素**：并非所有患有频繁室性期前收缩的患者都会出现心肌病，这表明个体遗传易感性也参与其中。室性期前收缩相关心肌病也可能是基因突变的结果。

上述这些机制都可能会引起心室重构导致功能障碍，尽管尚未得到明确证明，但有些机制可能是室性期前收缩相关心肌病的发生基础。

（ Erika Baiocco, Laura Cipolletta, Daniele Contadini 著 滕玮利 译 张瑞涛 审校）

参考文献

1. Surawicz B, Knilans T. Chou's electrocardiography in clinical practice. 6th ed. Philadelphia: Saunders Elsevier; 2008. p. 408–10.
2. Santini M. Trattato italiano di elettrofisiologia e elettrostimolazione cardiaca. Torino: Centro Scientifico Editore Srl; 2009. p. 137–8.
3. Kennedy HL, Whitlock JA, Sprague MK, et al. Long-term follow-up of asymptomatic healthy subjects with frequent and complex ventricular ectopy. N Engl J Med. 1985;312:193–7.
4. Cha Y, Lee GK, Klarich KW, et al. Premature ventricular induced cardiomyopathy: a treatable condition. Circ Arrhythm Electrophysiol. 2012;5:229–36.
5. Bikkina M, Larson MG, Levy D. Prognostic implications of asymptomatic ventricular arrhythmias: the Framingham Heart Study. Ann Intern Med. 1992;117:990–6.
6. D'Ascenzi F, Zorzi A, Alvino F, et al. The prevalence and clinical significance of premature ventricular beats in the athlete. Scand J Med Sci Sports. 2017;27(2):140–51.
7. Braunwald E. Braunwald's heart disease: a textbook of cardiovascular medicine. 10th ed. Philadelphia: Saunders Elsevier; 2015. p. 33.
8. Latchamsetty R, Bogun F. Premature ventricular complexes and premature ventricular complex induced cardiomyopathy. Curr Probl Cardiol. 2015;40(9):379–422.
9. Anderson KP, DeCamilla J, Moss AJ. Clinical significance of ventricular tachycardia (3 beats or longer) detected during ambulatory monitoring after myocardial infarction. Circulation. 1978;57:890–7.
10. Bigger JT Jr, Fleiss JL, Kleiger R, et al. The relationships among ventricular arrhythmias, left ventricular dysfunction, and mortality in the 2 years after myocardial infarction. Circulation. 1984;69:250–8.
11. Buxton AE, Marchlinski FE, Waxman HL, et al. Prognostic factors in nonsustained ventricular tachycardia. Am J Cardiol. 1984;53:1275–9.
12. Moss AJ, Hall WJ, Cannom DS, et al. Improved survival with an implanted defibrillator in patients with coronary disease at high risk for ventricular arrhythmia. Multicenter Automatic Defibrillator Implantation Trial Investigators. N Engl J Med. 1996;335(26):1933–40.
13. Moss AJ, Zareba W, Hall WJ, et al. Prophylactic implantation of a defibrillator in patients with myocardial infarction and reduced ejection fraction. N Engl J Med. 2002;346:877–83.
14. Greenberg H, Case RB, Moss AJ, et al. Analysis of mortality events in the multicenter automatic defibrillator implantation trial (MADIT-II). J Am Coll Cardiol. 2004;43(8):1459–65.
15. Maggioni AP, Zuanetti G, Franzosi MG, et al. Prevalence and prognosis significance of ventricular arrhythmias after acute myocardial infarction in the fibrinolytic era. GISSI-2 results. Circulation. 1993;87:312–22.
16. Kostis JB, Byington R, Friedman LM, et al.

Prognostic significance of ventricular ectopic activity in survivors of acute myocardial infarction. J Am Coll Cardiol. 1987;10:231–42.

17. Bigger JT, Weld FM. Analysis of prognostic significance of ventricular arrhythmias after myocardial infarction. Shortcoming of Lown grading system. Br Heart J. 1981;45:717–24.

18. Kadish A, Dyer A, Daubert JP, et al. Prophylactic defibrillator implantation in patients with non-ischemic dilated cardiomyopathy. N Engl J Med. 2004;350(21):2151–8.

19. Lerma C, Gorelick A, Ghanem RN, et al. Patterns of ectopy leading to increased risk of fatal or near-fatal cardiac arrhythmia in patients with depressed ventricular function after an acute myocardial infarction. Europace. 2013;15:1304–12.

20. Lee V, Hemingway H, Harb R, et al. The prognostic significance of premature ventricular complexes in adults without clinically apparent heart disease: a meta-analysis and systematic review. Heart. 2012;98:1290–8.

21. Lee AK, Deyell MW. Premature ventricular contraction-induced cardiomyopathy. Curr Opin Cardiol. 2016;31(1):1–10.

22. Baman TS, Lange DC, Ilg KJ, et al. Relationship between burden of premature ventricular complexes and left ventricular function. Heart Rhythm. 2010;7:865–9.

23. Del Caprio MF, Syed FF, Noheria A, et al. Characteristics of premature ventricular complexes as correlates of reduced left ventricular systolic function: study of burden, duration, coupling interval, morphology and site of origin of PVCs. J Cardiovasc Electrophysiol. 2011;22:791–8.

24. Sadron Blaye-Felice M, Hamon D, Sacher F, et al. Premature ventricular contraction-induced cardiomyopathy: related clinical and electrophysiologic parameters. Heart Rhythm. 2016;13:103–10.

25. Shanmugan N, Chua TP, Ward D. "Frequent" ventricular bigeminy—a reversible cause of dilated cardiomyopathy. How frequent is "frequent"? Eur J Heart Fail. 2006;8:869–73.

26. Yokokawa M, Kim HM, Good E, et al. Impact of QRS duration of frequent premature ventricular complexes on the development of cardiomyopathy. Heart

Rhythm. 2012;9:1460–4.

27. Deyell MW, Park KM, Han Y, et al. Predictors of recovery of left ventricular dysfunction after ablation of frequent ventricular premature depolarizations. Heart Rhythm. 2012;9:1465–72.

28. Chiarandà G, Di Guardo G, Gulizia M, et al. La tachicardia ventricolare fascicolare. Ital Heart J Suppl. 2001;2(11):1181–6.

29. Rita E, Marinelli A, Capucci A, et al. Cardiomiopatia indotta da extrasistolia ventricolare frequente dal tratto di efflusso del ventricolo destro: recupero della funzione sistolica dopo ablazione transcatetere. G Ital Cardiol. 2011;12(5):383–7.

30. Lerman BB. Mechanism, diagnosis, and treatment of outflow tract tachycardia. Nat Rev Cardiol. 2015;12(10):597–608.

31. John RM, Stevenson WG. Outflow tract premature ventricular contractions and ventricular tachycardia. The typical and the challenging. Card Electrophysiol Clin. 2016;8(3):545–54.

32. Betensky BP, Park RE, Marchlinski FE, et al. The V2 transition ratio: a new electrocardiographic criterion for distinguish left from right ventricular outflow tract tachycardia origin. J Am Coll Cardiol. 2011;22(57):2255–62.

33. Yamada T, McElderry HT, Doppalapudi H, et al. Idiopathic ventricular arrhythmias originating from the aortic root. J Am Coll Cardiol. 2008;52(2):139–47.

34. Olgun H, Yokokawa M, Baman T, et al. The role of interpolation in PVC-induced cardiomyopathy. Heart Rhythm. 2011;8:1046–9.

35. Zhong L, Lee YH, Huang XM, et al. Relative efficacy ablation vs antiarrhythmic drugs in treating premature ventricular contractions: a single-center retrospective study. Heart Rhythm. 2014;11:187–93.

36. Kuroki K, Tada H, Seo Y, et al. Prediction and mechanism of frequent ventricular premature contractions related to haemodynamic deterioration. Eur J Heart Fail. 2012;14:1112–20.

37. Wang Y, Eltit JM, Kaszala K, et al. Cellular mechanism of premature ventricular contraction-induced cardiomyopathy. Heart Rhythm. 2014;11:2064–72.

第5讲 室上性心动过速：如何判断内在机制？

5.1 病例1

一名62岁的女性因突发心动过速前往急诊科就诊。患者主诉长时间心悸，虽然无既往疾病史和心血管疾病危险因素，但过去几年偶有心悸发作，且此前并未记录心电图。此次就诊时，医生为她记录了一份12导联心电图（图5.1）。

5.1.1 心电图分析

心电图为窄QRS波心动过速，RR间期规律，为420 ms（心率143次/分）。P波可见，其形态在I导联中平坦，在下壁导联中呈负向，在aVR和aVL导联中呈正向；因此，P波轴为−90°，时长为40 ms。QRS波为80 ms，额面电轴正常（+30°）。PR间

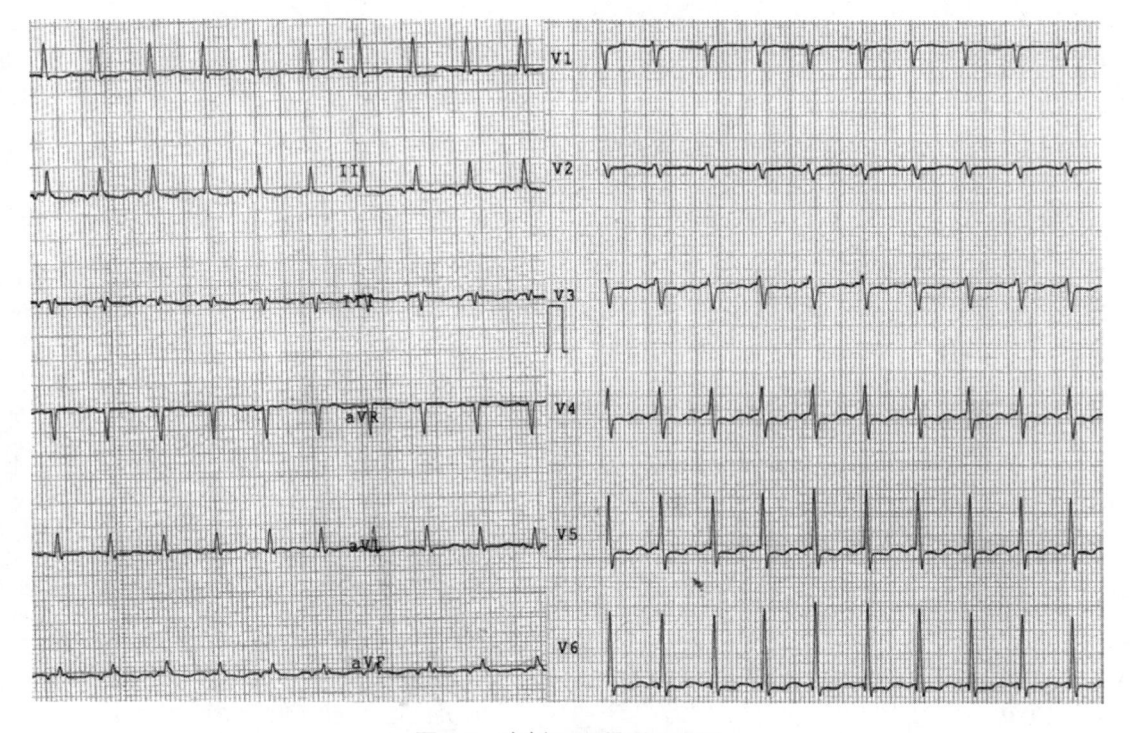

图5.1 病例1 12导联心电图

期为 80 ms，P/QRS 呈 1：1 传导，ST 段正常，QTc 也正常（370 ms）。

此为典型室上性心动过速的病例。鉴别诊断如下：

- **窦性心动过速**：这种假设可以立即排除，因为 P 波电轴（-90°）与正常窦性 P 波电轴（0°~75°）不同
- **房性心动过速**：虽然从心率上看相符，但如果该假设成立，心动过速应来源于靠近房间隔的心房下部，P 波应呈向心性激动形态（电轴向上，时限短）。该病例中，房室传导（atrioventricular，AV）为 1：1，PR 间期短（80 ms），这也并不是房性心动过速的典型特征
- **房室结折返性心动过速**（atrioventricular node reentrant tachycardia，AVNRT）：这可能是一种非典型的 AVNRT，其中顺向传导通过快径，逆向传导通过慢径（快-慢型），很好地解释了 RP 间期比 PR 间期长的现象。向心性心房激动也是 AVNRT 的典型特征
- **持续性交界性反复性心动过速**（permanent junctional reciprocating tachycardia，PJRT）：这种心动过速的特点是存在一个大折返环路，顺向传导通过房室结和希-浦系统，逆向传导通过一个具有慢传导特性（递减性传导）的隐匿性旁路。通常它定位在后间隔部位。该例中，心电图特征（逆向同心性 P 波、P/QRS 比率 1：1、RP 间期大于 PR 间期）符合 PJRT

迷走神经刺激或使用腺苷可能有助于对室上性心动过速作出正确诊断。

在该例中，进行颈动脉窦按摩后，心动过速突然结束，QRS 波群后未出现 P 波。据此，可以排除房性心动过速的假设，否则对迷走神经刺激的典型反应是短暂的房室传导阻滞（P/QRS 比率从 1：1 到 2：1、3：1 等），同时心动过速仍持续。只有在少数情况下，房性心动过速会因迷走神经刺激而终

止。非典型 AVNRT 和 PJRT 可能因为在慢径或递减性传导的旁路内发生阻滞而在迷走神经刺激后停止，因而 QRS 波群后未出现 P 波。

PJRT 是一种罕见的室上性心动过速，常见于年轻人，因此非典型 AVNRT 更有可能。当然，仅凭体表心电图无法得出确切诊断，患者最终通过心腔内电生理检查[1-3]，确诊为非典型 AVNRT（快-慢型），并接受了慢径的导管消融治疗。

5.2 病例 2

一名 50 岁的男性因心悸就诊于急诊科，他存在多种心血管风险因素（高血压、高脂血症、肥胖、心血管疾病家族史）。进行了 12 导联心电图记录（图 5.2）。

5.2.1 心电图分析

心电图为窄 QRS 波心动过速，RR 间期规律，为 300 ms（心率为 200 次/分）。在 Ⅱ、Ⅲ 和 aVR 导联中可以观察到每个 QRS 波后出现 P 波，而 Ⅰ 导联和 aVL 导联 P 波为负向。P 波时限为 40 ms，RP 间期为 100 ms（RP>70 ms），RP 间期短于 PR 间期。P/QRS 比例为 1：1，窄 QRS 波（80 ms），额面电轴正常（+60°）。QTc 间期为 430 ms。

这是一例 RP<PR 的室上性心动过速。鉴别诊断如下：

- **窦性心动过速**：不太可能，因为 P 波电轴不在 0° 至 90° 之间。此外，静息状态下的心率不符合简单的窦性速速[6]
- **房性心动过速**：若该假设成立，我们应当能够观察到超过 3 个异位的 P 波，且 PP 间期保持规则[7]。任何形态的 P 波都可能暗示房性心动过速的存在。房性激动通常是偏心性的，这取决于心房激动的起源位置。在下壁导联中呈现正向的 P 波，是房

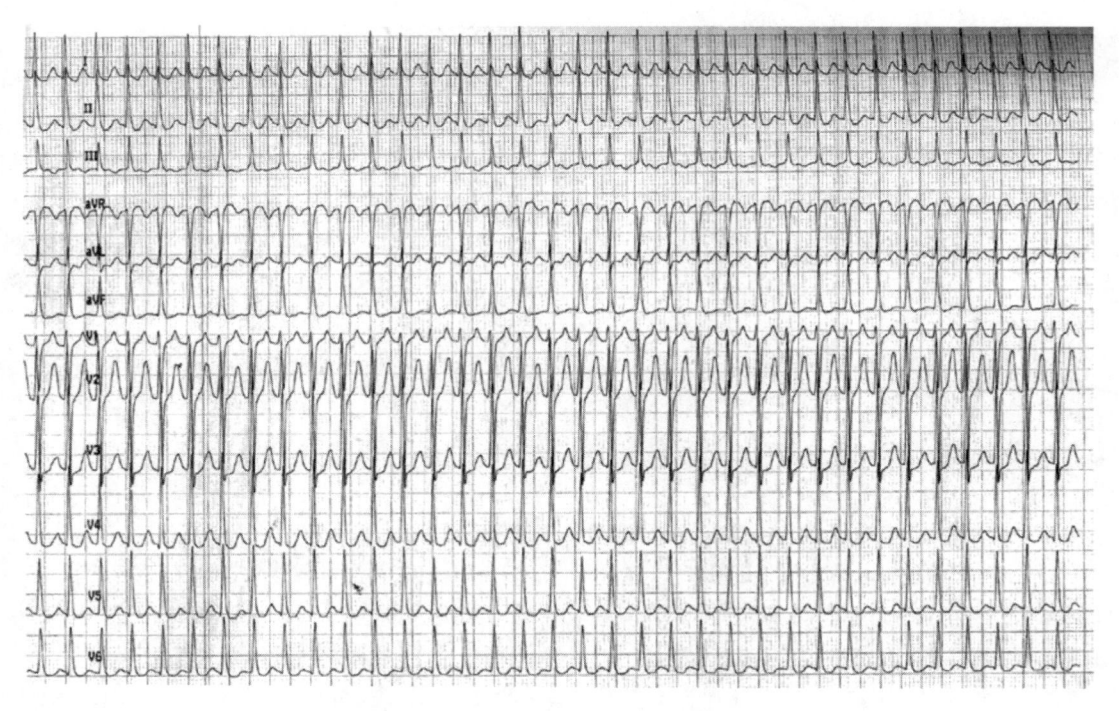

图 5.2　病例 2 12 导联心电图

性心动过速的典型特征（除具有前间隔旁路的 AVRT 外）；如果观察到二度房室传导阻滞，更可能指向房性心动过速（因为折返性心动过速通常表现为 P/QRS 比例 1∶1 的传导）。然而此例中，P 波在 I 导联和 aVL 导联中呈负向，因此不太可能是房性心动过速

- **典型性房室结折返性心动过速**（atrioventricular node reentrant tachycardia—typical，AVNRT）：在典型 AVNRT（慢 - 快型）中，逆行 P 波与前传的 QRS 波有密切关系（RP＜PR），在大多数情况下与 QRS 波非常接近（RP＜70 ms）。事实上，P 波可能被掩盖在 QRS 波内部，或者表现为 QRS 终末的一个小 P 波，在 V1 导联中特别像右束支传导阻滞。此例中，P 波明显可见且与 QRS 波距离较远，因此不太可能是 AVNRT

- **房室折返性心动过速**（atrioventricular reentrant tachycardia，AVRT）：其特点是在窄 QRS 波后跟随一个 P 波，RP 间期长于 70 ms；房性激动通常从连接心房和心室的旁路起源，以逆行激动方式开始；在心动过速期间，P 波的形态和轴向取决于旁路的位置。在该例中，可以识别出所有上述特征。此外，QRS 波的电交替（至少在室上性心动过速开始后 10 秒内出现的规则电压变化＞1 mm）高度提示存在包含在心动过速折返环中的逆行房室旁路（见图 5.2）[8]。该心律失常通过维拉帕米和腺苷有效中断

进行心腔内电生理检查后诱发了一种顺向型房室折返性心动过速。从 P 波在 I 导联和 aVL 导联呈负向以及在 V1 导联呈正向可以推断，旁路定位于左心室侧壁[9]。患者接受了射频消融治疗，成功消融了旁路。

5.3　病例 3

一名有心悸病史的 74 岁女性，因静息呼吸困难、心悸就诊于急诊科。记录了其 12 导联心电图（图 5.3）。

5.3.1　心电图分析

心电图显示为窄 QRS 波的心动过速，心率略不规则，平均为 100 次 / 分。节律为规律性不规律。QRS 电轴为 -30°。在下壁导联（Ⅱ、Ⅲ 和 aVF）、Ⅰ 导联和 V3 ~ V6 导联上，可以看到正向 P 波；而在 aVR 和 V1 导联上则是负向 P 波，因此 P 波电轴偏向左后方。在某些心搏中，P 波明确出现在 QRS 波之前，PR 间期为 200 ms（第 1、4、8 和 11 次心搏）；而在其他心搏中，P 波嵌入在前一个心室复合波的 T 波中，或者位于顶点（如第 2、5、9、12 次心搏），或者位于上升部分（第 3、6、10、13 次心搏），PR

间期更长，分别为 300 ms 和 400 ms。

T 波形态不同，呈现出尖锐且接近双相的特征。仔细观察第 3、6、10 和 13 次心搏的 QRS 波，可以看到 RSr' 形态，与其他 QRS 波的形态不同。实际上，r' 波是由 P 波与前一个 QRS 波融合产生的偏移。因此，PR 和 RP 间期不规则，一些 P 波明显未传导至心室。

PP 间期平均时限 460 ms，略有变化。P 波时长为 40 ms。心室复极正常，QTc 间期为 410 ms。

这是一个室上性心律失常的病例，可能的鉴别诊断包括：

- **伴有频发房性和交界性期前收缩的窦性心动过速**：这一假设被排除，因为 PP 间期基本上是规则的（只有轻微的长度变化），且没有真正提前的 QRS 波群。RR 间期的不规则性是由于房室传导的变化，而不是期前收缩引起的

- **房性心动过速**（atrial tachycardia，AT）：

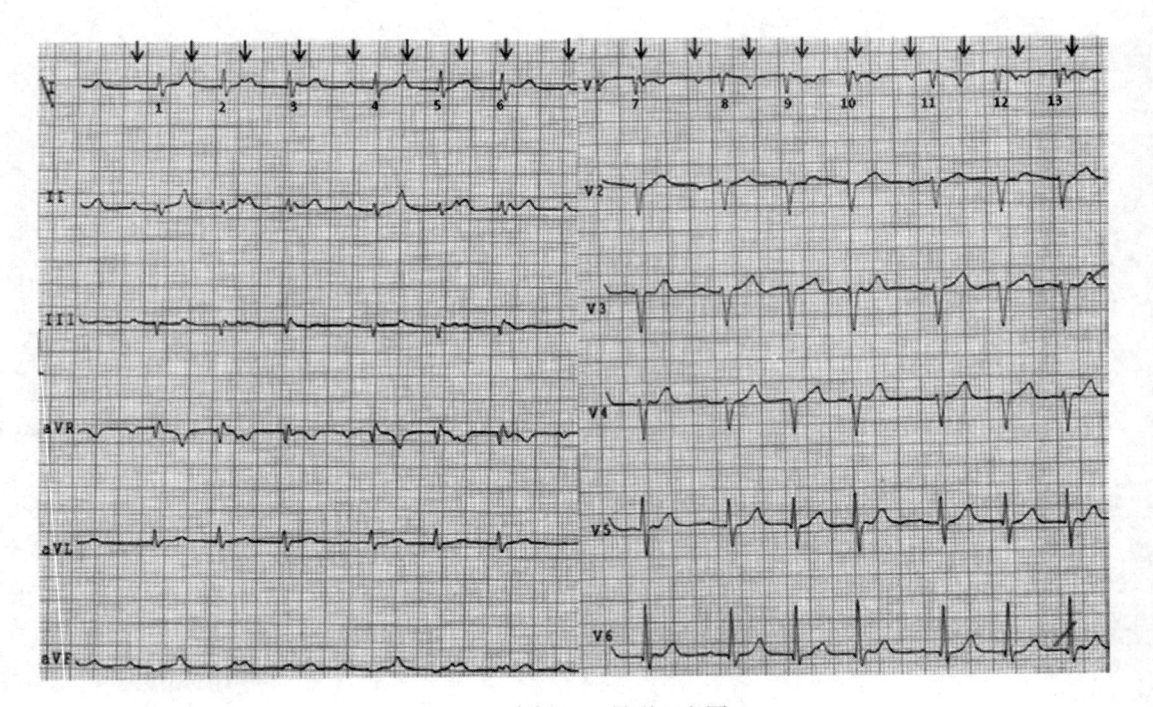

图 5.3　病例 3 12 导联心电图

心电图上 P 波频率约为 140 次 / 分，电轴向左后。如果这一假设正确，那么这种房性心动过速起源于右心房（ V1 导联上为负向 P 波 ），位于界嵴水平（ aVR 导联上为负向 P 波 ）。PR 和 RP 间期不规则，仔细观察 PR 间期，会发现逐渐延长，直到房室传导被阻断，P 波后没有跟随 QRS 波群（ 文氏现象 ）。这种房室关系可能与房性心动过速相符

- AVNRT、交界性心动过速（ junctional tachycardia，JT ）或 AVRT：可以立即排除，因为心动过速的不规则性和文氏现象，折返性或反复性心动过速的可能性很低
- 房颤（ 由于心动过速的不规则性，可能考虑房颤 ）：可以被排除，因为本病例中存在清晰的 P 波

室上性心律失常在几分钟后自行终止。患者随后接受了电生理检查，结果显示容易诱发局灶性房性心动过速，最早的去极化位点在房间隔的左右部分以及右心房壁的上外侧部分。

局灶性房性心动过速的特征是心房激动有节律地从窦房结区域外的一个小区域（ 病灶 ）开始，并向外扩散。这种局灶性活动可能由自律性增加、触发活动或微折返引起。

AT 的周期通常不少于 250 ms，但可以短至 200 ms，并在一定观察期（ 数分钟至数小时 ）内显示出显著的变化。AT 的心电图模式通常显示离散的 P 波，频率在 130 ~ 240 次 / 分 [10]。

局灶性房性心动过速主要起源于右心房（ RA ），大约 2/3 沿着界嵴的长轴（ 从窦房结到冠状窦 ）和房室交界处（ 三尖瓣环 ）分布。左心房局灶性心动过速最常见的起源部位则是肺静脉（ PV ）开口 [11]。

P 波的形态可以大致定位 AT 的起源部位。V1 和 I 导联用于区分右心房和左心房的起源。II、III 和 aVF 导联可以帮助区分左心房上部和下部的病灶，而 aVR 导联的 P 波形态可以区分起源于界嵴的激动与起源于三尖瓣环或右心房间隔的激动（ 见图 2.4 ）[6, 12, 13]。最终诊断通常通过心内膜标测来确定。

P 波和 QRS 波的关系不仅取决于心动过速的频率，还取决于房室结的传导特性。如果心动过速的频率快于房室结的传导能力（ 例如，在房室结病变或传导减慢治疗情况下 ），部分 P 波可能会被阻断，导致 P/QRS 比例高于 1，有时会出现明显的文氏现象 [7]。这就是该病例的机制。

5.4　病例 4

一名 49 岁的男性，有反复发作室上性心动过速的病史（ 每天服用 100 mg 氟卡尼 ），因需进行电生理检查入院就诊。住院期间，他突然感到心悸，并记录了一份 12 导联心电图（ 图 5.4 ）。

5.4.1　心电图分析

心电图显示窄 QRS 波且规则的心动过速，平均心率为 130 次 / 分（ RR 间期 450 ms ）。在下壁导联（ II、III、aVF ）和 V1 导联的每个 QRS 波之前，都有正向的心房波，位于 T 波的下降支内。我们还可以观察到 T 波内的一个顿挫，可以解释为隐藏的心房波（ 例如，V4 导联在 T 波的上升支中显示出一个顿挫 ）。因此，P/QRS 比例为 2 : 1。QRS 波长稍延长（ 110 ms ）；电轴左偏（ -45° ）。QRS 波群在 aVR 导联上显示 qR 模式，在 II、III 和 aVF 导联上显示 rS 模式，可能是由于左前分支传导阻滞引起的。心室复极正常，QTc 为 410 ms。

这是另一种窄 QRS 波心动过速。鉴别诊断包括：

- 心房颤动（ AF ）：可以排除，因为 RR 间期规律。此外，我们可以在此例中清楚地识别到房性 P 波，而心房颤动的情况下则

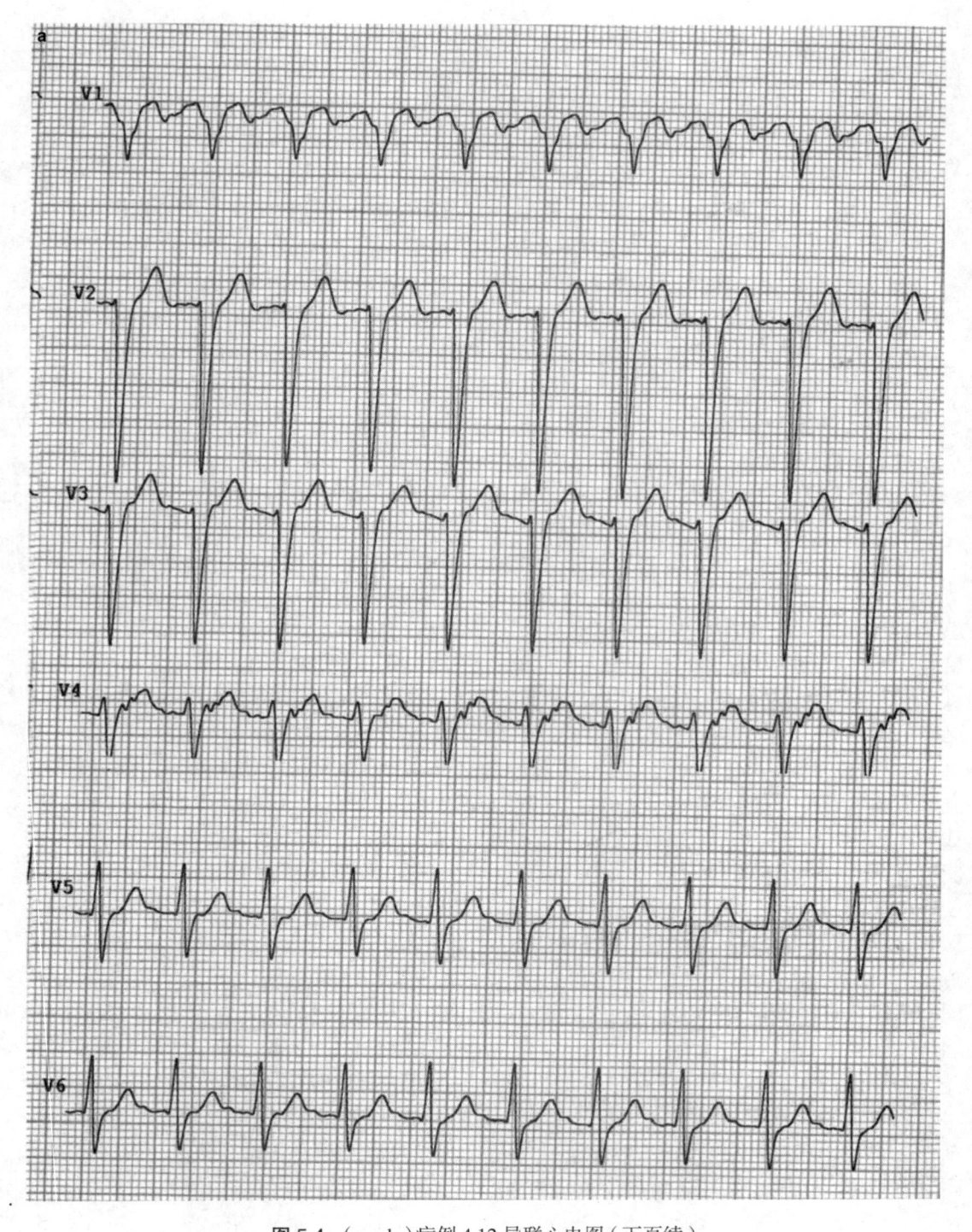

图 5.4 （a，b）病例 4 12 导联心电图（下页续）

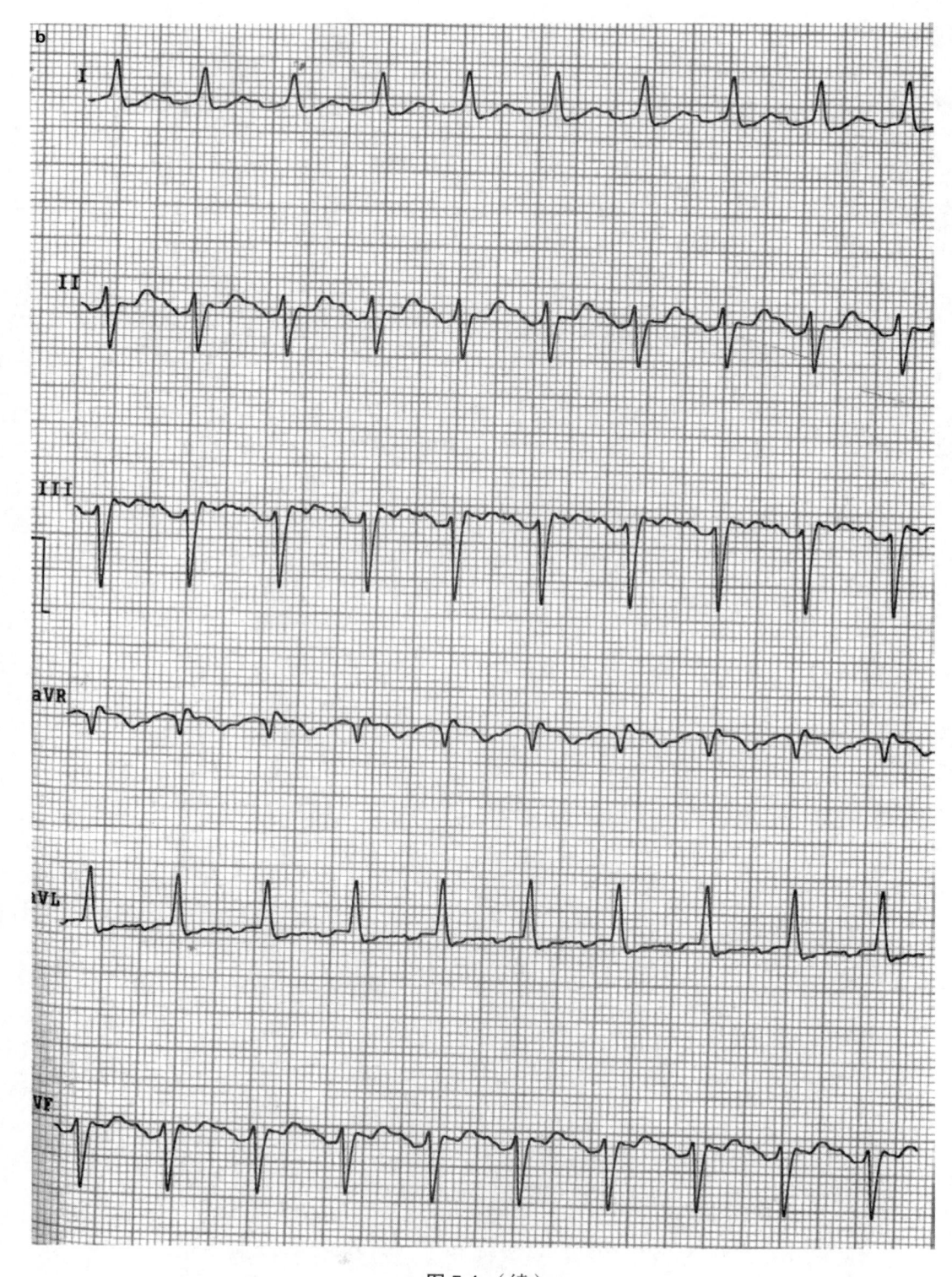

图 5.4　（续）

很少见（心房频率非常快，P 波无法识别，通常只能看到粗大的颤动波）

- **窦性心动过速、AVNRT 或 AVRT**：可以被排除，因为 P/QRS 比例为 2∶1
- **典型心房扑动（atrial flutter，AFL）**：逆钟向 AFL 的特征是在下壁导联上纯负向扑动波，而顺钟向 AFL 中激动传播方向相反；因此，这种 AFL 通常在下壁导联上有大的正向扑动波，并伴有特征性顿挫[11-15]
- **非典型心房扑动和房性心动过速**：不能排除，因为心室率高

为了减慢房室传导，更好地识别心律失常，给予了 12 mg 腺苷。图 5.5 为输注期间记录的心电图。可见房性 P 波规律出现，周期约为 300 ms。扑动波在下壁导联上呈正向。此外，扑动波显示出大的正向偏转，上升支有顿挫。使用腺苷后，房室传导突然减慢至 8∶1，QRS 波变宽，并且电轴和形态

不同（如室性逸搏）。然后，心律失常频率再次加快，伴有不规则的房室传导（5∶1，3∶1）。据此，诊断为顺钟向典型心房扑动，伴有 2∶1 房室传导。QRS 波轻微延长，应当是长期氟卡尼治疗的副作用。

患者接受了射频消融治疗，成功恢复了稳定的窦性心律。

5.5 室上性心动过速：鉴别诊断的系统性方法

总结来说，12 导联心电图的系统性分析可以帮助我们理解机制，从而做出正确的鉴别诊断（表 5.1）。分析心电图，首先从 RR 间期开始，主要关注 RR 间期是否规则。然后应寻找 P 波，并分析 P/QRS 比例，判断可能的房室活动关系。当比例高于 1∶1 时，可能存在原发性心房心律失常。如果比

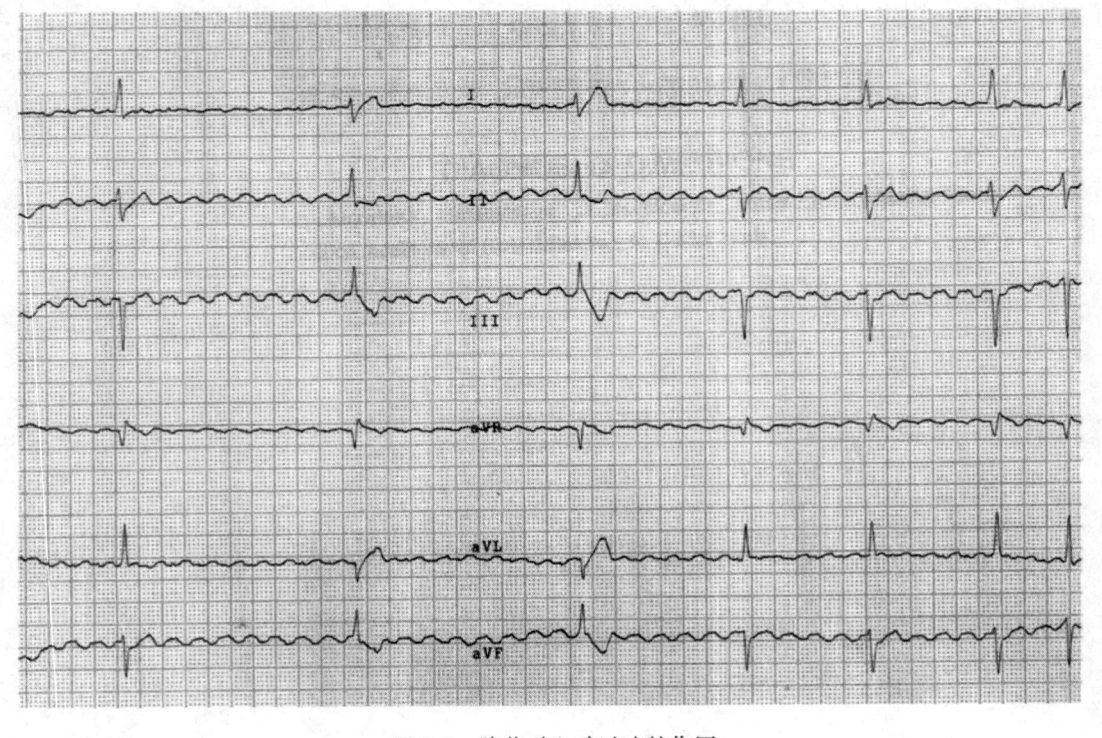

图 5.5 腺苷对心动过速的作用

表 5.1 室上性心动过速的类型和特征

心动过速类型	机制	RR 间期	心率（次/分）	P 波	P/QRS 比	PR	QRS	对迷走神经刺激的反应
窦性心动过速	窦房结激动增加	规则	100~180	电轴正常	基本 1:1	比 RP 短	正常或传导异常	逐渐减慢
房性心动过速	异位灶活动增加（自律性）或微折返	基本规则	75~200	形态与起源有关	经常 >1	比 RP 短	正常或传导异常	高度房室传导阻滞
MAT	多发性心房异位灶	不规则	120~180	至少 3 种 P 波形态	经常 >1	多变	正常或传导异常	高度房室传导阻滞
心房扑动	右心房的大折返（典型扑动）；逆钟向或顺钟向	如果 P/QRS 比例固定，则间期规则	75~175	F 波锯齿形（典型扑动）>1；无等电线	>1	基本不变	正常或传导异常	高度房室传导阻滞
心房颤动	心房激动混乱	不规则	100~160	未见 P 波；规则激活（f 波）	无法评估	无法评估	正常或传导异常	高度房室传导阻滞
典型 AVNRT（慢 - 快）	房室结双径路：通过快径逆向前向传导和通过慢径逆向传导的大折返	规则	150~250	隐藏在 QRS 波中；心性心房激动，时限短	基本 1:1	比 RP 长	正常或传导异常	终止或其他
非典型 AVNRT（快 - 慢）	房室结双径路：通过慢径和通过快径逆向前向传导的大折返	规则	150~250	向心性心房激动（P 波电轴向上，时限短）	基本 1:1	比 RP 短	正常或传导异常	终止或其他
顺行性 AVRT	前向传导通过 AV 结 - 希氏束系统，逆向传导通过旁路的大折返	规则	150~250	偏心性心房激动（形态与旁路定位有关）；后隔旁路中心性心房激动	一定 1:1	比 RP 长	正常或传导异常	终止或其他
PJRT	前向传导通过房室结 - 希氏束系统，逆向传导通过递减传导旁路的大折返	规则	120~200	向心性心房激动（P 波电轴向上，时限短）	一定 1:1	比 RP 短	正常或传导异常	终止或其他

表注：MAT（multifocal atrial tachycardia，多灶性房性心动过速），AVNRT（atrioventricular node reentrant tachycardia，房室结折返性心动过速），AVRT（atrioventricular reentrant tachycardia，房室折返性心动过速），PJRT（permanent junctional reciprocating tachycardia，持续性交界性反复性心动过速）

例为 1∶1，可以假设折返环路涉及心房和心室。通过评估 PR 和 RP 间期以及 P 波形态，可以了解房性激动的起源类型和折返类型。这种方法总结在表 5.2 中 [1, 4]。其他心电图特征也有助于我们理解室上性心动过速的类型 [3, 5]：

- **期前收缩的影响**：存在期前收缩时，评估其对心动过速周期的影响是非常重要的。如果没有改变心动过速周期，并且没有中断心动过速，可以排除 AVRT。此时，心室是折返环路的一部分，因此期前收缩应至少影响心动过速周期

- **心动过速的起始和终止**：折返性心动过速具有突然的起始和终止；相反，局灶性心动过速在开始时心率逐渐增加，终止前心率逐渐降低。心动过速的最后一个搏动也

非常重要，如果是 P 波，则可以排除房性心动过速、心房扑动、非典型 AVNRT，以及大多数情况下的 PJRT

- **心动过速期间的电交替现象**：这种现象很罕见，特点是 QRS 波幅度交替变化。最初是在顺向性 AVRT 中描述的，后来也在 AVNRT 和突然发作的快速心房起搏中发现了这一现象。数据表明，心动过速期间的电交替现象是一种与心率突然增加相关的频率依赖现象，并且与特定心动过速的机制没有精确的关联。然而，折返性心动过速（AVRT 和 AVNRT）的特点是突然起始和心率高于其他室上性心律失常；这就是在这些类型的心动过速中更容易出现电交替现象的主要原因

表 5.2　心电图特征评估

第一步：评估 RR	RR 规则				RR 不规则		
第二步：评估 P 波和 P/QRS 比	P 波 不可见	P/QRS=1∶1			P/QRS>1	不存在 P 波	F 波	不同形态的 P 波
第三步：评估 RP 和 PR	↓	RP<PR		RP>PR	↓	↓	↓	↓
		RP<70 ms	RP>70 ms					
第四步：可能的诊断结果	典型 AVNRT		AVRT；AT	ST；AT；非典型 AVNRT；PJRT	Aflu；AT	AF	具有不同 AV 传导的 Aflu	MAT

注：AVNRT（atrioventricular node reentrant tachycardia，房室结折返性心动过速），AVRT（atrioventricular reentrant tachycardia，房室折返性心动过速），AT（atrial tachycardia，房性心动过速），ST（sinus tachycardia，窦性心动过速）PJRT（permanent junctional reciprocating tachycardia，持续性交界性反复性心动过速/Coumel 心动过速），Aflu（atrial flutter，房扑），AF（atrial fibrillation，房颤），MAT（multifocal atrial tachycardia，多灶性房性心动过速）（表格引自 Contadini D, Menditto A（2015）Supraventricular Reentrant Tachycardias. In: Capucci A.（eds）Clinical Cases in Cardiology. Springer, Cham）

（Giulia Enea, Alessio Menditto, Francesca Patani, Francesca Troiano 著　谢鹏昕 译　张瑞涛 审校）

参考文献

1. Blomstrom-Lundqvist C, Scheinman MM, Aliot EM, et al. ACC/AHA/ESC guidelines for the management of patients with supraventricular arrhythmias–executive summary: a report of the American College of Cardiology/American Heart Association Task Force on Practice Guidelines and the European Society of Cardiology Committee for Practice Guidelines (writing committee to develop guidelines for the management of patients with supraventricular arrhythmias). Circulation. 2003;108:1871–909.

2. Lee KW, Badhwar N, Scheinman MM. Supraventricular tachycardia – part I. Curr Probl Cardiol. 2008;33:467–546.

3. Lee KW, Badhwar N, Scheinman MM. Supraventricular tachycardia – part II. Curr Probl Cardiol. 2008;33:557–622.

4. Contadini D, Menditto A. Supraventricular reentrant tachycardias. In: Capucci A, editor. Clinical cases in cardiology. Cham: Springer; 2015. p. 213–26.

5. Surawicz B, Knilans T. Chou's electrocardiography in clinical practice. 6th ed. Philadelphia: Saunders Elsevier; 2008. p. 384–402.

6. Bagliani G, Leonelli F, Padeletti L. P wave and the substrates of arrhythmias originating in the atria. Card Electrophysiol Clin. 2017;9(3):365–82.

7. Oreto G. I disordini del ritmo cardiaco. 2nd ed. Torino: Centro Scientifico Editore; 1997. p. 35–7.

8. Green M, Heddle B, Dassen W, et al. The value of QRS alternation in diagnosing the site of origin of narrow QRS supraventricular tachycardia. Circulation. 1983;68:368–73.

9. Reddy GV, Schamroth L. The localization of bypass tracts in the Wolff-Parkinson-White syndrome from the surface electrocardiogram. Am Heart J. 1987;113:984–95.

10. Saoudi N, Cosio F, Waldo A, et al. Classification of atrial flutter and regular atrial tachycardia according to electrophysiologic mechanism and anatomic bases: a statement from a joint expert group from the Working Group of Arrhythmias of the European Society of Cardiology and the North American Society of Pacing and Electrophysiology. J Cardiovasc Electrophysiol. 2001;12:852–66.

11. Issa ZF, Miller JM, Zipes DP. Clinical arrhythmology and electrophysiology: a companion to Braunwald's heart disease. 2nd ed. Philadelphia: Saunders Elsevier; 2009. p. 239–59.

12. Buttà C, Tuttolomondo A, Giarrusso L, et al. Electrocardiographic diagnosis of atrial tachycardia: classification, P-wave morphology, and differential diagnosis with other supraventricular tachycardias. Ann Noninvasive Electrocardiol. 2014;20(4):314–27.

13. Kistler PM, Roberts-Thomson KC, Haqqani HM, et al. P-wave morphology in focal atrial tachycardia. Development of an algorithm to predict the anatomic site of origin. J Am Coll Cardiol. 2006;48(5):1010–7.

14. Leonelli F, Bagliani G, Boriani G, et al. Arrhythmias originating in the atria. Card Electrophysiol Clin. 2017;9:383–409.

15. Cosio F. Atrial flutter, typical and atypical: a review. Arrhythm Electrophysiol Rev. 2017;6(2):55–62.

第6讲 宽 QRS 波心动过速：差异性传导还是心室起源？

6.1 病例 1

6.1.1 病例资料

一名 76 岁的男性因心悸和疲劳被送往急诊室。患者有高血压、血脂异常、2 型糖尿病和慢性肾衰竭的病史。既往病史还包括持续性心房颤动，3 年前曾患心肌梗死，并伴有严重的左心室收缩功能障碍。左心室射血分数（ejection fraction，EF）为 28%，作为一级预防植入双心室植入式心脏复律除颤器（implantable cardioverter defibrillator，ICD）。

6.1.2 心电图分析

到达诊室时，为患者记录了标准 12 导联心电图，为宽 QRS 波心动过速（图 6.1）。

心率为 140 次 / 分。RR 间期略有不规则，介于 420～440 ms 之间。因此，心房颤动的可能性较小。QRS 波时限为 160 ms。为了区分是室上性心动过速伴差异性传导和室性心动过速，我们首先需要检查 P 波和可能的房室分离。

然而，心电图中未能清晰显示 P 波，难以识别可能的房室分离。若融合波和夺获波存在，则室性心动过速可能性较大，但该例中并未出现。在胸导联中，QRS 波之间没有同向性（胸导联 QRS 波同向性是心室来源心律失常的特点）。值得注意的是，QRS 波从起始到 S 波最低点的时间超过 100 ms（符合室性心动过速的标准）。此外，类本位曲折（图 6.2），即从 QRS 波开始到 R 波峰值的过程较慢，时间为 60 ms。

QRS 电轴右偏（+120°）并表现为右束支传导阻滞形态。在 V1 导联中，R 波宽大；在 V6 导联中，呈现 rS 形态，且 R/S 比值小于 1。在 aVR 导联中，还可以注意到初始 Q 波长于 40 ms。ST 段明显下移。

6.1.3 诊断

这项基于宽 QRS 波心律失常诊断标准的心电图分析提示可能为室性心动过速，即使没有明显的 P/QRS 分离现象。而在心腔内记录的 ICD 示波（图 6.3）显示房室活动之间存在分离。心房内腔信号规律，心房率为 115 次 / 分（RR 间期为 520 ms），低于心室率。因此，心腔内心电记录确认了心动过速的室性起源。ICD 放电终止了心律失常。

6.2 病例 2

6.2.1 病例资料

一名 73 岁的男性因心悸和胸痛就诊于急诊科。既往病史包括高血压和血脂异常。

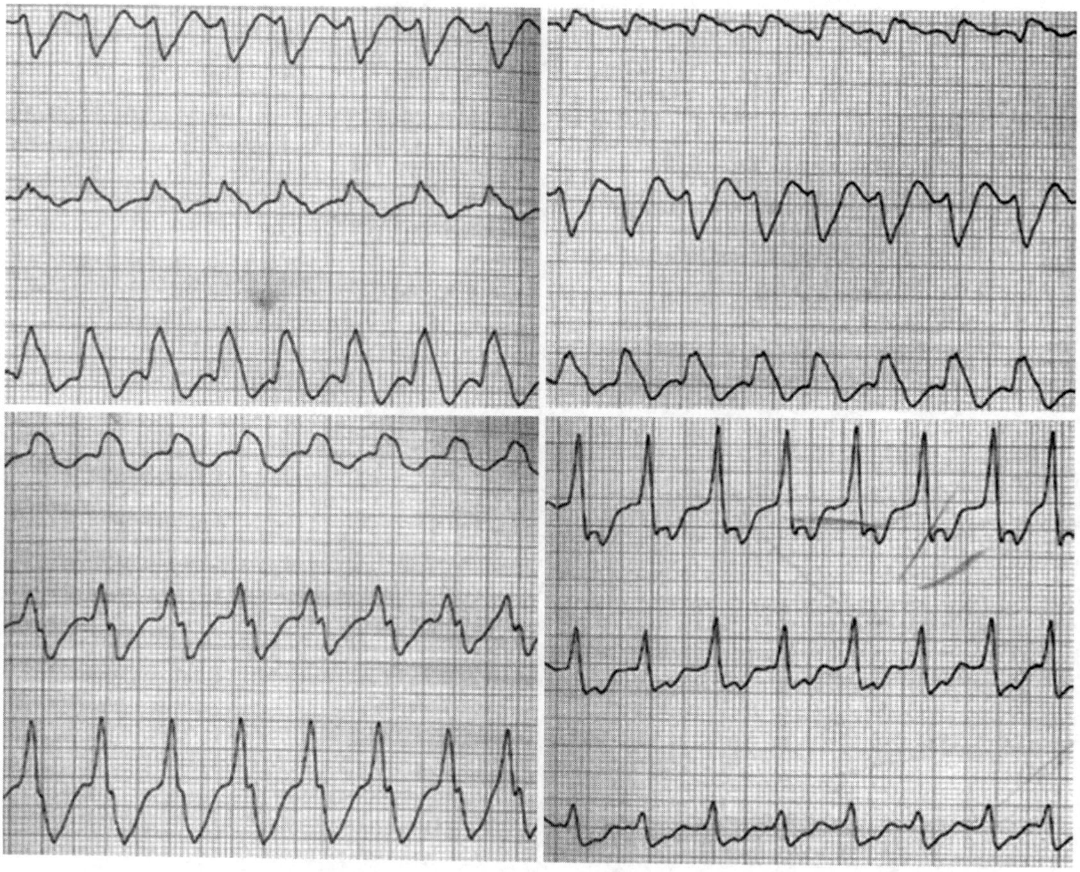

图 6.1 病例 1 的 12 导联心电图

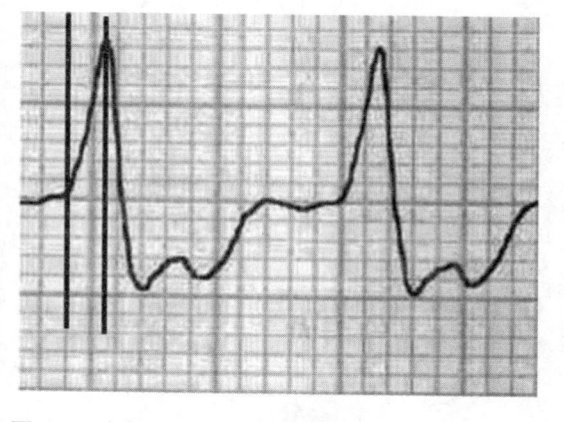

图 6.2 病例 1 的 12 导联心电图 V5 导联类本位曲折

6.2.2 心电图分析

心电图提示具有宽 QRS 波心动过速（图 6.4）。心率为 165 次 / 分。RR 间期规律，为 360 mm。QRS 波时限 140 ms，节律规整，排除了心房颤动作为心动过速机制的假设。未观察到心房活动（P 波或 F 波），因此房室分离不适合作为一个有用的诊断标准。此外，也未出现融合波或夺获波。在胸导联中，QRS 波群呈现正向同向性，并且 V5 和 V6 导联中的类本位曲折为 60 ms。$V_i / V_t < 1$（Vereckei 标准）。QRS 电轴右偏（ +110°），表现为右束支传导阻滞形态，在 V1 和 V6 导联中 R 波宽大。在 aVR 导联中，初始 Q 波持续 60 ms。ST 段明显下移。

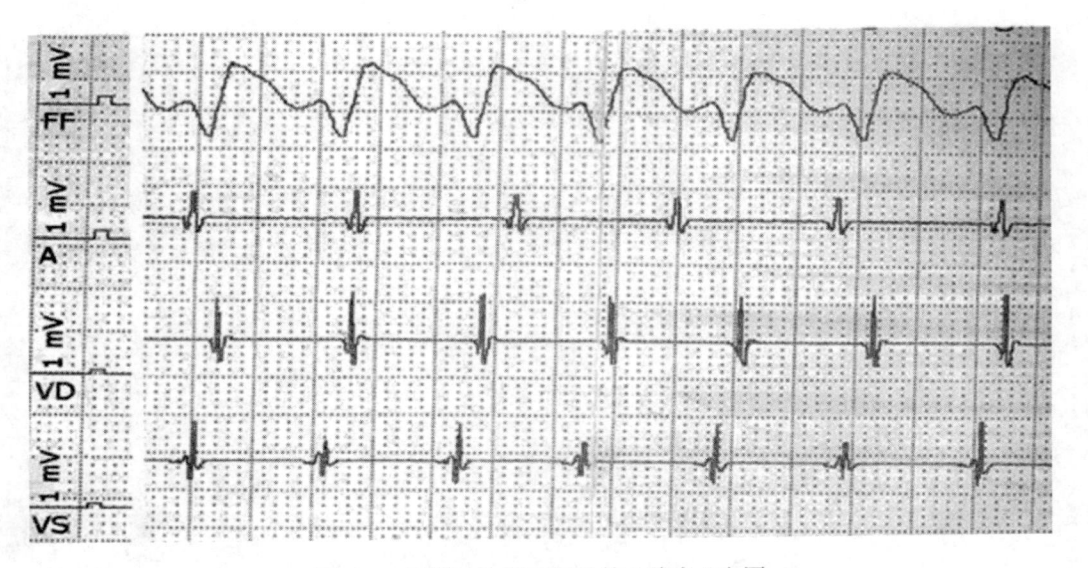

图 6.3 病例 1 的 ICD 记录的心腔内心电图

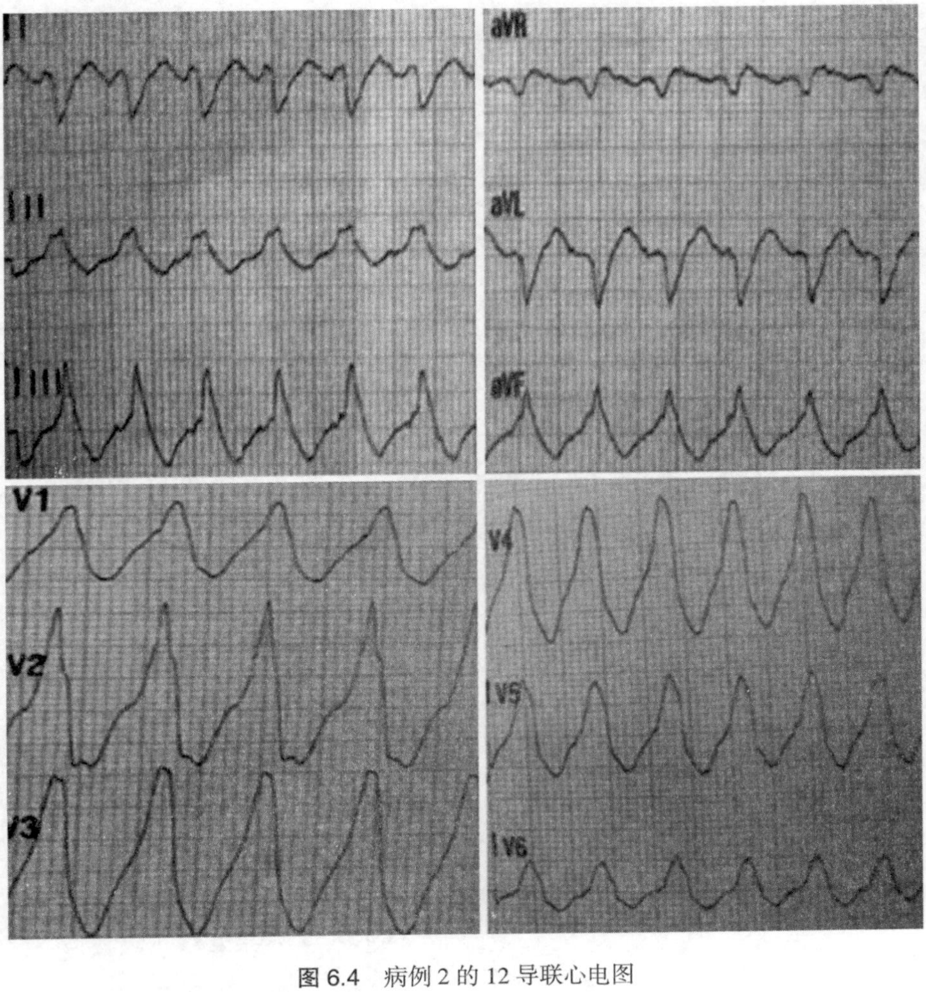

图 6.4 病例 2 的 12 导联心电图

6.2.3　诊断

根据 QRS 波群的形态特征，可以诊断为室性心动过速。患者成功接受了 200 J 的直流电复律治疗。随后窦性心律的心电图显示下壁导联有 ST 段抬高。冠状动脉造影显示右冠状动脉明显狭窄，成功植入了药物洗脱支架。

6.3　病例 3

6.3.1　病例资料

一名 42 岁的男性因持续心悸就诊于急诊科。既往病史包括无症状的二叶式主动脉瓣和升主动脉扩张，因此安排了每年的随访。为患者记录了 12 导联心电图（图 6.5）。

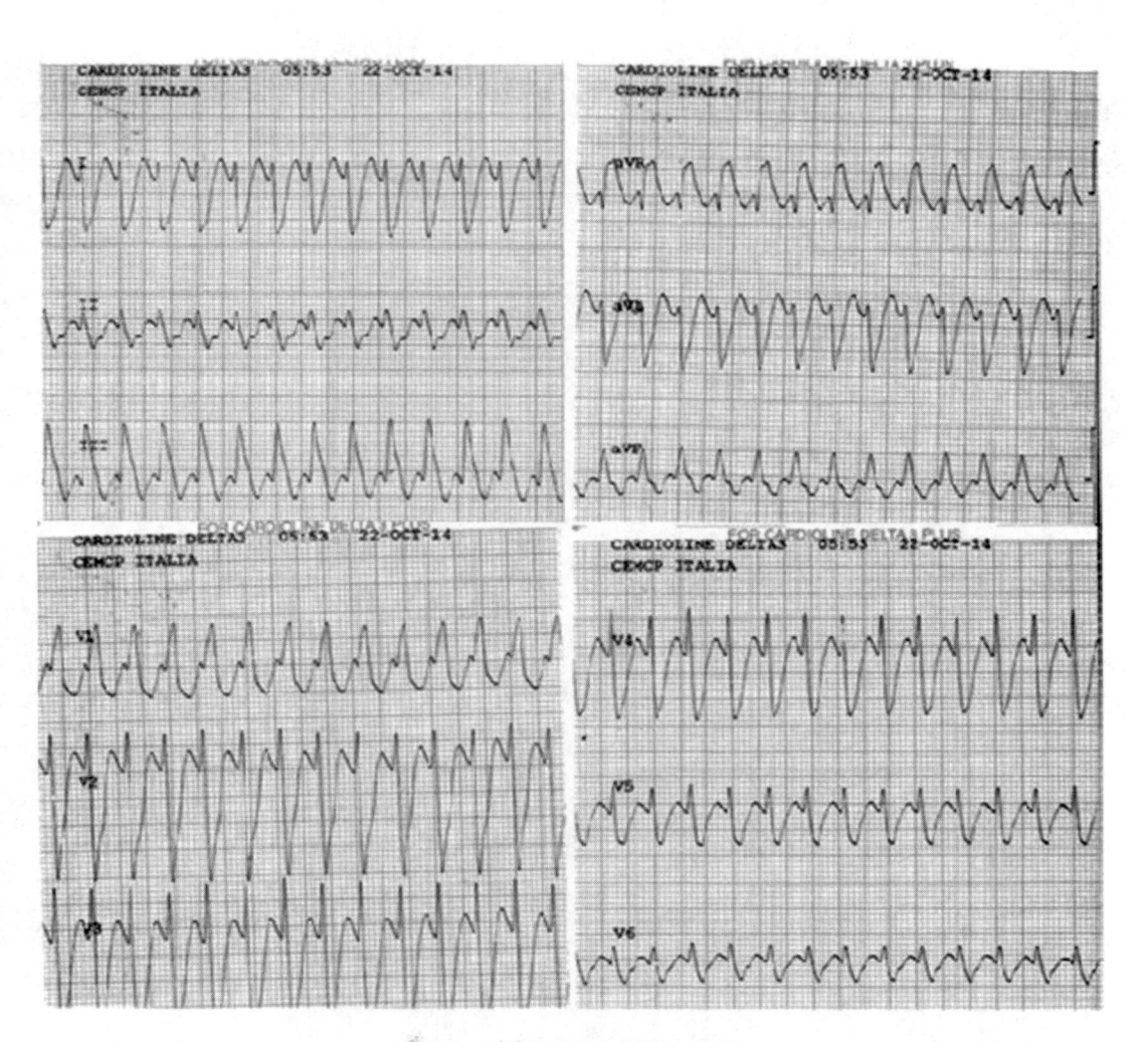

图 6.5　病例 3 的 12 导联心电图

6.3.2　心电图分析

　　宽 QRS 波心动过速。心率为 210 次 / 分，RR 间 期 规 则（280 ms），QRS 波 时 限 为 160 ms。节律的规整性排除了心房颤动的可能性，并且心率比典型的 2∶1 下传的心房扑动更快。未见任何心房活动，无法确定任何可能的房室关系。未发现融合波和夺获波。

　　形态学标准：胸导联中 QRS 波无同向性。在胸导联中 QRS 起始到 S 波最低点的时间 为 80 ms。Ⅱ、V4、V5 和 V6 导联中的类本位曲折为 35 ms。$V_i / V_t > 1$（Vereckei 标准）。

　　QRS 电轴右偏（+160°）。V1 导联呈 rR 波型，为明显的右束支传导阻滞形态。V6 导联为 rS 波形，且 R/S 比值小于 1。

6.3.3　诊断

　　根据形态特征、类本位曲折特征以及 Brugada 和 Vereckei 标准分析，这是一种伴有差异性传导的室上性心动过速。心律失常自行结束，并且窦性心律的心电图未显示任何传导异常。患者接受了电生理检查，未能诱发任何类型（室上性或室性）的心动过速。然而，进行递增性心房电刺激并达到 220 次 / 分时，出现了伴有右束支传导阻滞形态和电轴右偏的 QRS 波形态，与心动过速时的 QRS 波完全一致。伴有差异性传导的室上性心动过速仍然是最可能的诊断。

6.4　病例 4

6.4.1　病例资料

　　一名 68 岁的女性，有阵发性心房颤动和高血压病史，接受了升主动脉置换术。术后第 5 天，患者诉心悸和呼吸困难。为患者记录了 12 导联心电图（图 6.6）。

6.4.2　心电图分析

　　宽 QRS 波心动过速。心率为 185 次 / 分，

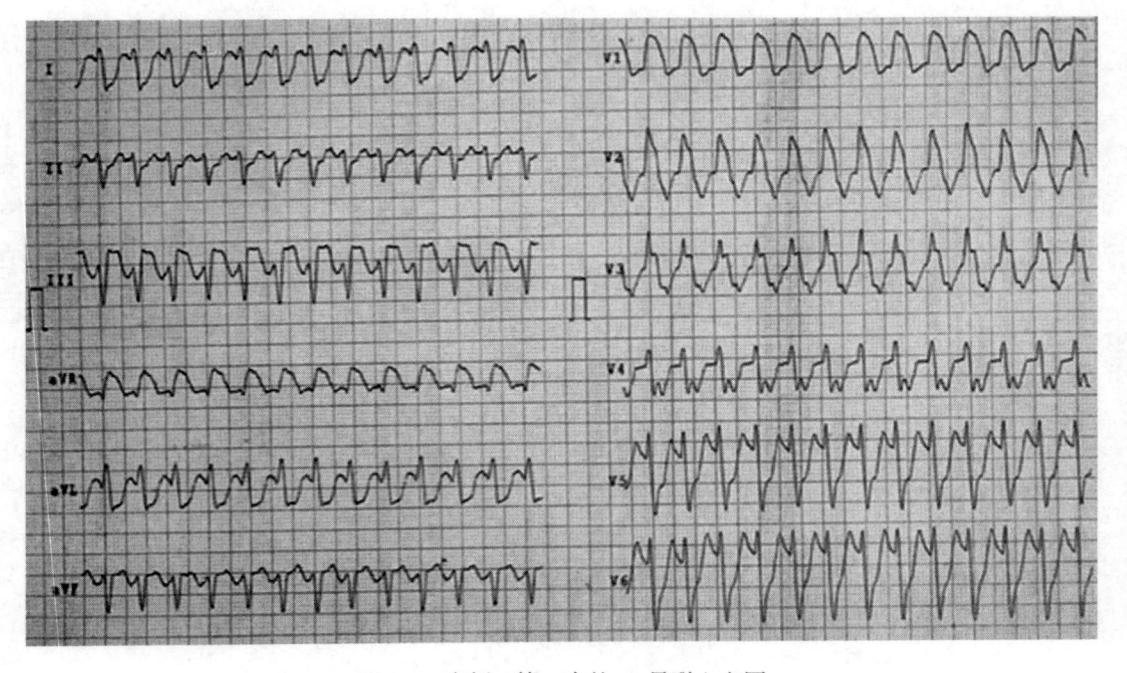

图 6.6　病例 4 第一次的 12 导联心电图

RR 间期规整（320 ms），QRS 波时限为 120 ms。节律规则，因此心房颤动的可能性较小。这是室性心动过速还是伴有差异性传导的室上性心动过速呢？

在下壁导联的 T 波上升支内可见明显的切迹，可能与 P 波（或 F 波）有关。这些 P 波可能来自逆向传导，也可能来自心房（房性心动过速 / 心房扑动 1∶1 或 2∶1）。P 波电轴无法被明确定义；然而，可以排除房室分离的可能性。

未见融合波和夺获波。

胸导联 QRS 波方向不一致。V5 ~ V6 导联中 QRS 波起始到 S 波最低点的时间为 80 ms。Ⅱ 和 V6 导联的 R 波达峰时间（类本位性曲折）为 30 ms。aVR 导联中初始 Q 波持续约 40 ms（Vereckei 标准）。

QRS 电轴极度左偏（-135°）。明显的右束支传导阻滞形态，在 V1 导联中呈现宽大的 R 波，在 V6 导联中呈现 rS 形态且 R/S 比值小于 1。这些特征都表明室性心动过速。

6.4.3　诊断

因为传统标准不一致，宽 QRS 波心动过速诊断较为困难。静脉注射 5 mg 美托洛尔后心动过速停止。几天后，患者回到诊所，再次出现同样的症状。我们记录了图 6.7 所示心电图。

心电图提示窄 QRS 波心动过速。心率为 130 ~ 150 次 / 分，RR 间期不规则。可以看到频率为 280 次 / 分的 F 波，F 波电轴向上（-90°）。QRS 波时限为 80 ms，无室内传导异常。左胸导联 V4、V5、V6 导联的 T 波为负。RR 间期不规则，以及心房率为 280 次 / 分的 F 波提示伴有可变房室传导（2∶1；3∶1）的心房扑动。

通过查阅病历记录发现，患者在初次出现心动过速时正在服用 200 mg/d 的氟卡尼。随后停止使用这种药物。事后来看，第一次心电图被解释为伴有 1∶1 房室传导和异常 QRS 波的心房扑动。第二次心电图，由

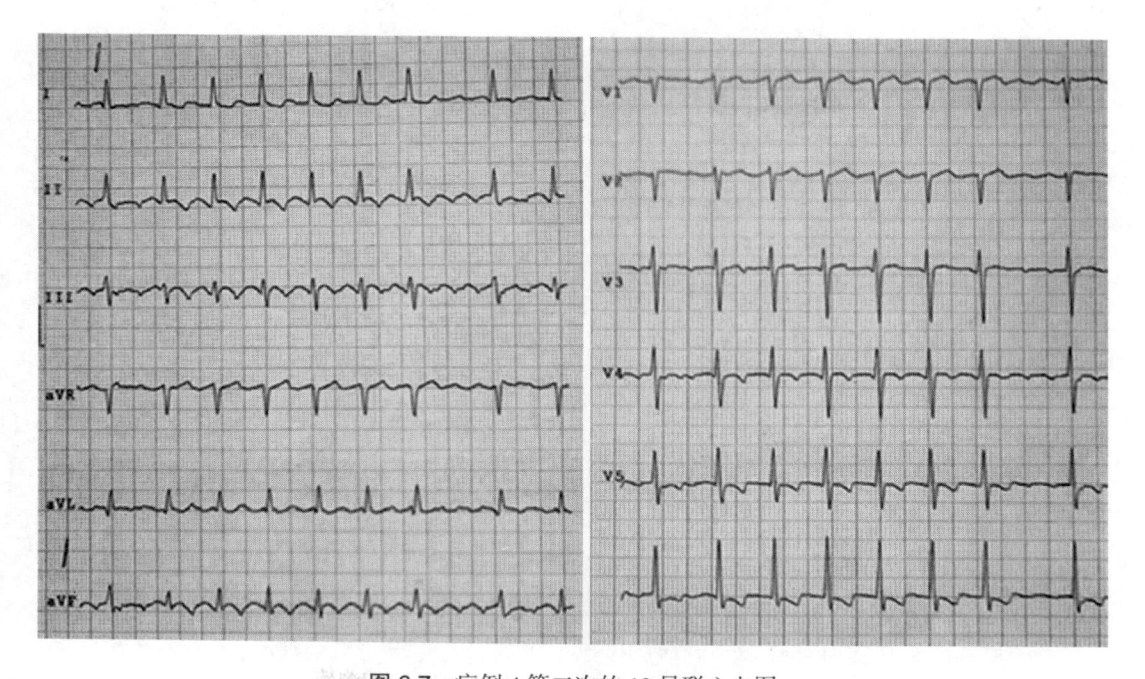

图 6.7　病例 4 第二次的 12 导联心电图

于停用氟卡尼，心房传导减慢的影响因素消失，心房率加快。患者接受了电生理检查，未诱发室性心律失常。然而，一种非典型的心房扑动/房性心动过速（心房率280次/分）很容易被诱发。

IC类药物氟卡尼是一种钠通道阻滞剂，它减慢动作电位的0相，延迟传导，对QT间期影响较小，并且主要具有使用依赖效应。氟卡尼还延长心房内传导时间，降低心房率。将F波率降至180~200次/分可以有利于1∶1的房室传导。0.5%长期服药的患者出现这种心动过速。

6.4.4　从心电图到病理

宽QRS波心动过速（Wide QRS complex tachycardias，WTC）通常具有心率超过100次/分和QRS波持续时间≥120 ms两大特征。

室性心动过速（ventricular tachycardia，VT）是最常见的原因（约占80%）；然而，宽QRS波群也可能是室上性心动过速（supraventricular，SVT），并伴有器质性或功能性的束支传导阻滞（bundle branch block，BBB）（占WTC病例的15%~25%）。差异性传导受药物作用、电解质紊乱或心室预激影响（占1%~5%）[1]。

若有结构性心脏病史，则倾向于VT的诊断（概率超过95%）；然而，约10%的VT患者没有结构性心脏病史[1]。

有几个用于鉴别诊断的心电图标准列在表6.1中[6-10]。

表6.1　宽QRS心动过速鉴别诊断的传统标准总结

房室分离	- 心房和心室活动无相关性 - 具有诊断意义 - VT中占比20%~50%	- P波 - 切迹和不规则波形周期性出现 - 30%的VT有1∶1的反向VA传导
夺获波	- 发生在窦性冲动短暂夺获心室时 - 这是AV分离的间接信号	- 窄QRS波通常接近正常时长
融合波	- 发生在窦房结冲动和心室冲动在心室除极过程中暂时性同时出现时 - 这是AV分离的间接信号	- 融合QRS波
胸导联同向性	- 所有胸导联中的QRS波方向相同	- QRS波群的方向 a
形态	- 当QRS波群不符合典型的束支传导阻滞时，可疑为室性心动过速	RBBB形态： - 宽R波（V1） - qR或Rs（V1） - RSr′（V1） - rS波群（V6） LBBB形态： - 宽R波（>30 ms）（V1或V2） - S波下降支的倾斜或有切迹（<60 ms）（V1或V2） - Q波，QS，或QR波群（V6） b c

ªQRS波从V1到V6必须全部为正向或全部为负向。负向同向性具有较高的特异性，而正向同向性也可能由通过左后侧旁道的预激性室上性心动过速引起。

ᵇ括号中显示了寻找形态特征的位置

ᶜ任何导联（除aVR外）在宽QRS波心动过速期间出现QR（但不是QS）波群，特别是当这些波群在窦性心律中也出现在相同的导联时，提示有陈旧性心肌梗死，更可能是VT。

6.4.5 R波达峰时间（类本位曲折）标准

类本位曲折（或称 R 波达峰时间），代表心室除极的早期阶段，定义为从 QRS 波开始到 R 波峰的时间（图 6.8 和图 6.9）[2-5]。

在正常的希 - 浦系统中，除极冲动传播速度比在心肌细胞中更快，这可能是 VT 引发心室除极时间延长的原因之一。在差异性传导情况下，类本位曲折时间保持较短。

Pava 等提出，Ⅱ 导联中的类本位曲折（从 QRS 波开始到第一个正向或负向波峰的时间间隔）≥50 ms 时提示 VT，<50 ms 时提示差异性传导。用于 VT 诊断时，这种预测具有较高的敏感性（93.2%）、特异性（99.3%）、阳性预测值（PPV，98.2%）和阴性预测值（NPV，93.3%）[9]。

Capucci 等使用特定的心腔内心电图（intracardiac ECG，iECG）来区分心室自身活动（idioventricular activity，IVA）和伴有宽 QRS 波的房室传导（atrioventricular conduc-

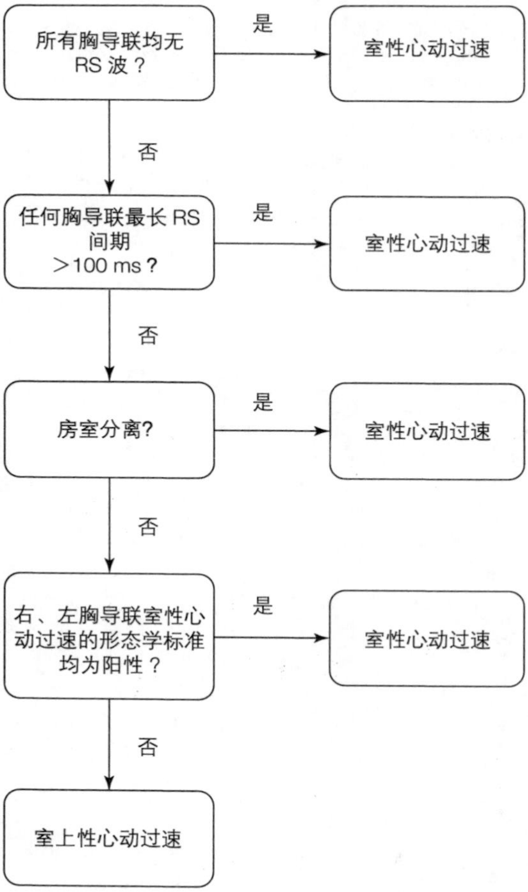

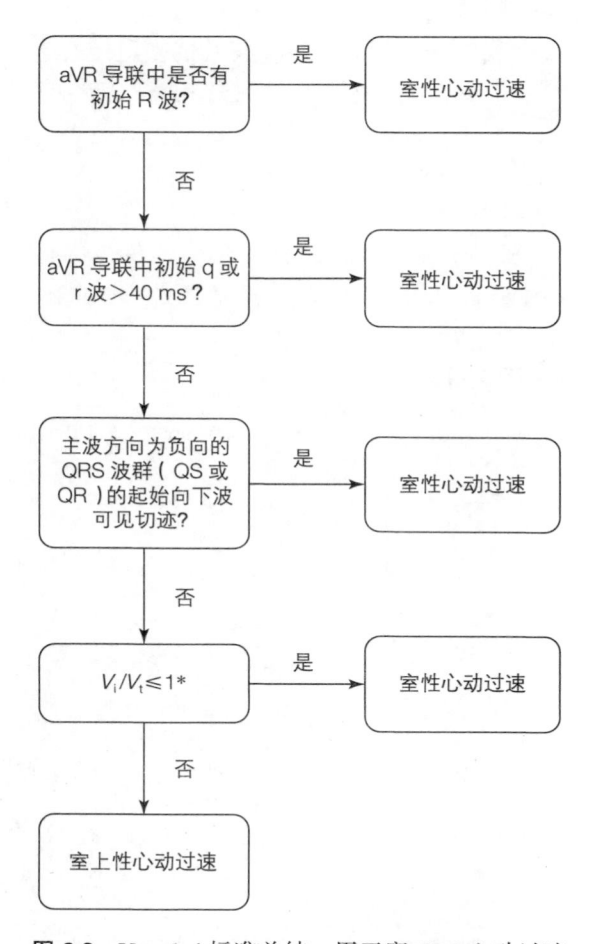

图 6.9　Vereckei 标准总结，用于宽 QRS 心动过速的鉴别诊断。该方法采用了传统的 VA 分离标准，并结合 aVR 导联中 QRS 波形的形态学分析。*V_i：QRS 波前 40 ms 的总振幅；V_t：QRS 波最后 40 ms 的总振幅。在由 VT 引起的宽 QRS 波心动过速，最初的激动沿着心肌逐渐传播，直到冲动到达希氏 - 浦肯野系统，此后剩余的心肌被更快速地激活；因此，VT 时，$V_i/V_t \leq 1$

图 6.8　Brugada 诊断标准，用于宽 QRS 心动过速的鉴别诊断

tion，AVC），发现在 AVC 中通常观察到显著的早期 iQRS 传导速度，而在 IVA 中则不会 [10]。

　　例外情况可能发生于潜在心脏病变（心肌梗死瘢痕心肌、心室重塑或药物治疗）以及束支起源的心律失常。

　　因此，对初始心室活动的精确评估是区分任何宽 QRS 波心动过速的重要诊断标准。事实上，类本位曲折是一种易于测量且非常有用的参数。

　　我们认为将这一参数与其他报道的心电图诊断标准（见表 6.1）及患者病史结合起来，对于正确断定心动过速的病因具有重要意义。

（Mirko Beltrame, Silvia Cesini, Alessandro Maolo, Cristina Pierandrei 著　谢鹏昕 译　滕玮利 审校）

参考文献

1. Vereckei A. Current algorithms for the diagnosis of wide QRS complex tachycardias. Curr Cardiol Rev. 2014;10(3):262–76.
2. Oreto G, Luzza F, Satullo G, Donato A, Carbone V, Calabrò MP. Wide QRS complex tachycardia: an old and new problem. G Ital Cardiol. 2009;10(9):580–95.
3. Barbarossa A, et al. Wide QRS complex tachycardias. In: Capucci A, editor. Clinical cases in cardiology. Cham: Springer; 2015.
4. De Ponti R, Bagliani G, Padeletti L, Natale A. General approach to a wide QRS complex. Card Electrophysiol Clin. 2017;9(3):461–85.
5. Vereckei A, Duray G, Szénási G, Altemose GT, Miller JM. Application of a new algorithm in the differential diagnosis of wide QRS complex tachycardia. Eur Heart J. 2007;28:589–600.
6. Bauernfeind RA, et al. Retrograde block during dual pathway atrioventricular nodal reentrant paroxysmal tachycardia. Am J Cardiol. 1978;42:499.
7. Brugada P, Brugada J, Mont L, Smeets J, Andries EW. A new approach to the differential diagnosis of a regular tachycardia with a wide QRS complex. Circulation. 1991;83:1649–59.
8. Vereckei A, Duray G, Szénási G, Altemose GT, Miller JM. A new algorithm using only lead aVR for the differential diagnosis of wide QRS complex tachycardia. Heart Rhythm. 2008;5:89–98.
9. Pava LF, Parafán P, Badiel M, et al. R-wave peak time at DII: a new criterion to differentiate between wide complex QRS tachycardias. Heart Rhythm. 2010;7:922–6.
10. Capucci A, et al. The intracardiac ECG dynamics allows discriminating idioventricular activity from atrio-ventricular conduction with wide QRS. Europace. 2017;19(Supplement 3):iii88.

第7讲 疑难 QRS 波形态异常解读

7.1 左前分支传导阻滞

一名 48 岁男性，偶有心悸，有高脂血症病史，否认心脏病史。拟行外科手术，术前心电图见图 7.1。

7.1.1 心电图分析

心率 67 次 / 分，心律规整：每个 QRS 波前均有正常的窦性 P 波（形态、振幅、时限均正常）；房室传导时间为正常上限（PR 间期 200 ms）；QRS 波时限轻度延长（110 ms）。QRS 波电轴左偏（-60°），胸导联 R 波递增不良，aVL 导联类本位曲折时间延长（60 ms），aVR 导联终末为 R 波，V6 导联呈现双相 RS 波形。这些发现提示左前分支传导阻滞。QTc 间期轻度延长（465 ms）。

7.1.2 从心电图到临床

电轴左偏（≥30°）通常见于两种情况，分别为：①单纯的左前分支传导阻滞（left

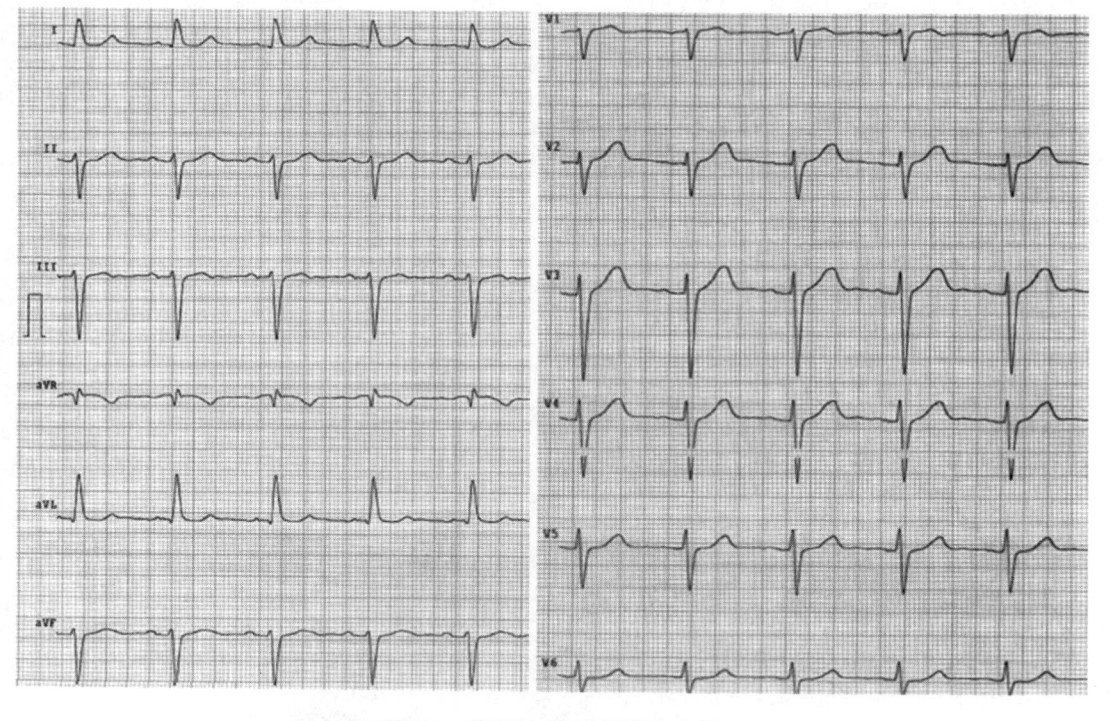

图 7.1 病例 1 的 12 导联心电图

anterior fascicular hemiblock，LAH），QRS 波存在 rS 形态；②下壁或下侧壁心肌梗死，Ⅱ、Ⅲ、aVF 导联可能出现 Q 波（5%）。其他可能与电轴左偏关系密切的临床情况包括：③左心室肥大；④心室预激；⑤肺气肿（慢性阻塞性肺病）（表 7.1）。

一些学者[1]将左前分支传导阻滞进一步

细分为完全性和不完全性。这种区别通常在期前收缩经左前分支传导时更加明显，表现为 QRS 电轴和Ⅱ、Ⅲ导联 S 波振幅的变化。

由于左前分支传导速度和解剖形态存在个体差异，左前分支传导阻滞的心电图和心电向量图也存在高度变异性（图 7.2）。用"传导延迟"代替"阻滞"可能更为合理。

图 7.3 中由于左前分支传导阻滞出现轻度电轴左偏（-30°），房室传导时间为正常上限，QTc 间期轻度延长。这些表现的临床意义与图 7.1 有何不同？

左前分支传导阻滞的预后取决于患者的临床背景。既往研究[3, 4]表明在心脏结构正常的患者中左前分支传导阻滞与长期死亡率无明显相关性。Biagini 等[5]发现在因各种原因进行多巴胺负荷试验的患者中，左前分支传导阻滞增加全因死亡风险（1.5 倍）和心源性死亡风险（2.5 倍）。在多巴胺负荷超声心动图检查中，左前分支传导阻滞患者心肌缺血发生率增高 10%。最近的研究表明，经皮主动脉瓣置换（TAVI）术前存在左前分

表 7.1　病例 1 左前分支传导阻滞的心电图特征

左前分支传导阻滞心电图特征	其他表现
电轴左偏≥30°[a]	aVL 类本位曲折时间延长（≥50 ms）
S 波振幅：Ⅱ导联＜Ⅲ导联	Ⅰ和（或）aVL 导联 R 波降支顿挫
aVL 和Ⅰ导联为 qR 波	V6 导联为 Rs 或 rS 波，无 Q 波[b]
Ⅲ和 aVF 导联为 rS 波，Ⅱ导联为 rS 波或 RS 波	QRS 波时限≤0.12 s
Ⅰ和 aVFL 导联继发性复极异常：ST-T 改变	aVR 导联 QRS 波终末为 r 波

[a] 一些学者认为为了提高特异性下限应设定为 -45°
[b] 或 V4～V6 导联

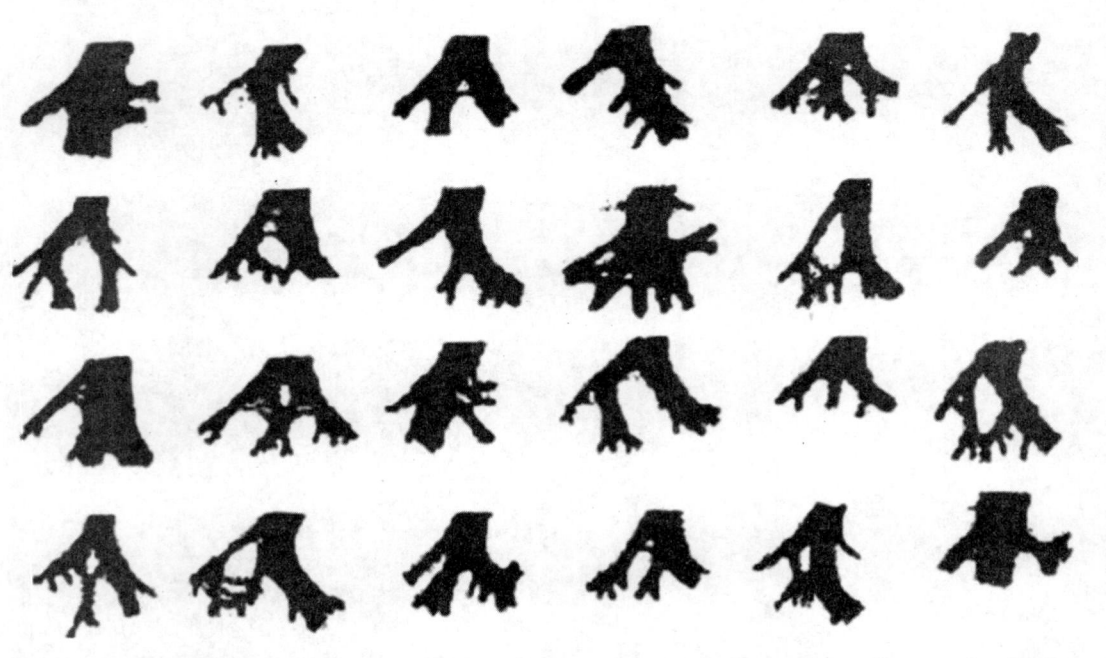

图 7.2　20 例健康个体的左束支解剖示意图［摘自 J.C.Demoulin and H.E. Kulbertus, 1972. Histopathological examination of concept of left hemi- block. Heart. 34(8) under concession of BMJ］

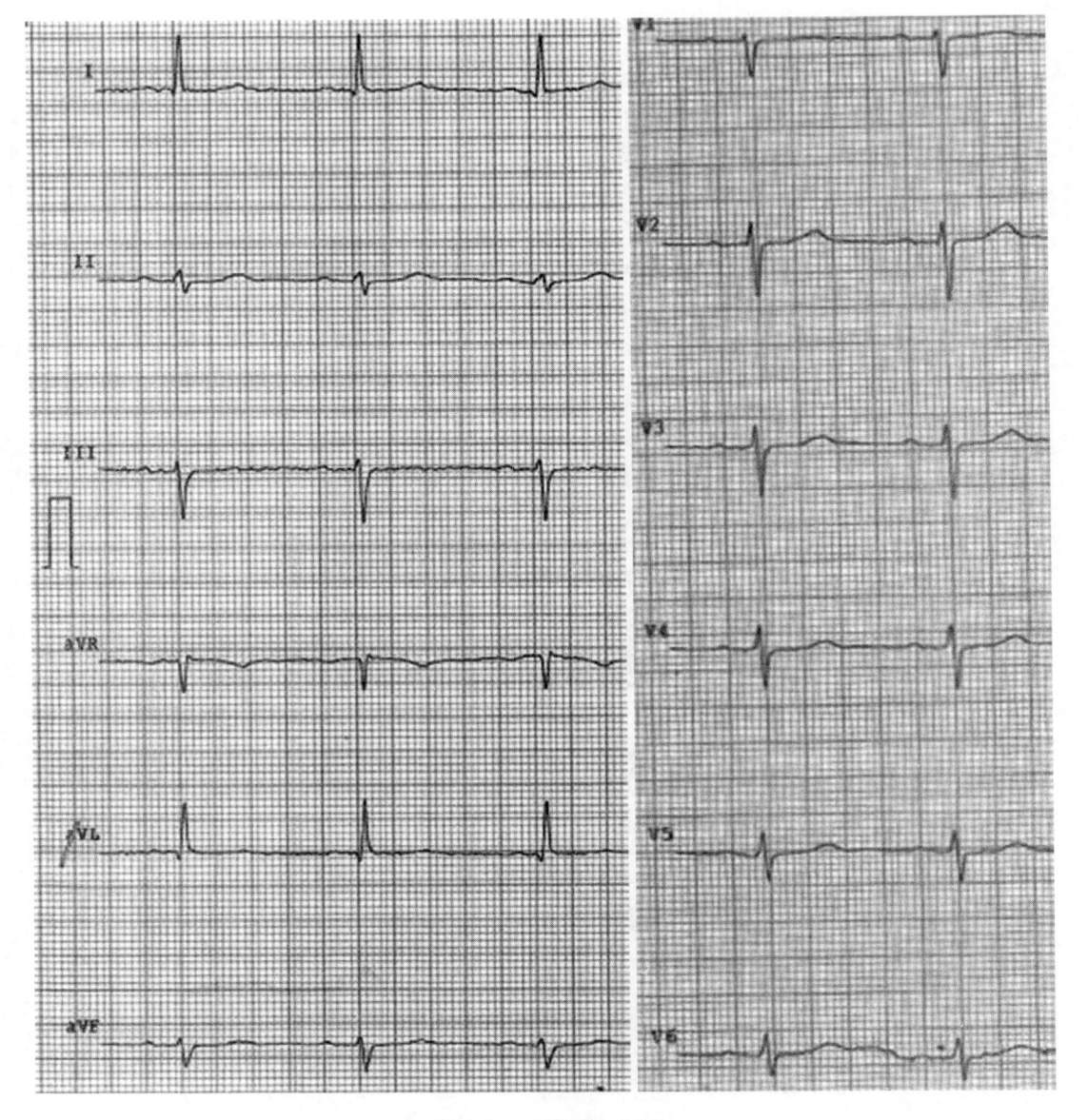

图 7.3　12 导联心电图

支传导阻滞增加了术后进行永久起搏器植入的风险 [6]。

但是，左前分支传导阻滞的自然病史通常为良性，无明显心脏疾病的患者中仅有 6% 进展为完全性左束支传导阻滞。最新的欧洲指南 [7] 反对在无症状的任何类型束支传导阻滞患者进行预防性永久起搏器植入（推荐等级 3 级，证据等级 B 级）。

可能与左前分支传导阻滞混淆的情况：

1. 右束支传导阻滞可能存在与左前分支传导阻滞类似表现，可能被误诊为左前分支传导阻滞。

2. 左前分支传导阻滞在肢体导联形似右束支传导阻滞。

3. 左前分支传导阻滞在胸导联形似右束支传导阻滞合并。

对于第一种情况，正向的终末电势缺失，因此胸导联可能没有 rSr' 形态 QRS 波，Ⅱ导联为 rs 波或 rS 波。

仔细阅读图 7.4，S2＞S3，aVL 导联有 s 波，这些并非单纯左前分支传导阻滞的典型表现。

对于第二种和第三种情况，左前分支传导阻滞形似右束支传导阻滞可能造成误诊（图 7.5 和图 7.6）：

• 对于肢体导联形态相似的情况，Ⅰ 和 aVL 导联没有 S 波延长。
• 对于胸导联形态相似的情况，右胸导联没有 rSR'。

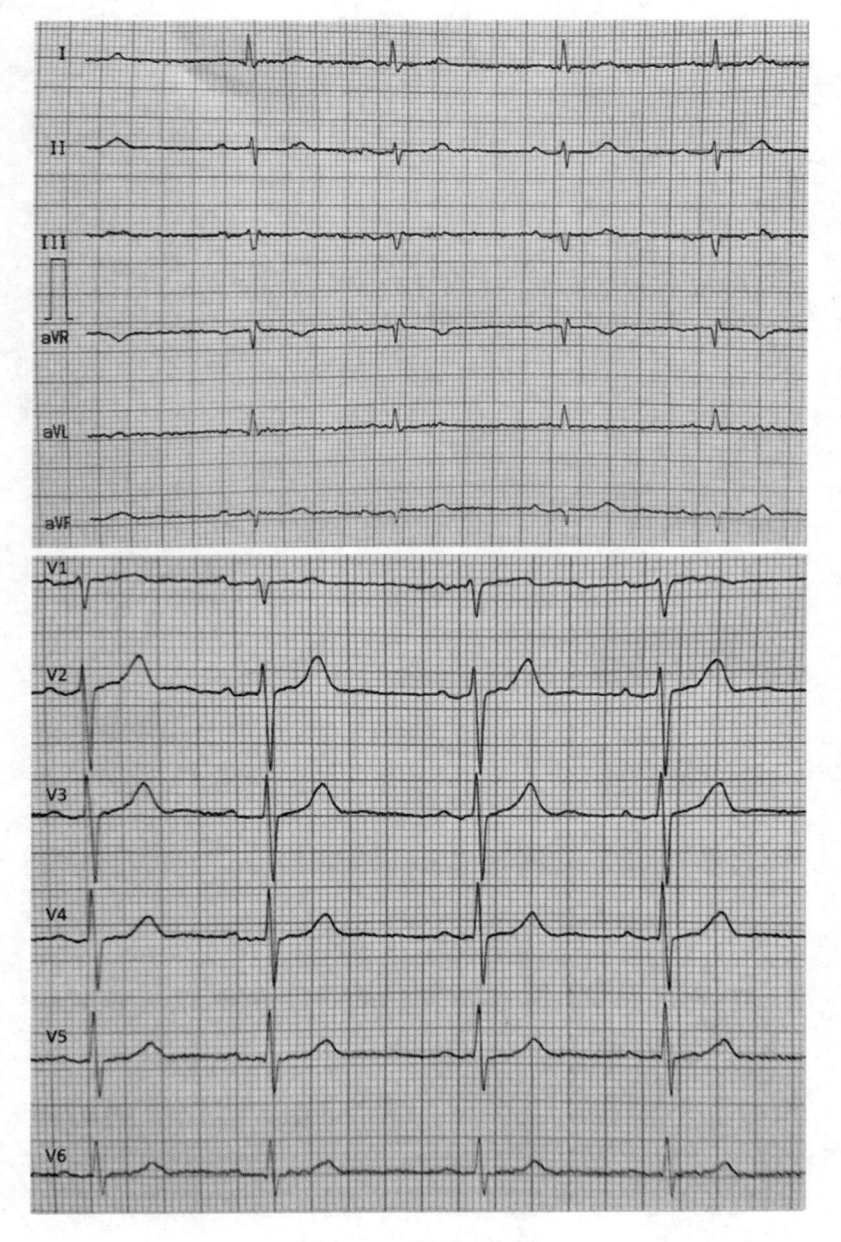

图 7.4　12 导联心电图

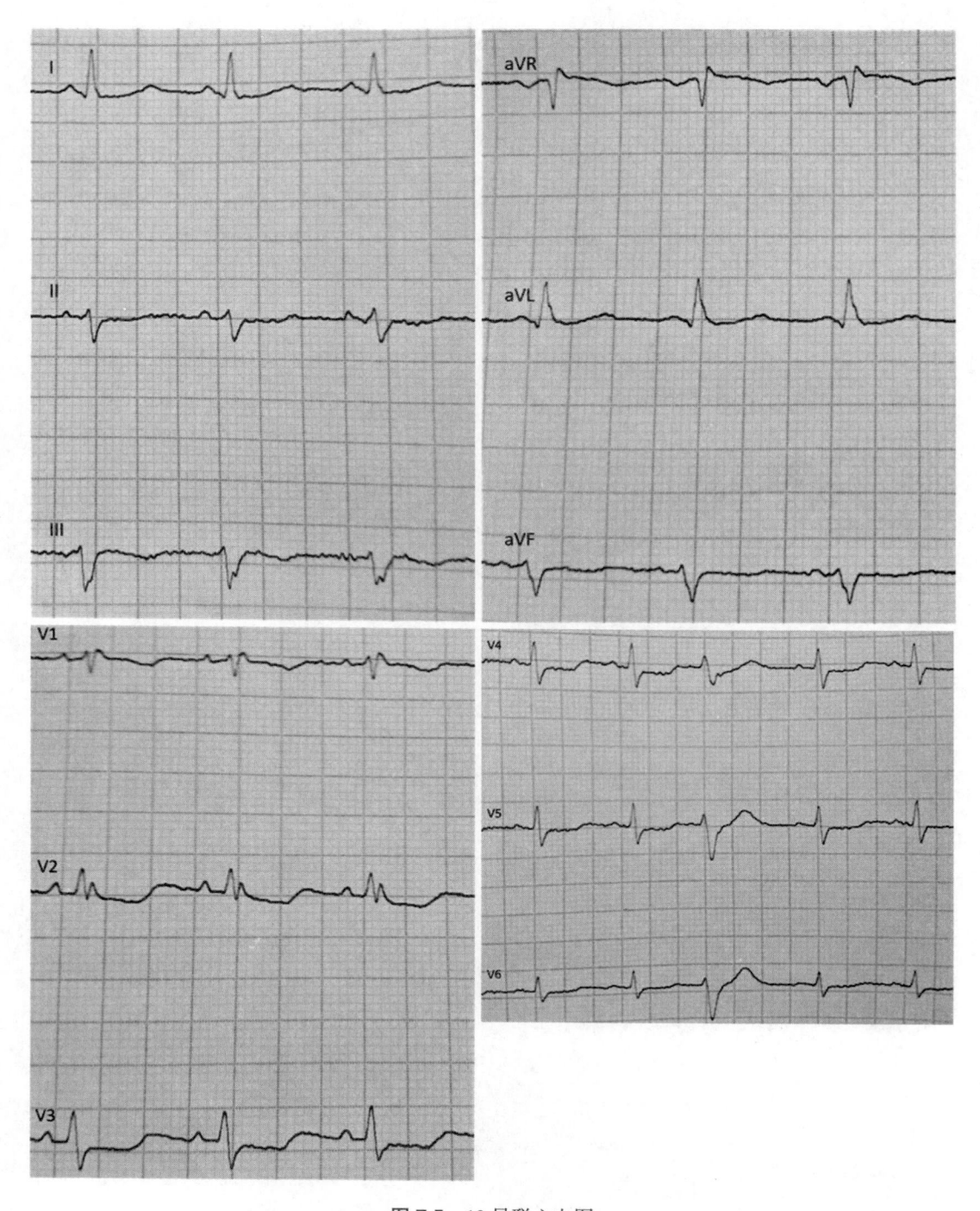

图 7.5　12 导联心电图

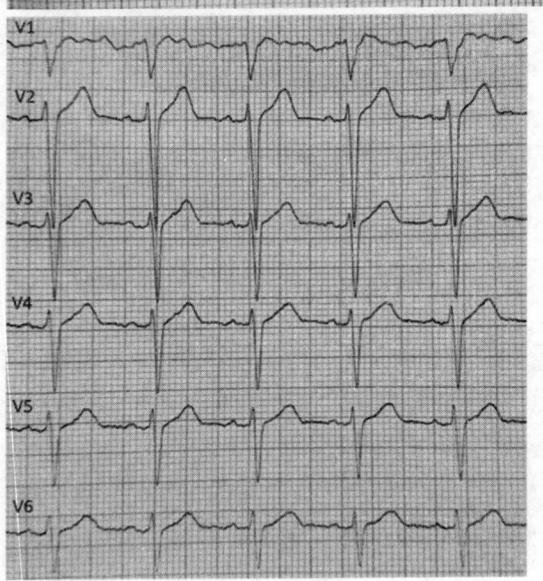

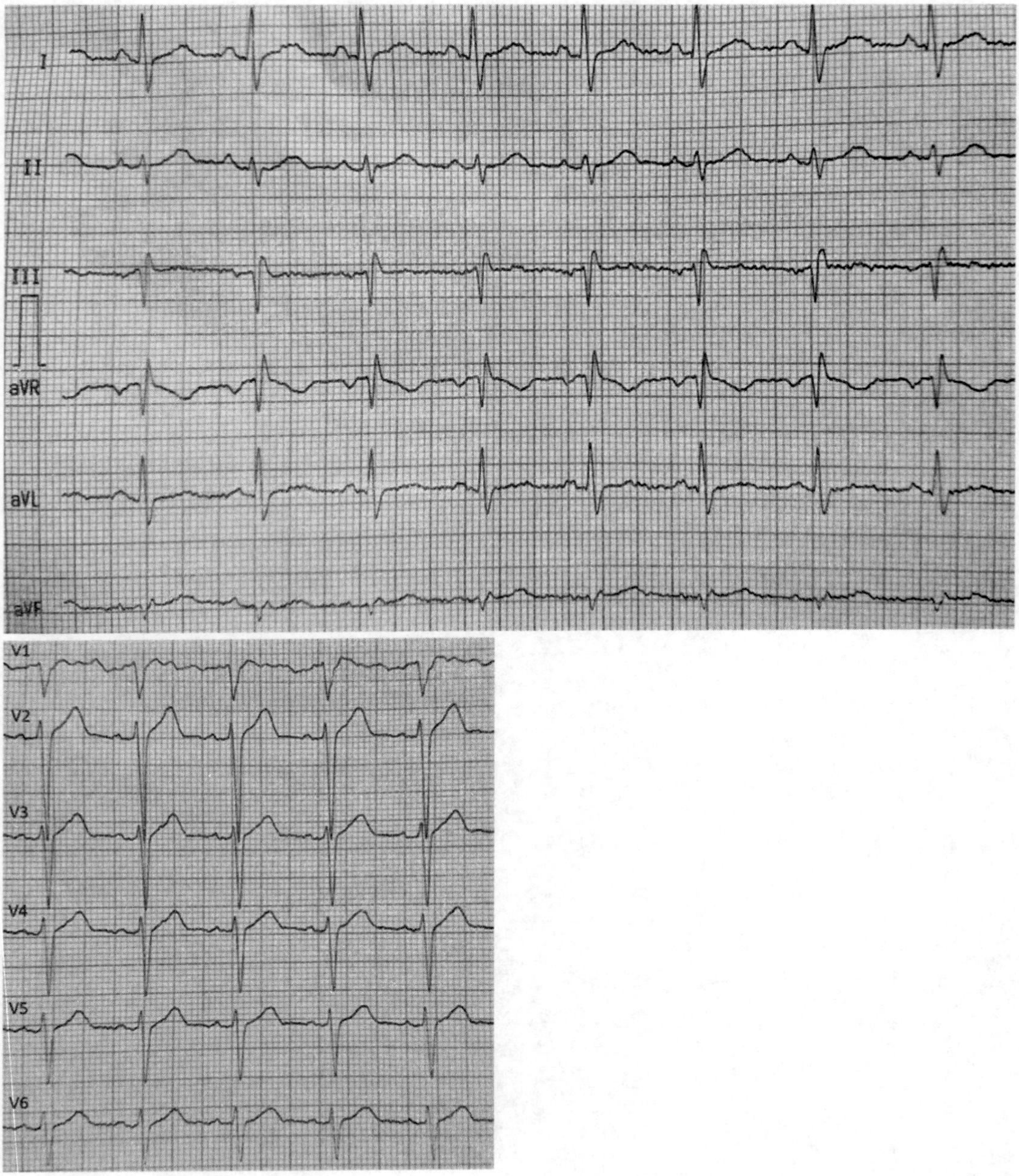

图 7.6　12 导联心电图

7.2　左后分支传导阻滞

左后分支传导阻滞相对少见。需在排除右心室病理异常后才能做出心电图诊断。对于四肢修长的患者，垂位心导致电轴右偏使得左后分支传导阻滞可能被过度诊断，而非存在真正的传导阻滞。

一名 31 岁女性，没有任何不适症状，在进行体育运动前被转诊至心内科医生处进行评估（图 7.7）。

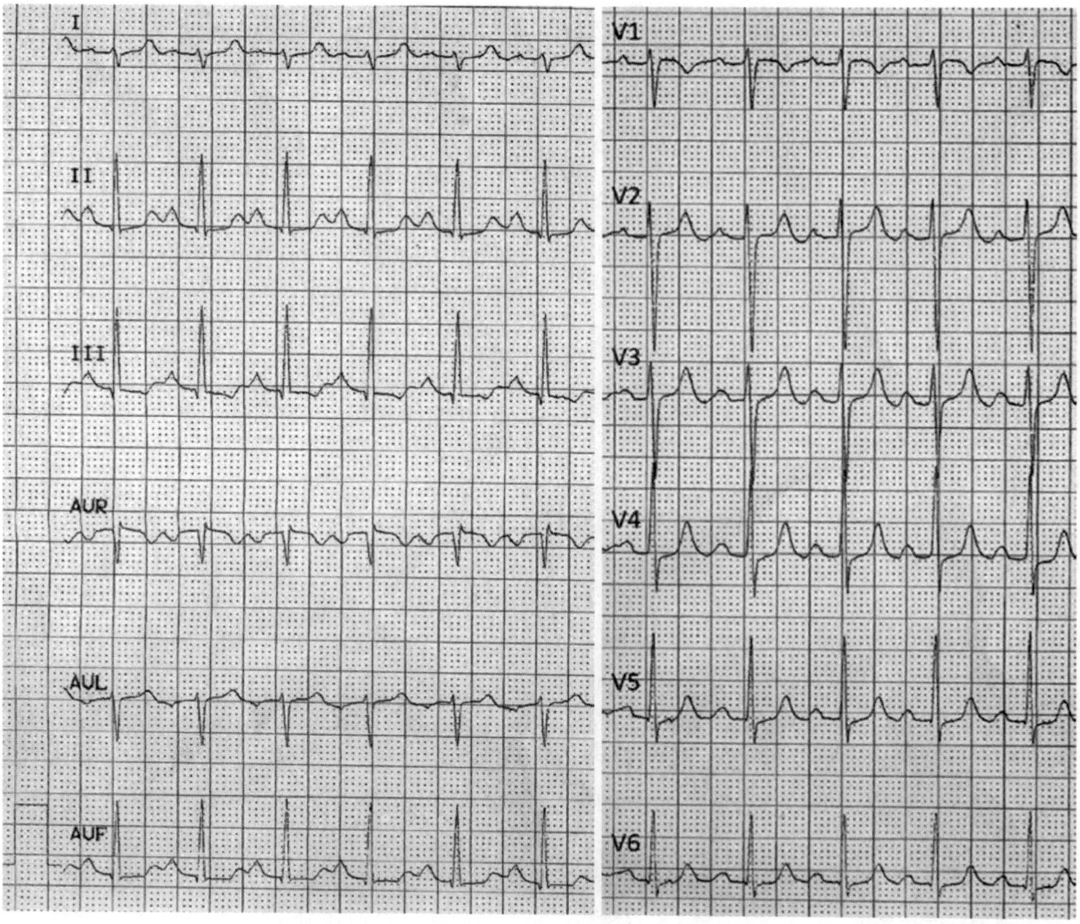

图 7.7　病例 2 的 12 导联心电图

7.2.1　心电图分析

　　窄 QRS 波匀齐心动过速，P 波电轴正常（ +75°），每个 QRS 波前均有 P 波，Ⅱ导联 P 波电压增高（ 0.25 mV）、时限正常，为典型的窦性 P 波。心率 102 次 / 分，房室传导时间正常（ PR 间期 180 ms），PR 段轻度压低。QRS 波时限正常，电轴右偏（ +115°）。广泛导联 ST-T 改变：Ⅲ、aVF 导联 ST 段平直、T 波双向，V2 ~ V5 导联存在对应改变。QTc 间期正常（ 430 ms）。总结：心电图提示窦性心动过速，正常房室传导，继发于左后分支传导阻滞的电轴右偏，非特异性复极异常，正常 QTc 间期。

7.2.2　从心电图到临床

　　超声心动图没有发现任何病理表现，右心室形态、内径正常，肺动脉内径和压力梯度正常，仅有二尖瓣前叶脱垂造成的轻度二尖瓣反流。患者存在漏斗胸，这种解剖异常改变了胸廓形态进而影响心脏轴向，因此左后分支传导阻滞是存疑的。

　　典型左后分支传导阻滞心电图表现如下：

- 电轴右偏（＞90°）
- Ⅱ、Ⅲ、aVF 导联为 qR 波
- 相应导联继发性 ST-T 改变
- V6 导联无 Q 波

- aVF 导联类本位曲折时间长于 V6 导联
- QRS 波时限大于 120 ms

此例患者为青年女性，二尖瓣脱垂，无其他异常发现，心电图表现为正常变异。

左后分支传导阻滞的诊断仍然是临床难题，只有在确定了需要排除的临床情况才能进行确定诊断。

7.3　病理性和生理性 Q 波

表 7.2 中列出了目前报道的存在体表心电图 Q 波的临床情况 [8-10]。

70% 的心室预激患者心电图存在假性心肌梗死表现，主要是因为下壁 / 前壁导联存在 delta 波（"假性 Q 波"）或 V1 ~ V3 导联出现高耸 R 波（与后壁心肌梗死类似）。下壁导联假性心肌梗死样 Q 波在预激综合征患者中非常常见。一项回顾性研究 [11] 发现在 50 例存在假性心肌梗死样 Q 波的患者中，47 例 T 波为正向或低平。这种特征性的 Q 波 -T 波向量不一致可能与心室激动非同一起源相关。另外一个出现假性心肌梗死样心电图表现的原因是左心室或右心室扩大 [12]。这些临床场景中 Q 波反映了不同的机制：包括心脏早期除极电势和心脏形态、位置改变之间的平衡改变；事实上，胸导联 R 波递增不良通常在左心室肥大或右心室负荷增加患者中出现。

急性肺栓塞出现典型的 $S_I Q_{III} T_{III}$ 表现，但是这一表现对肺栓塞既不敏感也不特异（图 7.8）。aVF 导联显著的 Q 波（通常为 QR 波的一部分）也见于这种情况。急性右心室负荷增加并不一定导致 II 导联出现病理性 Q 波 [13]。

7.3.1　心电图分析

图 7.9 为窦性心动过速（心率 105 次 / 分），PR 间期 160 ms，QRS 波电轴 -15°，正常

表 7.2　病理性和生理性 Q 波特征

病理性 Q 波
生理和位置影响：右位心，左侧气胸纵隔右偏，漏斗胸，慢性阻塞性肺疾病，矫正性大动脉转位，先天性心包缺如（左侧）
心室扩大
房室传导异常：左束支传导阻滞，预激综合征
胸导联位置不恰当
应激性心肌病
心肌缺血（无梗死）
严重心肌梗死：病理性 Q 波振幅大于 R 波振幅 25%，宽度超过 40 ms，深度大于 2 mm
生理性 Q 波
心室激动始于左侧室间隔：小的间隔 Q 波出现于侧壁导联
垂位心 QS 波形可出现与 aVL 导联，横位心 QS 波形可出现于 III、aVF 导联
与体位相关的 III 导联 Q 波

房室传导，侧壁导联 ST 段压低 1 mm，I、II 导联 T 波双向，V3 ~ V6 导联 T 波低平。存在典型 $S_I Q_{III} T_{III}$ 表现。

T 波极性在鉴别肥厚型心肌病与陈旧性心肌梗死时可能有一定帮助。肥厚型心肌病中存在 Q 波的导联 T 波通常为直立。心肌梗死患者中，存在 Q 波导联 T 波可为直立或倒置。

图 7.9 为一份存在不同解读意见的心电图：窦性心律，心率 55 次 / 分，QRS 波电轴 -15°，房室传导和室内传导正常，非特异性复极改变。下壁导联存在明显 Q 波，可能与既往心肌梗死相关。

7.3.2　心电图分析

图 7.10 为同一患者深吸气后复查的心电图。窦性心律，心率 60 次 / 分，QRS 波电轴 -15°，房室传导和室内传导正常，III 导联存在 Q 波，aVF 导联可见 r 波（图中箭头所指）。

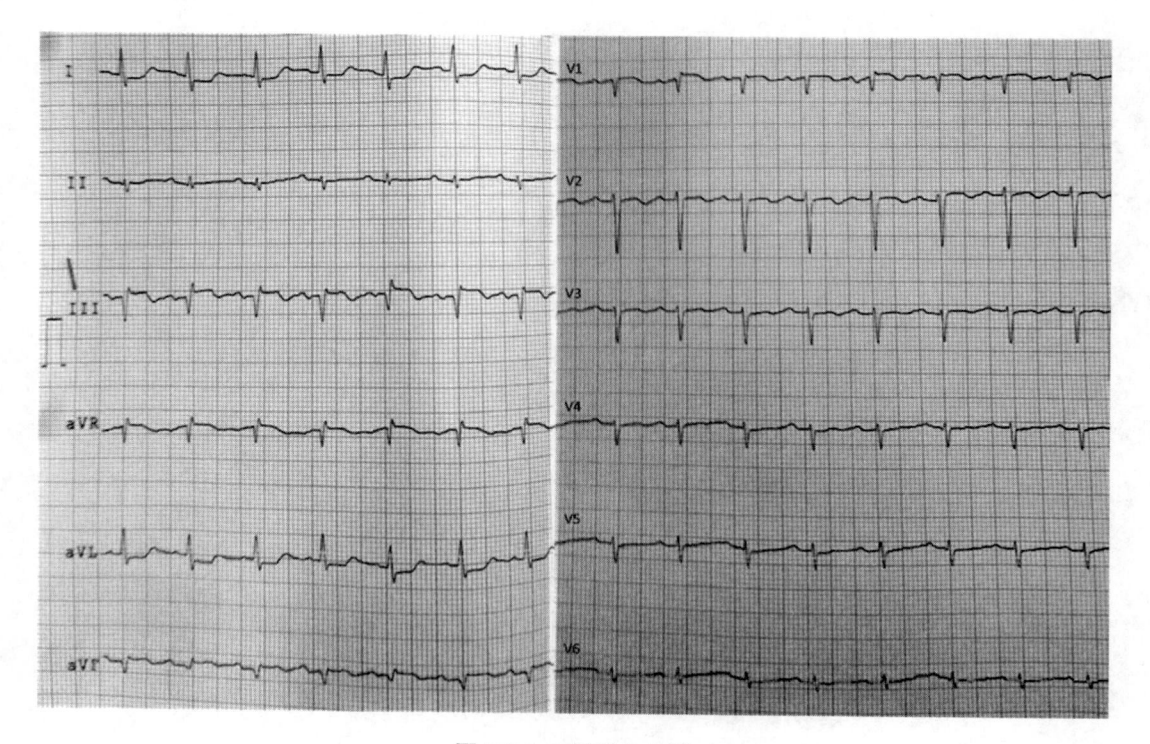

图 7.8 12 导联心电图

7.3.3 从心电图到临床

Bodenheiimer 等 [14] 在 31 例患者中分析了深吸气对 Q 波的影响，并与心导管检查结果进行对比分析。结果表明无论是否存在有临床意义的冠脉狭窄和室壁运动异常，吸气相 III、aVF 导联 Q 波时限均有显著变化。当存在这种情况时，Q 波无显著临床价值。

Nanni 等 [15] 等以心脏磁共振作为金标准，评估了下壁导联 Q 波和超声心动图室壁节段异常的相关性。从进行常规超声心动图检查的人群前瞻性纳入存在下壁导联 Q 波的 50 例健康受试者，均存在较高的动脉粥样硬化性疾病风险。10 例受试者磁共振检查异常，其中 8 例受试者 Q 波在吸气相持续存在，敏感性为 80%，特异性为 95%。表明深吸气时下壁导联 Q 波持续存在是一个简便、准确性较高的诊断无症状性心肌梗死的方法，准确性高于常规超声心动图检查。

7.4 胸导联 rSr' 波

一名 30 岁青年男性，无心血管疾病病史，家族史和体格检查均无阳性发现，超声心动图未见结构性心脏病表现。心电图如图 7.11。

7.4.1 心电图分析

心律规整，心率 60 次 / 分，每个 QRS 波前均有 P 波，P 波电轴、振幅、时限均正常，因此为窦性心律。房室传导正常（PR 间期 120 ms）。QRS 波时限正常（80 ms），右胸导联（V1 ~ V2）QRS 波为 rSR' 形态，QRS 波电轴 +90°，顺钟向转位，I、aVL 导联存在 S 波，aVR 导联 QRS 波终末为较宽的 R 波。QTc 间期正常（400 ms）。总结：心电图提示窦性心律，房室传导正常，不完全性右束支传导阻滞，继发性复极异常。

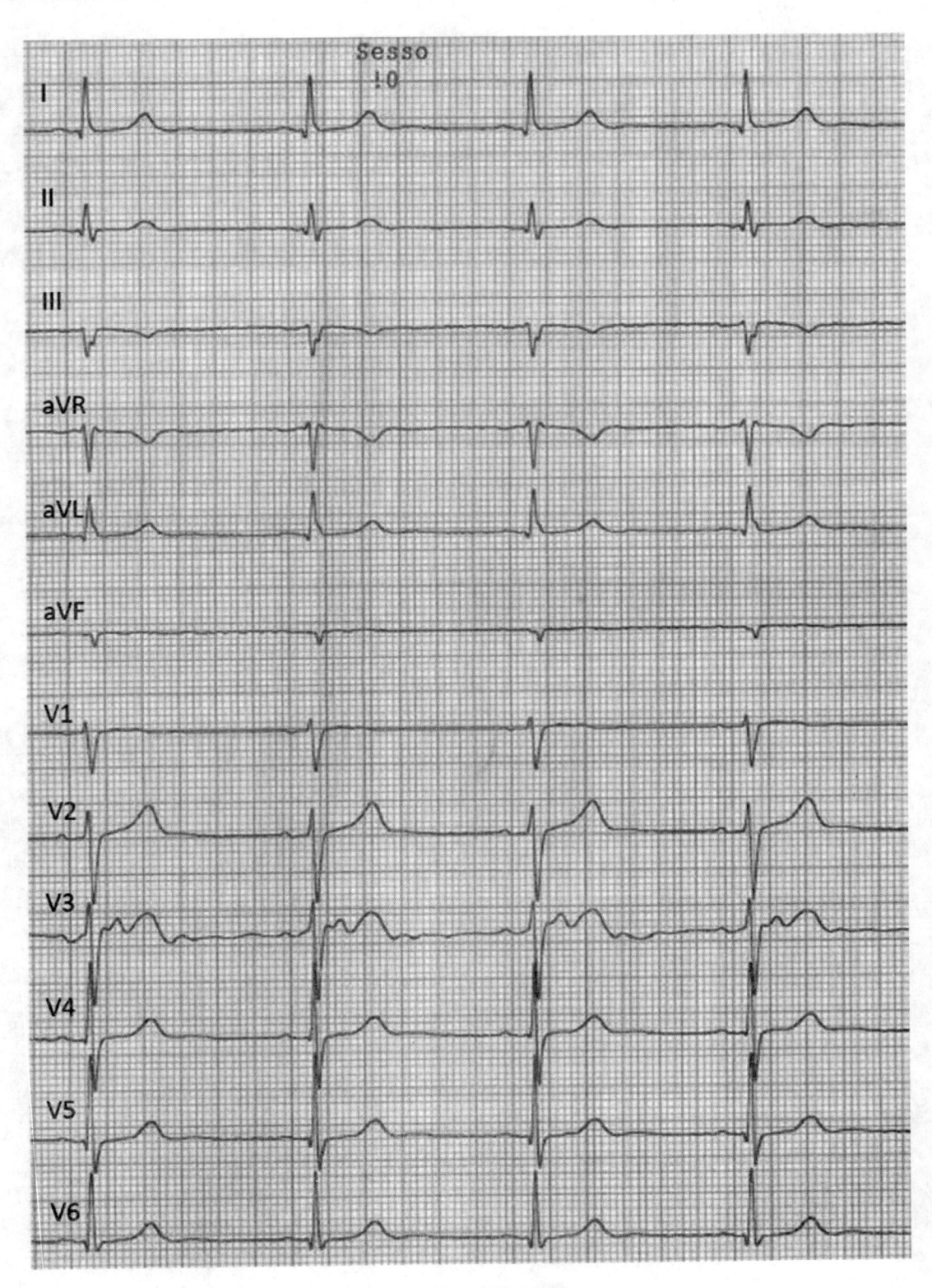

图 7.9　12 导联心电图

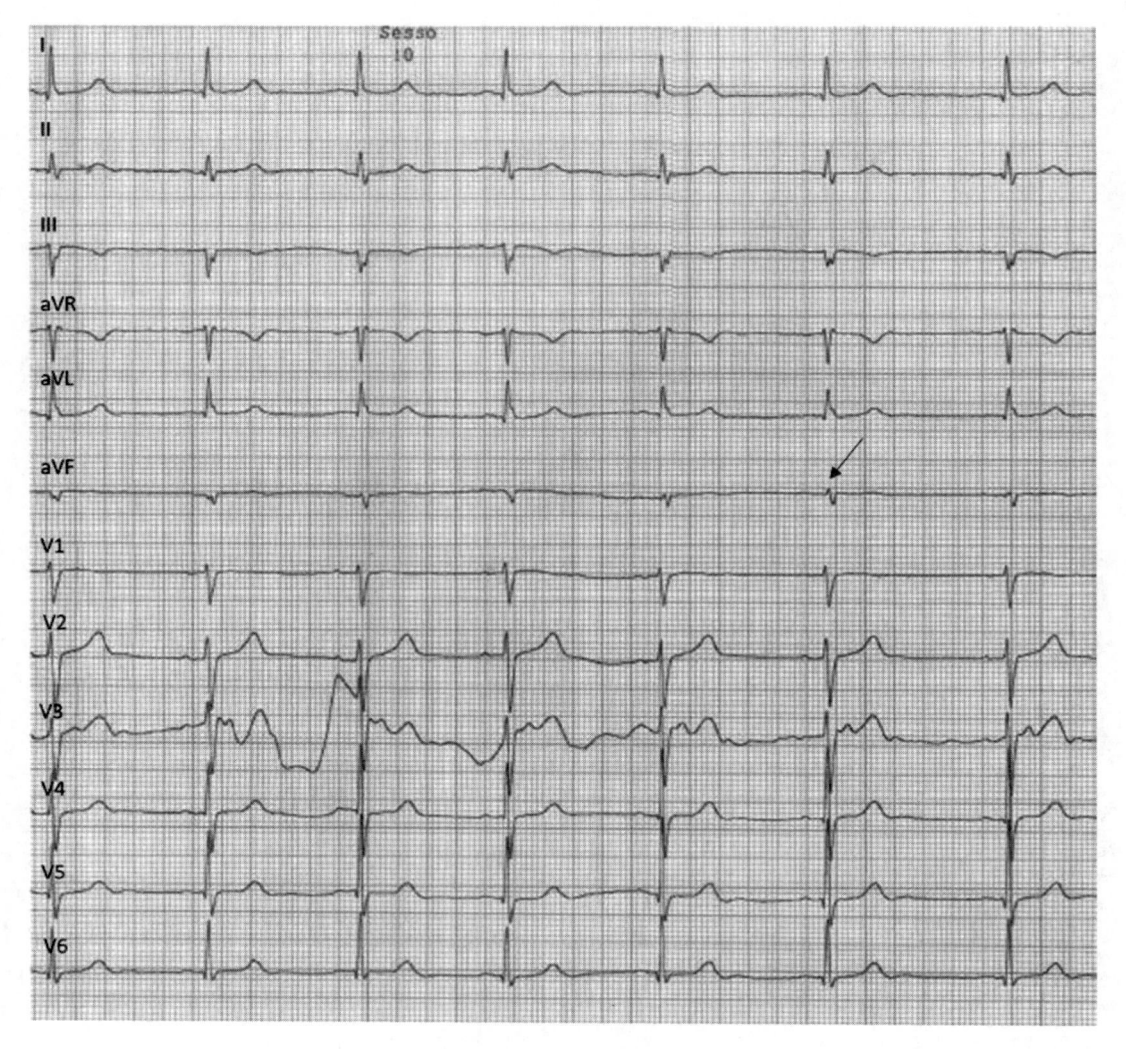

图 7.10　12 导联心电图

7.4.2　从心电图到临床实践

　　不完全性右束支传导阻滞主要表现为 QRS 波形态改变，尽管右心室激动显著延迟，但心室激动时间仅轻度延长[16, 18]（表 7.3）。

　　V1 导联 QRS 波形态取决于激动延迟的程度。但是右心室激动时间延长不仅与传导速度下降有关，还与右束支长度、右室流出道肥厚相关[19]。

　　QRS 波电轴通常无明显偏转，也可以存在轻度电轴右偏或不确定的电轴。

　　V1 导联 rSr' 形态 QRS 波（不延伸到 V2 导联）在正常青年人中也可出现，是一种正常变异。

　　一些学者[20]提出右胸导联（V1、V2）在出现 rSr' 波前或伴随 rSr' 波出现以下特征可考虑为右束支传导阻滞：

- S 波振幅减小（100%）
- S 波振幅比值逆转，SV1＞SV2（93%）

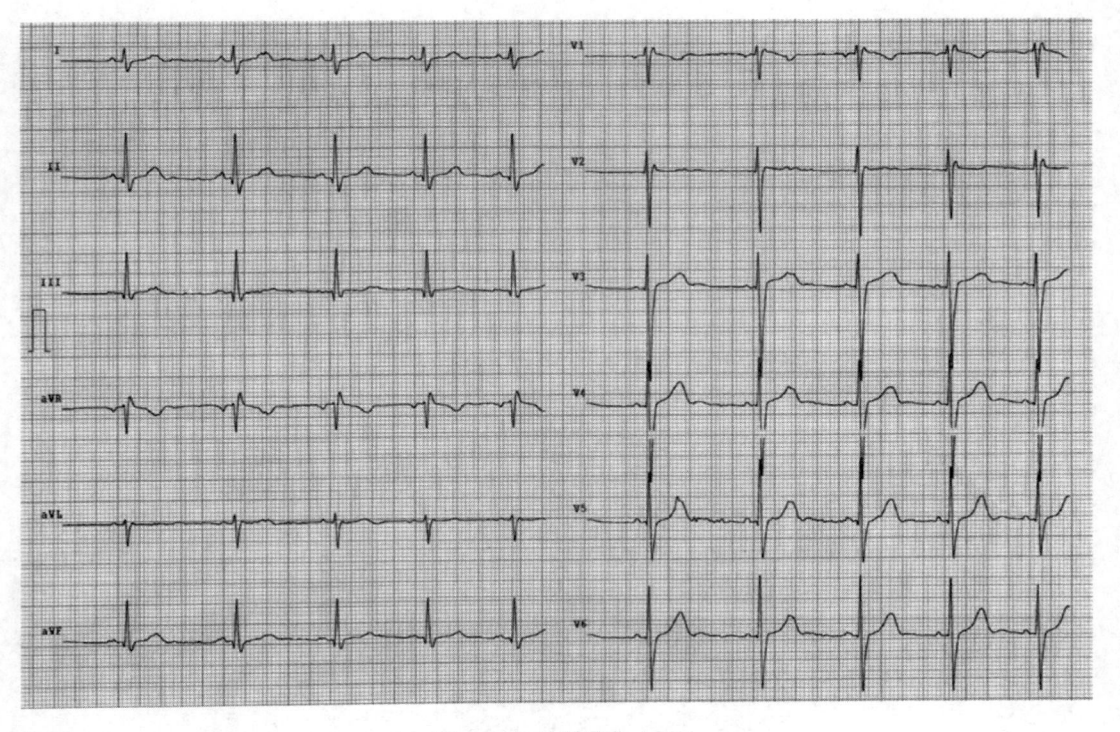

图 7.11　12 导联心电图

表 7.3　右束支传导阻滞心电图特征

心电图诊断标准 [17]
• 右胸导联 QRS 波为 rSR'，V1 ~ V2 导联 R' 波振幅高于 R 波
• Ⅰ、V5 和 V6 导联为宽 S 波
• aVR 导联 QRS 波终末为宽 R 波
• QRS 波时限＞120 ms，S 波时限＞40 ms（完全性右束支传导阻滞）
• QRS 波时限＜120 ms，S 波时限＜40 ms（不完全性右束支传导阻滞）

• S 波升支或降支出现顿挫（27%）

• QRS 波时限＞0.10 s（73%）

　　rSR' 形态 QRS 波与心血管疾病风险无明显相关性，因此被认为是一种良性表现[21]。

　　右束支传导阻滞可能会与 Brugada 综合征混淆，因后者 V1 导联可出现 rSr' 波形，类似于不完全右束支传导阻滞。但是 Brugada 综合征 QRS 波出现 r' 波并非因为存在心室激动延迟，而是除极异常造成初始复极延迟，定义为"J"波更为合理[22]。因此 Brugada 综合征 ST 抬高和终末 r' 波并不伴随 Ⅰ、V6 导联 S 波增宽。

7.4.3　心电图分析

　　图 7.12 为一份 Brugada 模式的心电图。

　　窦性心律，正常房室传导，QRS 波时限正常（120 ms），V1 导联为 rSR' 波，V6 导联可见 Q 波。

　　在 V1 和 V2 导联，有几个特征有助于做出正确诊断：

• V1 导联 J 点抬高 3 mm，ST 段穹窿样抬高，T 波倒置，ST 段与 T 波间无等电位线

• V2 导联 J 点抬高 2 mm，ST 段"马鞍"样

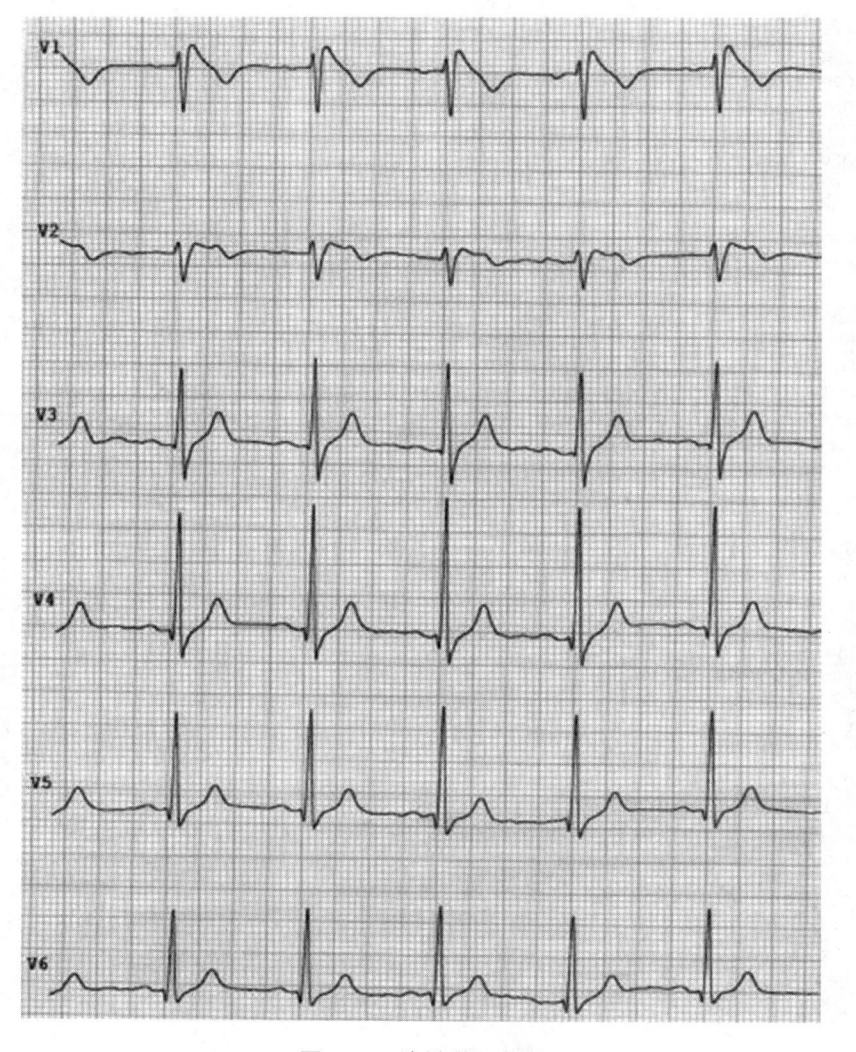

图 7.12　胸导联心电图

抬高（终末抬高约 1 mm），T 波双向

　　V1 导联形态为典型 1 型 Brugada 综合征心电图改变，V2 导联为典型 2 型 Brugada 综合征心电图改变。与不完全性右束支传导阻滞有明显区别。这是一名 Brugada 综合征诊断明确的青年男性的心电图。

（Agnese Fioranelli，Enrico Paolini，Alessia Quaranta 著　张瑞涛 译　刘　丹 审校）

参考文献

1. Elizari MV, Chiale PA. The electrocardiographic features of complete and partial left anterior and left posterior hemiblock. J Electrocardiol. 2012;45(5):528–35.
2. Piccolo E, Raviele A. L'emiblocco anteriore sinistro 40 anni dopo rosenbaum. Rel.16/2008 6-02-2008. 2008. Available from: http://atti.centrolottainfarto.org/anno/2008/pdf/Piccolo 16_2008.pdf. Last Access 2018 Jan 27.
3. Ostrander LD. Left axis deviation: prevalence, associated conditions, and prognosis. Ann Intern Med. 1971;75(1):23.

4. Yano K, Peskoe SM, Rhoads GG, et al. Left axis deviation and left anterior hemiblock among 8,000 Japanese-American men. Am J Cardiol. 1975;35(6):809–15.

5. Biagini E, Elhendy A, Schinkel AFL, et al. Prognostic significance of left anterior hemiblock in patients with suspected coronary artery disease. J Am Coll Cardiol. 2005;46(5):858–63.

6. Siontis GCM, Jüni P, Pilgrim T, et al. Predictors of permanent pacemaker implantation in patients with severe aortic stenosis undergoing TAVR: a meta-analysis. J Am Coll Cardiol. 2014;64(2):129–40.

7. Brignole M, Auricchio A, Baron-Esquivias G, et al. ESC Guidelines on cardiac pacing and cardiac resynchronization therapy. Europace. 2013;15(8):1070–118.

8. Goldberger AL, Goldberger ZD, Shvilkin AS. Goldberger's clinical electrocardiography: a simplified approach. 9th ed. Philadelphia: Elsevier; 2017.

9. Mirvis DM, Goldberger AL. Electrocardiography. In: Zipes DP, Libby P, Bonow RO, et al., editors. Braunwald's heart disease: a textbook of cardiovascular medicine. 11th ed. Philadelphia: W.B. Saunders; 2017.

10. Delewi R, Ijff G, van de Hoef TP, et al. Pathological Q waves in myocardial infarction in patients treated by primary PCI. JACC Cardiovasc Imaging. 2013;6:324.

11. Pirwitz MJ, Lange RA, Landau C, et al. Utility of the 12-lead electrocardiogram in identifying underlying coronary artery disease in patients with depressed left ventricular systolic function. Am J Cardiol.

12. Pseudo-infarct patterns in the Wolff-Parkinson-White syndrome: importance of Q wave-T wave vector discordance. J Electrocardiol. 1980;13(2):115–8.

1996;77:1289.

13. Kucher N, Walpoth N, Wustmann K, Noveanu M, et al. QR in V1-an EKG sign associated with right ventricular strain and adverse clinical outcome in pulmonary embolism. Eur Heart J. 2003;24(12):1113–9.

14. Bodenheimer MM, Banka VS, Helfant RH. Determination of lead III Q waves significance utility of deep inspiration. Arch Intern Med. 1977;137(4):437–9.

15. Nanni S, et al. Inferior Q waves in apparently healthy subjects: Should we take a deep breath? An electrocardiographic, echocardiographic and cardiac magnetic resonance study. J Electrocardiol. 2016;49(1):46–54.

16. Goldman MJ. Principles of clinical electrocardiography. Los Altos: Lange; 1988.

17. Agarwal AK, Venugopalan P. Right bundle branch block: varying electrocardiographic patterns. Aetiological correlation, mechanisms and electrophysiology. Int J Cardiol. 1999;71(1):33–9.

18. Schamroth L. The 12 lead electrocardiogram. Oxford: Blackwell; 1989.

19. Schamroth L, Myburgh DP, Schamroth CL. The early signs of right bundle branch block. Chest. 1985;87:180.

20. Mauric AT, Samani NJ, de Bono DP. When should we diagnose incomplete right bundle branch block? Eur Heart J. 1993;14(5):602–6.

21. O'Neal WT, Qureshi W, Li Y, et al. RSR' pattern and the risk of mortality in men and women free of cardiovascular disease. J Electrocardiol. 2015;48(3):430–3.

22. Bayés de Luna A. Current electrocardiographic criteria for diagnosis of Brugada pattern: a consensus report. J Electrocardiol. 2012;45(5):433–42.

第8章 轻松应对二度房室传导阻滞

8.1 病例1

85 岁老年男性，主因头晕就诊，既往有一度房室传导阻滞（PR 间期 240 ms）和高血压病史，完善了 24 小时三通道动态心电图。

8.1.1 心电图分析

图 8.1 所示的心电图（记录于凌晨 01:17）显示窦性心律，心率 35 次／分，RR 间期不规则，QRS 波宽度 100 ms。PP 间期规则，且部分 P 波未下传至心室。前 3 个 PR 间期均为 210 ms，而第 4 个 PR 间期在下一个受阻滞的 P 波前出现了延长。

心电图前半部分为 2 : 1 房室传导阻滞，而后半部分为 3 : 2 传导的具有文氏周期的二度 I 型房室传导阻滞。在未下传的 P 波之后，PR 间期缩短至 2 : 1 房室传导阻滞时的 PR 间期。

图 8.2 摘取了一部分该患者 24 小时动态心电图，该心电图显示了两组窄 QRS 波，平均心率为 75～80 次／分，分别有 1185 ms 和 1200 ms 的间歇。两个间歇期内的 T 波与其他 T 波在形态上略有不同，原因是 T 波的下降支中存在着未下传的 P 波。

我们需要鉴别二度 I 型或二度 II 型房室传导阻滞。

单看每组中主要的 QRS 波节律可能会认为是二度 II 型房室传导阻滞。PR 间期在直至 P 波未下传之前都相对规则（280 ms）。但仔细观察后发现，在未下传的 P 波之前，PR 传导延迟逐渐增加但 RR 间期并没有缩短；阻滞后的 PR 间期比 P 波未下传前的 PR

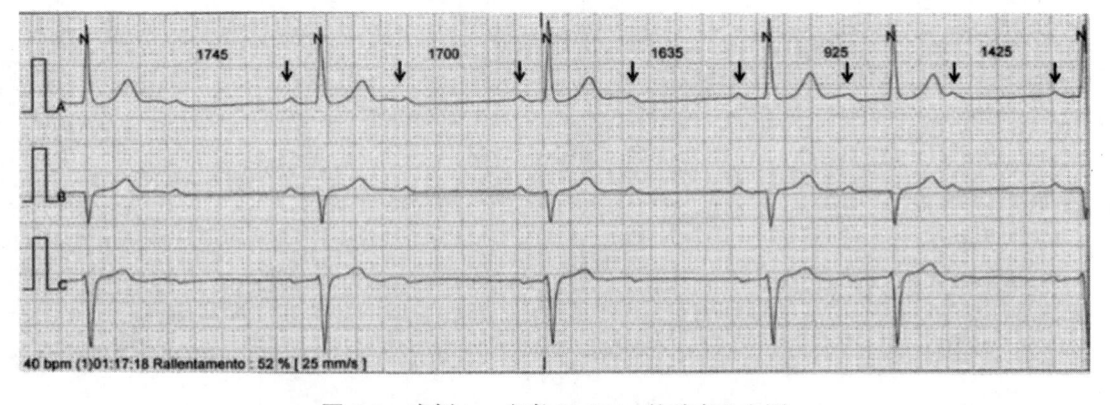

图 8.1 病例 1：患者 01:17am 的动态心电图

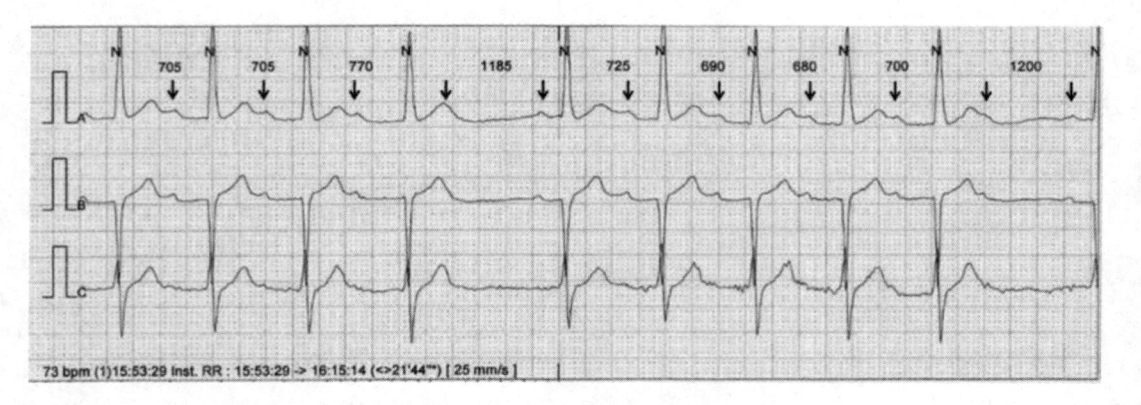

图 8.2 病例 1：患者 03:53pm 的动态心电图

间期短。这是一种非典型的文氏现象，因而不是二度 II 型传导阻滞（参见第 8.3.2 节）。由于阻滞定位在希氏束以上，正确的诊断可能对判断预后有重要意义。在整个动态心电图记录期间，患者没有任何症状，也没有任何 ≥3 s 的长间歇。

尽管进行了上述分析，患者还是为评估永久起搏器植入指征进行了电生理检查。电生理检查证实了希氏束以上传导延迟而希氏束以下传导正常（HV 间期为 58 ms）。因此患者未行起搏器植入术。

8.2 病例 2

86 岁女性，主因近 3 个月呼吸困难加重（NYHA 分级 III 级）伴发作性眩晕和姿势不稳就诊急诊科。既往合并慢性阻塞性肺疾病病史，无心血管疾病病史。

8.2.1 心电图分析

图 8.3 为该患者的体表心电图：平均心率 45 ~ 50 次 / 分，窄 QRS 波且稍不规律。P 波在下壁导联中直立、aVR 导联中倒置，判断为窦性心律。QRS 波时限为 120 ms，左前分支传导阻滞导致电轴左偏，PP 间期

规律（720 ms）。

鉴别诊断如下：

- **高度房室传导阻滞伴交界性逸搏**：胸导联中 T 波的上升或下降段可见重复出现的 P 波（尤其在 V1 ~ V3 导联），且在 QRS 波前固定出现（PR 间期恒定为 240 ms）。PP 间期规律（720 ms），RR 间期仅稍不规则但 P 波可明显传导至心室，故不符合三度房室传导阻滞

- **二度 II 型房室传导阻滞**：如果该假设成立，那么在 V1（或 V2）导联上，我们必须认为第一个 P 波传导至心室，而第二个 P 波未下传，且交界性逸搏后出现逆行传导产生的 P 波。然而，第二个 P 波可以以非常长的房室传导间期（600 ms）传导，第三个 P 波与其他 P 波形态相同，不符合逆行传导。而且，每个未下传的 P 波后的延迟时间相同。因此也不符合二度 II 型房室传导阻滞

- **2 : 1 房室传导阻滞**：仔细观察肢体导联，特别是最后两个 QRS 波，可以看到下传的交替期非常短，形成 2 : 1 的房室传导比。传导至心室的 P 波的 PR 间期为 260 ms，而未下传的 P 波可见于 T 波结束时。因此，2 : 1 房室传导阻滞是可能的

- **二度 I 型房室传导阻滞**：如果做出此种

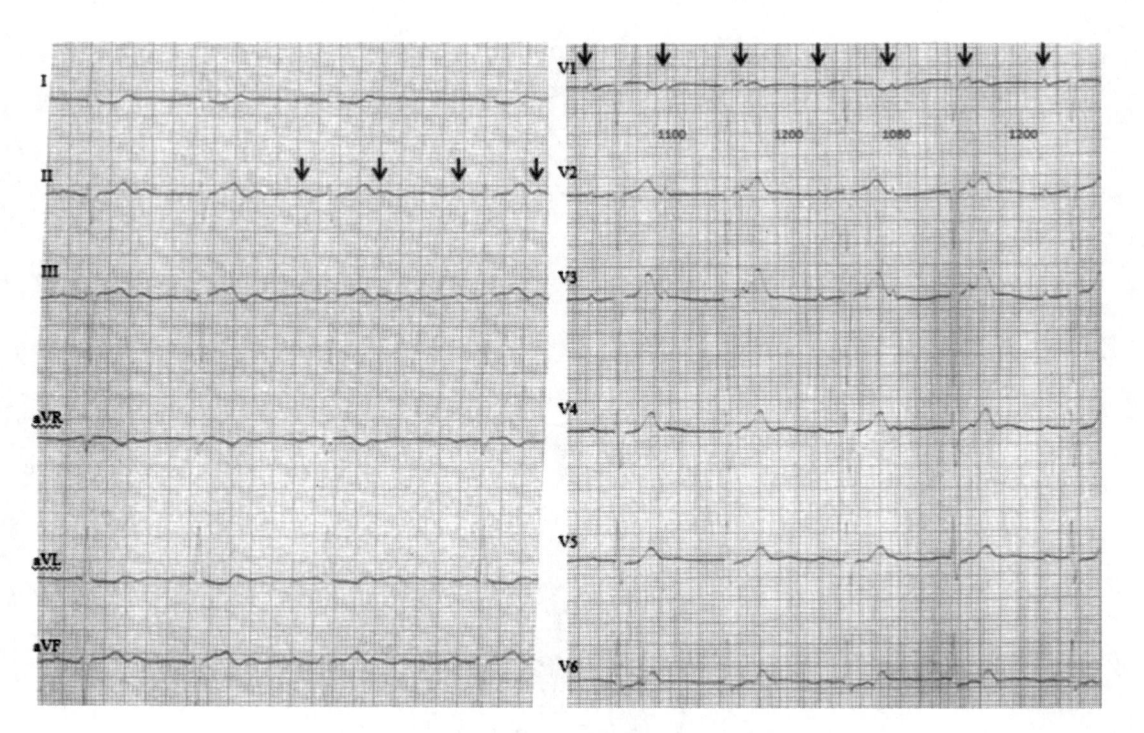

图 8.3 病例 2 的 12 导联心电图

假设，那么我们面对的是一个房室传导比为 3∶2 的文氏阻滞。V2 导联中，未下传 P 波之前的两个下传 P 波的 PR 间期（240 ms 和 600 ms）逐渐延长。此外，阻滞后存在较短的 PR 间期，并且包含未下传 P 波的每个 QRS 波之间的间隔小于 RR 间期之和。因此该假设成立

在这份心电图中，二度 I 型房室传导阻滞表现为 2∶1 传导，且 QRS 宽度位于正常上限，因此很有可能阻滞部位位于希氏束以上。

房室传导阻滞在运动期间消失，并在运动结束时重新出现（图 8.4）。患者在整个运动过程中没有症状。这些数据进一步证实了房室结区阻滞的假设，这种阻滞通常在运动过程中由于交感神经张力增加而改善。

电生理检查证实了二度 I 型房室传导阻滞，希氏束以上传导延迟而希氏束以下传导正常。

8.3 房室传导阻滞的心电图特点

8.3.1 二度 I 型和 II 型房室传导阻滞

二度房室传导阻滞可分为 I 型和 II 型。上述两个病例展示了不同的心电图模式，描述了房室传导的间歇性阻滞[1]。在这两个病例中，正确诊断非常重要，与不同的预后明显相关。I 型是一种良性情况，而 II 型通常需要植入起搏器[2]。

表 8.1 阐述了诊断两型阻滞之间的主要区别。

位于房室结的二度房室传导阻滞可以通过改变自主神经张力（例如运动或注射阿托品）完全或部分逆转为 1∶1 传导。8.2 章节的内容展现了运动改善房室传导并将二度房室阻滞改善为所有 P 波都下传的一度房室传导阻滞。相反，当迷走神经张力升高时（如

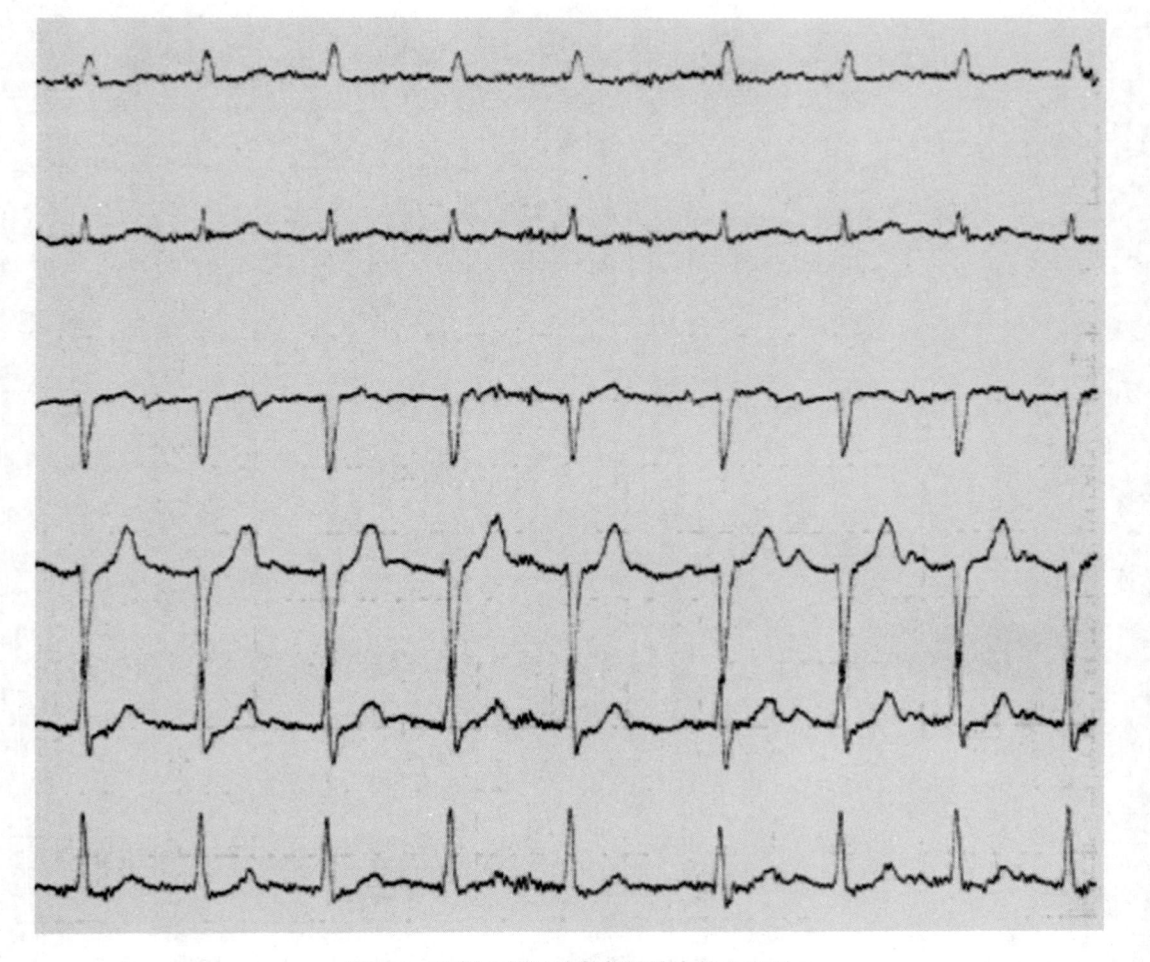

图 8.4 病例 2 的运动负荷试验中的心电图

颈动脉窦按摩），房室传导可能会延迟，从而导致更高程度的阻滞。这些发现可能有助于评估传导阻滞的部位。

8.3.2 伪莫氏 Ⅱ 型或非典型文氏房室传导阻滞

Massie 等发现，通过刺激迷走神经可以减慢窦性心律和延缓房室传导，进而可以模拟莫氏 Ⅱ 型房室传导阻滞。这种现象被称为"显性 Ⅱ 型阻滞"[6]，可以在睡眠等导致迷走神经张力升高的状态下观察到。这时，未下传 P 波前的 PR 间期没有表现出延长迹象时就可以出现文氏现象。而窦性心律状态下心率减慢和房室结阻滞基本上可以排除莫氏 Ⅱ 型阻滞。表 8.1 总结了其心电图特征。

真性或假性莫氏 Ⅱ 型房室传导阻滞可以通过以下线索进行鉴别诊断 [3, 7]：
- 窄 QRS 波在莫氏 Ⅱ 型房室传导阻滞中相对罕见。
- 典型的二度 Ⅰ 型和 Ⅱ 型房室传导阻滞几乎不在希氏束内共存。
- 与持续进展的二度房室传导阻滞相关的通常是真莫氏 Ⅱ 型房室传导阻滞，而不是文氏传导阻滞或其变异。

表 8.1 二度房室传导阻滞

阻滞类型	阻滞位置	阻滞机制	病因	心电图特征
二度 I 型房室传导传导阻滞（文氏或莫氏 I 型）	房室结[3]	相对不应期延长	**生理性：**静息迷走神经张力升高 • 耐力运动员 • 年轻人 **病理性：** 先天性 • 孕产妇红斑狼疮 • 先天性心脏病 获得性 • 药物（地高辛、β受体阻滞剂、钙通道阻滞剂、胺碘酮） • 急性心肌梗死（下壁心肌梗死影响房室结；前壁心肌梗死导致结内阻滞） • 缺血性心肌病 • 退行性疾病 • 风湿性疾病 • 浸润性病变 • 神经肌肉病 • 非感染性疾病 • 心脏手术	**典型的文氏周期（20%）：** • RP-PR 间期的对应性（未下传 P 波前 PR 间期逐渐延长；PR 间期以增量递减方式延长；阻滞后第二个心搏的 PR 间期增量最大） • RR 间期逐渐缩短 • 包含未下传 P 波的 QRS 波之间的 RR 间期小于任何两个 RR 间期 **不典型文氏周期（85%）：** 不符合传统的 PR 间期规律： • 阻滞后的第二个 PR 间期未能显示出最大的增量 • PR 间期在周期中间缩短或延长 • PR 间期的增量传导延迟很小，且 PR 间期的持续时间没有明显变化（在长周期和迷走神经张力增加的情况下，伴有窦性心率延缓[4]） • 窦性心律不齐和窦性停搏，而非漏跳 **诊断文氏周期的线索：** PR 间期在文氏周期中逐渐缩短直至出现阻滞
二度 II 型房室传导阻滞（莫氏 II 型）	希氏束（30%）束支（70%）（房室结目前尚未得到证实[5]）	绝对不应期延长	病理性：见上	所有下传 P 波的 PR 间期恒定（至少两个连续的传导 P 波），随后突然不能下传至心室，没有 RP-PR 间期对应性，没有心率减慢和心率稳定（PP 间期基本规则）

8.3.3 2 : 1 房室传导阻滞

当房室传导以 2 : 1 固定比例和固定 PR 间期交替下传时会发生 2 : 1 房室传导阻滞。2 : 1 房室传导阻滞不能明确分为二度 I 型或 II 型房室传导阻滞，属于一种特殊情况。不仅是由于心电图的表现，也因为其可能传导阻滞的定位不同。表 8.2 列出了区分传导延迟位置的特征。

二度 I 型和 II 型房室传导阻滞都可能发展为 2 : 1 房室传导阻滞，2 : 1 房室传导阻滞也可能退化为二度 I 型和 II 型房室传导阻滞[1, 8]。

表 8.2 2 : 1 房室传导阻滞

阻滞类型	阻滞位置	心电图特征
2 : 1 房室传导阻滞	房室结	• PR 间期＞300 ms
		• 窄 QRS 波
		• 存在文氏阻滞
		• 应用阿托品或者运动对阻滞有改善效果
	希氏束/束分支	• PR 间期＜160 ms
		• 宽 QRS 波
		• 所有 QRS 波前 PR 间期恒定
		• 应用阿托品或者运动使阻滞加重

8.4 病例 3

29 岁男性，主因心悸 3 月余来诊。记录了动态心电图。患者否认心血管疾病的既往史和家族史，近 10 年每天都进行高强度的体育活动（如健身或慢跑）。

8.4.1 心电图分析

图 8.5 所示动态心电图（记录于早上 6:56，患者睡眠期间）观察到心率为 40 次 / 分的窦性心动过缓。前三个和最后一个窦性 P 波后伴随窄 QRS 波（80 ms），而第四个 P 波未下传。

有两种可能的鉴别诊断：二度 I 型或 II 型房室传导阻滞。

由于突然出现未下传的 P 波，而之前的 PR 间期无明显的逐渐延长，故第一种假设是可能的。然而，仔细观察可以发现房室传导有轻微的延长：第一个 PR 间期为 200 ms，之后的 PR 间期为 220 ms，而且 P 波阻滞后的 PR 间期比阻滞前变短。

在这个病例中，我们面对的是一个窦性心动过缓相关、具有不典型文氏周期的二度 I 型房室传导阻滞。

患者被转诊至我们诊所并进行了最大运动负荷试验，测试期间房室传导和心率变异性正常。超声心动图未见心脏结构异常。由

于高度怀疑迷走神经引起的传导延迟，因此没有进行电生理检查或限制患者的体力活动。在随访中患者情况良好。

8.5 迷走神经介导的房室阻滞

迷走神经介导的房室传导阻滞是一种阵发性传导阻滞，可以表现为一度、二度或三度，通常和窦性心动过缓相关。迷走神经的影响主要作用于窦房结和房室结，对希氏束 - 浦肯野纤维的传导速度影响较小；迷走神经介导的房室传导阻滞部位可能位于房室结内。这类阻滞通常发生在睡眠期间，容易通过动态心电图监测记录。大多数夜间房室传导阻滞可能继发于阻塞性或中枢性睡眠呼吸暂停（obstructive or central sleep apnea, OSAS）等睡眠障碍。

其他高迷走神经张力的情况如颈动脉窦按摩（carotid sinus massage，CSM）、直立倾斜试验诱发的晕厥或自发性神经介导的晕厥也可能表现为迷走神经介导的阻滞。对于基线房室传导正常的患者，CSM 和直立倾斜试验也可诱发迷走神经介导的二度或三度房室传导阻滞，尽管窦性停搏更常见。

迷走神经对窦房结的影响更大，从而保护了房室传导。在 ISSUE 2 研究中 [9]，当迷走神经介导的房室传导阻滞和心脏停搏同时

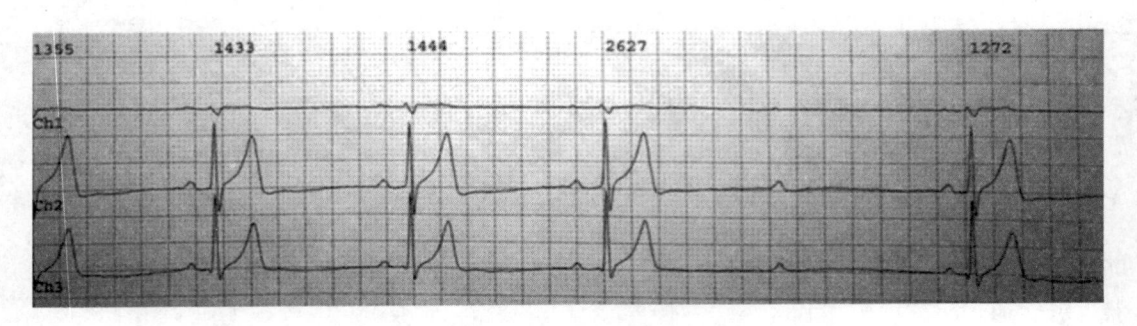

图 8.5 病例 3：06:56 记录的动态心电图

存在时（8% 的植入式心电记录仪患者），孤立性窦房结功能障碍作为晕厥的病因比房室传导阻滞更常见。

8.5.1 如何鉴别迷走神经介导的房室传导阻滞和固有房室传导阻滞

　　临床实践中另一个有价值的鉴别诊断是迷走神经介导的房室传导阻滞和继发于解剖异常导致的房室传导阻滞（固有房室传导阻滞）。这两种情况的体表心电图可能相似，但表 8.3 中列出了一些有助于鉴别诊断的心电图特征。当无法明确诊断时，建议通过电生理检查评估希氏束 - 浦肯野系统内的准确传导时间。

表 8.3　迷走神经介导的房室传导阻滞和固有房室传导阻滞：鉴别诊断

	迷走神经介导的房室传导阻滞	固有房室传导阻滞
QRS 波	窄	宽（束支或双支阻滞）
PR 间期	延长	大致正常
与窦性心动过缓相关	是	否

8.6　运动员的房室传导阻滞

　　正确解读运动员的心电图有时可能具有挑战性。高强度运动可能导致心脏结构和电生理功能上的改变，从而改变体表心电图。在运动员中有一些常见的心电图改变被认为是正常变异，并不需要进一步评估，特别是在没有症状的情况下，包括：
- 窦性心动过缓，通常＞30 次 / 分（只有耐力运动员的心率极低，小于 30 次 / 分）
- 窦性心律不齐

- 交界性逸搏和异位心房节律
- 不完全右束支传导阻滞
- 孤立性左室高电压
- 早期复极
- 房室传导阻滞

　　5% ~ 13% 的运动员可能出现房室传导阻滞，主要为一度房室传导阻滞。即使 PR 延长达到 300 ms，运动员们也通常无症状，并且传导阻滞会在运动期间消失。二度莫氏 I 型房室传导阻滞也很常见（31%），常在动态心电图的夜间监测中出现（如病例 3）。这通常是由于与体育训练相关的迷走神经张力增加引起的功能性阻滞。通常在运动过程中或体能下降后恢复正常。

　　二度莫氏 II 型和三度房室传导阻滞并不常见，多见于耐力运动员（约 0.5%）。只有在出现症状时才必须排除潜在的心脏病。

　　在这种情况下，完全性房室传导阻滞特别需要与房室分离鉴别；后者的交界性心律比窦房结快（间歇性心室夺获导致的 RR 间期不规则也可以排除三度房室传导阻滞）。无传导阻滞的房室分离也是自主神经对房室结和窦房结调节不同的表现，并非病理现象。无论如何，稳定的完全性房室传导阻滞都需要进一步评估，以排除可能的潜在疾病。

8.7　如何对二度房室传导阻滞进行恰当的治疗

　　永久起搏器植入是有症状的房室传导阻滞的主要治疗方法。无论是否存在症状，目前共识强烈推荐二度 II 型房室传导阻滞和希氏束以下三度房室传导阻滞都需要进行永久心脏起搏器植入。对于二度 I 型房室传导阻滞，即便考虑到症状的严重程度和进展为完全房室传导阻滞的风险，心脏起搏仍然存在争议[2]。希氏束以上传导阻滞的预后优于希氏束以下传导阻滞，除非是有症状或发生在病理状态下和先天性心脏病患者中的希氏束以上传导阻滞[8]。

在本章中，我们报道了两例希氏束以上传导阻滞且无明显相关症状的患者：第一位患者完全无症状（病例 1），而第二位患者（病例 2）主诉为继发于其他原因的呼吸困难。这些患者并没有进行起搏器植入，仅安排门诊随访后出院。

正如病例 3 中所报道，一度和二度 Ⅰ 型房室传导阻滞在运动员中常见。当无症状或无心脏结构异常且 QRS 波窄时，无须进行进一步评估，也不需特殊的体力活动限制[10, 11]。过度通气或运动诱导房室传导的正常化证实了其功能性起源。

如果是二度 Ⅱ 型或三度房室传导阻滞，则必须进行仔细的诊断评估，并且通常最终会进行起搏器植入治疗[10]。

（Francesca Patani, Francesca Troiano, Jenny Ricciotti 著　刘　徽 译　刘　丹 审校）

参考文献

1. Barold SS, Hayes DL. Second-degree atrioventricular block: a reappraisal. Mayo Clin Proc. 2001;76:44–57.
2. Brignole M, Auricchio A, Baron-Esquivias G, et al. 2013 ESC Guidelines on cardiac pacing and cardiac resynchronization therapy. The task force on cardiac pacing and resynchronization therapy of the European Society of Cardiology (ESC); developed in collaboration with the European Heart Rhythm Association (EHRA). Eur Heart J. 2013;34:2281–329.
3. Issa Ziad F, Miller John M, Zipes Douglas P. Clinical arrhythmology and electrophysiology: a companion to Braunwald's heart disease. 2nd ed. Philadelphia: Elsevier Saunders; 2009. p. 175–93.
4. Mond HG, Vohra J. The electrocardiographic footprints of Wenckebach block. Heart Lung Circ. 2017;26:1252–66.
5. Josephson Mark E. Clinical cardiac electrophysiology techniques and interpretations. 4th ed. Philadelphia: Wolters Kluwer-Lippincott Williams & Wilkins; 2008. p. 93–113.
6. Massie B, Scheinman MM, Peters R, Desai J, Hirschfeld D, O'Young J. Clinical and electrophysiologic findings in patients with paroxysmal slowing of the sinus rate and apparent Mobitz type II atrioventricular block. Circulation. 1978;58:305–14.
7. Alboni P, et al. Vagally mediated atrioventricular block: pathophysiology and diagnosis. Heart. 2013;99:904–8.
8. Barold SS. Second-degree atrioventricular block revisited. Herzschrittmacherther Elektrophysiol. 2012;23:296–304.
9. Brignole M, et al. Early application of an implantable loop recorder allows effective specific therapy in patients with recurrent suspected neurally mediated syncope. Eur Heart J. 2006;27:1085–92.
10. Corrado D, Pelliccia A, Heidbuchel H, et al. Recommendations for interpretation of 12-lead electrocardiogram in the athlete. Eur Heart J. 2010;31(2):243–59.
11. Georgijević LJ, Andrić L. Electrocardiography in preparticipation screening and current guidelines for participation in competitive sports. Srp Arh Celok Lek. 2016;144(1-2):104–10. 105.

第**9**讲 心电图真的能够正确定位缺血区域吗?

9.1 病例1

61 岁男性,有高血压、肥胖(BMI= 42 kg/m²)和吸烟史,主因胸痛 2 小时就诊于急诊。2 小时前患者开始出现严重的压榨样胸痛,放射至左上肢和背部,伴大汗。胸痛自休息时开始发作,轻微活动时加重,且不受呼吸影响。

记录 12 导联心电图(图 9.1),由于症状持续不缓解,患者被转运到导管室进行冠状动脉造影。

9.1.1 心电图分析

窦性心动过速,心率 105 次/分。P 波终末部分在 V1 导联中明显倒置,在 Ⅱ 导联中 P 波时限延长(110 ms),可诊断左房张力增高。PR 段位于等电位线,时限正常(160 ms)。可能是继发于左前分支传导阻滞,QRS 波呈左前分支传导阻滞形态,电轴为 -45°;胸导联中 R 波递增缓慢,且在 V1 和 V2 导联中呈 QS 型。ST 段明显异常,aVR 导联 ST 段抬高(ST↑)近 1.5 mm、V1 导联 ST↑ 1 mm,同时,Ⅱ、Ⅲ、aVF、V3 到 V6 导联对应地出现 ST 段压低(ST↓);Ⅰ 和 aVL 导联 T 波倒置。

该心电图结合临床表现,强烈提示急性冠脉综合征(acute coronary syndrome,ACS),其继发于左主干(left main,LM)或其同等病变 [左前降支(left anterior descending,

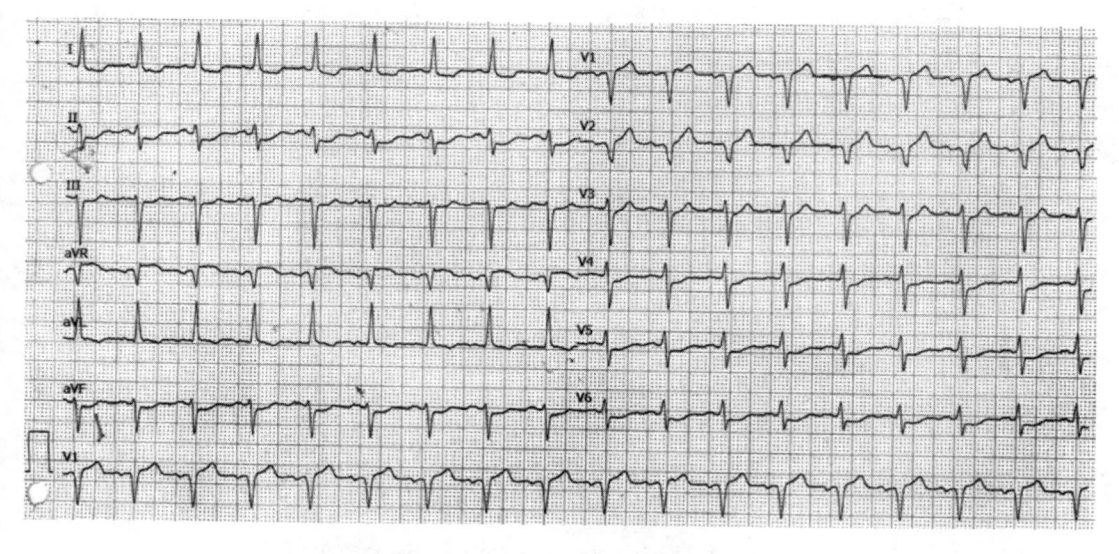

图 9.1 病例 1 的 12 导联心电图

LAD）加左旋支（left circumflex coronary artery，LCX）] 的急性次全闭塞或者甚至是有良好侧支循环状态下的完全闭塞。诊断线索包括：aVR 导联中 ST↑比 V1 导联更显著、其他至少 7 个导联中出现对应的 ST↓以及左前分支传导阻滞。

然而，在所有 ACS 患者中，类似的心电图可能很难准确解读，因为冠状动脉解剖结构存在巨大的个体差异，可能存在发育良好的侧支循环、陈旧性心肌梗死（MI）或做过冠状动脉旁路移植（coronary artery bypass grafting，CABG）手术[1]。

冠状动脉造影显示，"罪犯"病变是 LAD 近段发出第一对角支（first diagonal branch，D1）之后的急性血栓性闭塞。同时，D1 重度狭窄（70%），LCX 近段狭窄 80%，右冠状动脉（right coronary artery，RCA）狭窄 50%。这符合 LM 同等病变。

患者接受了最佳药物治疗（阿司匹林、肝素、替格瑞洛、阿托伐他汀），并对 LAD 近段进行了经皮冠脉状动脉介入（percutaneous coronary intervention，PCI）治疗，之后症状缓解。1 周后，对 LCX 和 D1 进行了第二次 PCI。就诊时的超声心动图显示左心室扩大，射血分数（ejection fraction，EF）35%，室间隔和前外侧壁室壁运动异常，左心房中度扩大。在住院期间，经过 PCI 治疗，患者的临床情况和超声心动图均有所改善，出院前 EF 达到 45%。

LM 病变（或同等病变）的心电图可能并不具有特异性，但 ST↑在 aVR＞V1 时应该高度怀疑该严重病变，尤其是如果同时还伴有至少 7 个导联的弥漫 ST↓和传导障碍如右束支传导阻滞（RBBB）或左前分支传导阻滞。

9.1.2 引言和定义

在有急性心肌缺血的临床情况下，当

存在心肌坏死证据时，应使用术语"心肌梗死"（MI）。最近修订的 MI 通用定义[2]重点强调心肌肌钙蛋白（cardiac troponins，cTn）的升高和（或）下降，且至少有一次数值高于第 99 分位数参考值上限（upper reference limit，URL），并至少伴有下述一项：心肌缺血症状、新的或推测新的显著 ST 段 -T 波（ST-T）改变或新出现的左束支传导阻滞（LBBB）、病理性 Q 波的进展、新的存活心肌丢失或新的节段性室壁运动异常的证据或通过冠状动脉造影或尸检确定的冠状动脉内血栓。

9.1.3 分类

心电图能够帮助临床医生区分 ST 段抬高 MI（ST segment elevation MI，STEMI）[3]和非 ST 段抬高 ACS［根据血液中 cTn 是否存在升高和（或）下降，分为非 ST 段抬高 MI（nonST elevation MI，NSTEMI）和不稳定型心绞痛][4]。这是一个简单但关键的鉴别，因为这将影响治疗策略，STEMI 患者必须直接被送入导管室。

最为广泛接受的 5 种类型 MI 的临床 / 病理分类：

- 1 型：MI 为自发性，与动脉粥样硬化血栓形成有关
- 2 型：MI 继发于心肌氧的供应和（或）需求之间的不平衡
- 3 型：MI 导致患者死亡而生物标志物不可用
- 4a 型：MI 与 PCI 有关
- 4b 型：MI 与支架内血栓形成有关
- 5 型：MI 与 CABG 有关

9.1.4 流行病学

缺血性心脏病（ischemic heart disease，IHD）是全世界最常见的死亡原因。在过去

的 30 年间，欧洲 IHD 相关的死亡率已开始下降，但其患病率仍在升高。现如今，欧洲总死亡人数的 20% 归因于 IHD。目前 STEMI 和 NSTEMI 的相对发生率分别出现下降和上升趋势，而 NSTEMI 的表现更为常见。

9.1.5　缺血条件下心电图出现变化的机制

心电图是怀疑心肌缺血时的基本诊断工具。缺血会导致心电图产生复杂的变化，这包括 QRS 波的变化，以及更主要的复极期（ST 段）的变化。

自 20 世纪 60 年代以来 [5]，基于动物实验，舒张期电流和收缩期电流的理论被提出以解释 ST 段偏移。这些理论的提出有赖于在缺血条件下对心脏的观察。在缺血条件下，心脏动作电位随着动作电位时程的缩短和动作电位 0 相（上升期）快速除极的减慢而发生改变；同时基线静息电位也随之升高（数值变得不那么负）[6, 7]。导致后者的原因是：①缺血组织中 ATP 的耗竭，导致 ATP 调节 K^+ 通道开放，从而增加了细胞外 K^+ 的含量；②乳酸的产生（在细胞缺氧时，乳酸是保持糖酵解活性所必需的）导致细胞内 H^+ 浓度增加；然后，H^+ 将被交换成 Na^+，而 Na^+/Ca^{2+} 交换体将进一步将 Na^+ 交换为 Ca^{2+}。

细胞内 Ca^{2+} 浓度的增加会使舒张期膜电位升高，从而导致 Na^+ 通道失活；结果是 0 相（上升期）除极减慢。该机制导致缺血性传导减慢，这可能触发折返环路，从而导致室性心律失常。

此外，Ca^{2+} 内流减少（由细胞内外 Ca^{2+} 梯度降低所致）和 K^+ 外流增加，使得复极加速，这主要是 ATP 调节 K^+ 通道开放的结果。

这些变化不可避免地会在缺血心肌和正常灌注心肌之间产生电的异质性，这为心电图的变化和缺血相关的心律失常风险提供了基础。特别是在舒张期，存在一种从缺血区（膜电位负值较小）流向正常灌注心肌的电流，被称为舒张期损伤电流，这是导致 TQ 段压低的原因。而这种 TQ 段压低在心电图上将以 ST↑的形式被表现出来，因为在临床实践中使用的心电图记录仪，通过将 TQ 段放置在等电线上来自动补偿 TQ 段的任何偏移。换句话说，根据舒张期损伤电流假说，在透壁性缺血时观察到的 ST↑是一种表面现象，实际反映了 TQ 段的压低。

然而，收缩期电压梯度的存在使电流方向从正常灌注心肌流向缺血区域，因此也有存在收缩期损伤电流的证据。这一过程主要发生在动作电位的 2 相（平台期），由于该阶段持续时间较短且该阶段时缺血区心肌的电位正值较低，而且这一过程也发生在 0 相（上升期），与正常灌注心肌相比，缺血心肌的 0 相除极更慢。这将被电极记录为缺血区域的 ST 段抬高和超急性期的巨大 T 波。

除了这些平行于心外膜面流动的舒张期和收缩期电流外，一些实验还表明存在有垂直于心外膜面的透壁电流。这一现象与细胞机制中的透壁差异有关，这一点之前已进行了阐述；尤其值得注意的是，特别是 Na^+ 电流介导 0 相在心内膜和心外膜之间的失活动力学不同 [8]，后者更早失活，使心外膜的电压较心内膜更低。这导致心内膜和心外膜之间的传导显著减慢，并再次在心内膜和心外膜之间产生一个电压梯度，这使得透壁缺血区的电极记录到 ST↑。

基于这些基础性观察，我们可以理解如何聚焦于复极化改变而正确解读心电图，从而有助于在透壁缺血病例中识别缺血节段，进而确定最有可能涉及的血管。

9.1.6　左主干病变或其同等病变

继发于 LM 病变或其同等病变（近端 LAD 加 LCX）的 ACS 患者有两种非常不同的临床和心电图表现（图 9.2）。

LM 次全闭塞或 LM 完全闭塞且侧支循环发育良好	LM 闭塞且侧支循环发育不良
• aVR 导联 ST↑≥1 mm（aVR ST↑＞V1 ST↑） • 在至少 7 个其他对应导联中 ST↓	• I、aVL、V2-V6 导联 ST↑ • II、III、aVF 导联出现对应的 ST↓ • V1 导联 ST 段位于等电位线

图 9.2　继发于左主干病变或其同等病变的急性冠脉综合征的不同心电图表现

1. LM 闭塞且侧支循环发育不良；
2. 侧支稀少的次全闭塞或发育良好的侧支的完全闭塞 [9]。

9.1.6.1　左主干闭塞且侧支循环发育不良

在这种情况下，患者通常表现出明显的血流动力学障碍，甚至在到达医院前就因心搏骤停而死亡。如果这些患者存活，他们通常表现为心源性休克，而心电图呈 STEMI 模式，从 V2 开始的多个胸导联出现显著的 ST↑。这种模式不同于在 D1 和第一间隔支（first septal branch，S1）开口近端的 LAD 的急性闭塞时通常所记录到的情况，后者甚至在 V1 和 aVR 导联中也出现显著的 ST↑。这种差异是由于在 LM 闭塞且侧支发育不良的情况下，LCX 供血区也会同时受累 [10]。

因此，当一名患者出现 V1（通常伴有 aVR）导联 ST 段位于等电位线、同时多个胸导联（V2 到 V4-V6）和 I /aVL 导联 ST↑且下壁导联的 ST↓时 [11]，提示 LM 急性完全闭塞且侧支循环发育不良，尤其是同时伴有新出现的 RBBB 和（或）左前分支传导阻滞时。

这些传导障碍是由右束支和左前分支供血不足所致，其供血来源于 LAD 近端的间隔支（通常是 S1）。STEMI 患者发生双束支传导阻滞预示预后不良，完全性心脏传导阻滞的风险为 30% [12, 13]，这种情况下，双束支传导阻滞本身就具有接近 80% 的死亡风险 [14]。

9.1.6.2　左主干次全闭塞或左主干完全闭塞且侧支循环发育良好

继发于 LM 次全闭塞或 LM 完全闭塞且侧支发育良好的 ACS 患者的临床和心电图改变为 NSTEMI，其通常至少在 7 个导联中出现 ST↓，同时在 aVR 导联（常常还伴有 V1 导联）出现 ST↑≥1 mm，ST↑程度在 aVR＞V1（继发于 LCX 受累的后壁缺血所产生的电位抵消了继发于 LAD 受累的前壁缺血所产生的电位，从而使 V1 导联中的 ST 段更接近于等电位线）[15]。

心电图解读过程中常常忽略 aVR 导联；过去它被称为"被忽视的导联"；然而，它在缺血性疾病中可能具有重要的诊断意义。关于 aVR 导联 ST↑的电生理机制，有两种可能性：首先是弥漫性前外侧壁心内膜下缺血在 aVR 中产生对应的 ST↑；此外，这可能说明 aVR 导联直接检测到了室壁的急性透壁性缺血损伤，包括室间隔的基底部分 [16]。

关于 aVR 导联 ST↑的预后意义，文献结果并不一致，部分但并非全部数据表明其与 30 天死亡率强相关 [17, 18]。临床医生应该警惕并意识到这种心电图征象的临床意义。

9.2　病例 2

57 岁男性，吸烟，无其他危险因素，清晨醒来时感严重的胸骨后胸痛，向颈部、肩部和左臂放射，伴呼吸困难。因疼痛持续且程度加重，他呼叫了急救系统。心电图如图 9.3。

9.2.1　心电图分析

心率 87 次 / 分，心律不规则。所有导联均无 P 波，且存在小的不规则的颤动波，是典型的心房颤动。窄 QRS 波群。I 、

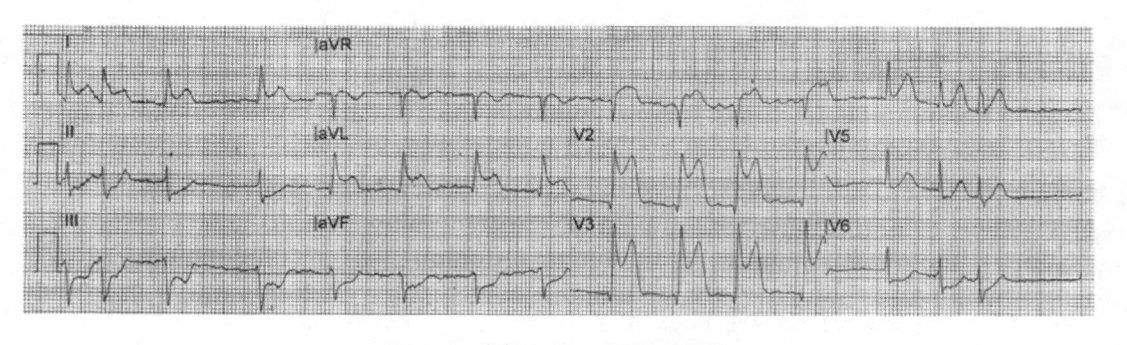

图 9.3　病例 2 的 12 导联心电图

aVL 和 V1～V3 导联出现明显的 ST 段抬高 6 mm，伴有对应的下壁导联（Ⅱ、Ⅲ、aVF）和 V6 导联的 ST↓（图 9.3）。

临床表现和心电图均提示急性广泛前壁心肌梗死。V1 导联 ST↑（>2.5 mm）和对应的下壁导联 ST 段的显著偏移（>1 mm）提示 LAD 近端闭塞。

超声心动图显示左心室前壁和心尖运动减弱。30 分钟后，患者接受了冠状动脉造影，仅显示左前降支远端闭塞。在血栓抽吸和血管成形术之后植入了支架。

血管造影结果和心电图改变之间存在差异时可能需要怀疑其他的机制，如冠状动脉痉挛，以及在发生梗死时出现了冠状动脉闭塞，最后可能由于再通或血栓的溶解而消失。此外，心房颤动是冠状动脉栓塞最常见的原因，也是急性心肌梗死的一种罕见但重要的非动脉硬化性原因。

9.2.2　前壁心肌梗死

前壁心肌梗死是最重要的心肌梗死形式，因为其短期死亡和随后的左室功能恶化的风险都非常高。心肌梗死的预后主要与梗死面积有关，而不是与梗死位置有关，闭塞部位越靠近端者预后越差。前壁心肌梗死通常与最广泛的左心室损伤有关[19]。

前壁心肌梗死是由 LAD 闭塞所致，

LAD 是三条主要冠状动脉中最重要的一条，供应超过一半的心肌。LAD 发出间隔支和对角支，有时还发出中间支。间隔支供应室间隔的前 2/3，对角支供应左室前外侧壁。LAD 远端供应下壁心尖部，当包绕心尖时，也供应周围的区域。

Engelen 等[10] 认为，LAD 不同部位的闭塞会导致四种不同的心电图模式（图 9.4）：

1. S1 和 D1 近端；
2. 在 D1 之前，但在 S1 的远端；
3. 在 S1 之前，但在 D1 的远端；
4. 在 S1 和 D1 远端。

V2 和 V3 导联 ST↑提示 LAD 闭塞，特别是当 ST↑程度在 V3 导联>V1 导联时。这些改变是前壁心肌梗死的特异性标志，是所有上述病例的共同特征。

1. **LAD 闭塞于间隔支和对角支之前的非常近端**，会导致 LAD 供应的所有区域缺血。损伤电流向量指向受损心肌区域，因此指向上方（-80°～-100°）和前方。

   心电图显示：
   - V1～V3 导联 ST↑（通常 V1 导联 ST↑> 2.5 mm）
   - aVR 和 aVL 导联 ST↑
   - 对应的 Ⅱ、Ⅲ、aVF 导联 ST↓（ST↓> 1.0 mm）
   - 对应的 V5～V6 导联 ST↓

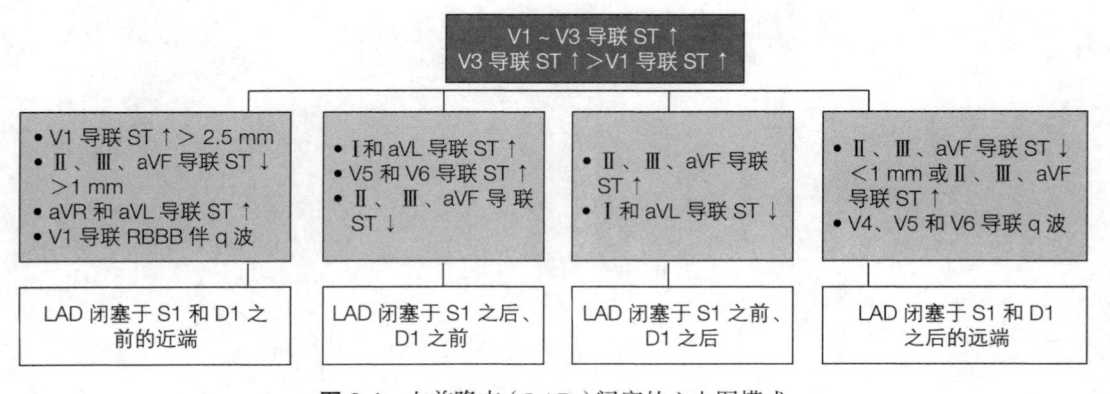

图 9.4 左前降支（LAD）闭塞的心电图模式

- 此外还有新发 RBBB

　　aVR 导联 ST↑是 LAD 闭塞于 S1 近端的特异性改变，是室间隔基底部透壁性缺血的结果。然而，这一现象可能会由于 LAD 所供应的其他较大区域的缺血对室间隔缺血的平衡而并不出现。

　　下壁导联的 ST↓代表与前壁基底段缺血相关的相反变化。这是 LAD 近端闭塞的最重要的征象。LAD 近端闭塞时其偏移程度最高，ST↓＞1.0 mm 可强烈预测"罪犯"病变位于 D1 开口近端[20]。

　　在前壁心肌梗死中，V1 导联 R 波之前存在 Q 波的新发 RBBB 是广泛心肌损伤的特异性标志，可识别高危患者。S1 供应 His 束的远端部分和近端束支，因此 RBBB 可能是 LAD 闭塞于 S1 近端的结果。当 RBBB 伴有左前分支传导阻滞时，发展为完全性房室传导阻滞的风险很高[21]。

2. LAD 闭塞于第一对角支（间隔支以远）或中间支，会导致前外侧壁缺血。

　　因此，ST 段向量是指向左侧导联。心电图改变的特征是：

- V2～V4 导联 ST↑
- ST↑主要出现在 I 和 aVL 导联，出现在 V5 和 V6 导联的少一些，也可能出现在 II 导联（与 LCX 闭塞不同，当 LAD 受累时，

不仅侧壁导联 ST 段抬高明显，而且前壁导联也会出现明显的 ST 段抬高）[22]

- III 和 aVF 导联中对应的轻度 ST↓

3. LAD 闭塞于主要的间隔支近端但位于第一对角支远端，保留了 D1 灌注区域，导致室间隔和下壁心尖室壁缺血。这种类型的闭塞导致损伤电流向量指向下和向右方向。

- V2～V4 导线 ST↑
- 下壁导联（II、III、aVF）ST↑
- I 和 aVL 导联出现对应的 ST↓（与 RCA 闭塞导致的下壁心肌梗死不同，当 LAD 受累时，不仅下壁导联 ST 段明显↑，而且前壁导联也出现明显 ST 段↑）[10, 22]

4. LAD 闭塞于 S1 和 D1 起源之后，导致下壁心尖部缺血[8]。ST 段向量指向下和向左方向。

　　心电图显示：

- V1～V3 导联 ST↑
- II、III、aVF 导联对应的 ST↓＜1 mm，有时下壁导联 ST↑
- V4～V5 导联（可能还有 V6 导联）中的病理性 Q 波证明室间隔保留了早期活动，向量背向左侧导联。然而，由于局部缺血区域的电活动减慢，这些波具有病理特征[22]

9.3　病例 3

72 岁男性，因休息时突发胸痛被转至我院，胸痛持续 30 分钟，放射至颈部和左臂，伴有出汗和呼吸困难。患者有 2 型糖尿病和吸烟史（20 支 / 天）。描记了体表心电图（图 9.5）。

9.3.1　心电图分析

窦性心律，心率 88 次 / 分，房室传导正常（PQ 160 ms），电轴 +75°，室内传导正常（QRS 波宽度 90 ms），V3 导联出现高而出乎意料的高 R 波。所有下壁导联均有明显的 ST↑：Ⅲ 导联 2 mm，aVF 导联 1 mm，Ⅱ 导联 0.5 mm。而侧壁导联可见对应的 ST↓：aVL 导联 1.5 mm，Ⅰ 导联 1 mm。在 aVL 导联中，ST↓之后是 T 波倒置。

Ⅰ 导联 T 波双相（负 - 正）。在胸导联 V2、V3 和 V4 中可见 ST↓：V2 导联 1.2 mm，V3 导联 2.2 mm，V4 导联 0.8 mm。QTc 436 ms。

该心电图和患者的症状强烈提示急性下壁 ST 段抬高型心肌梗死。

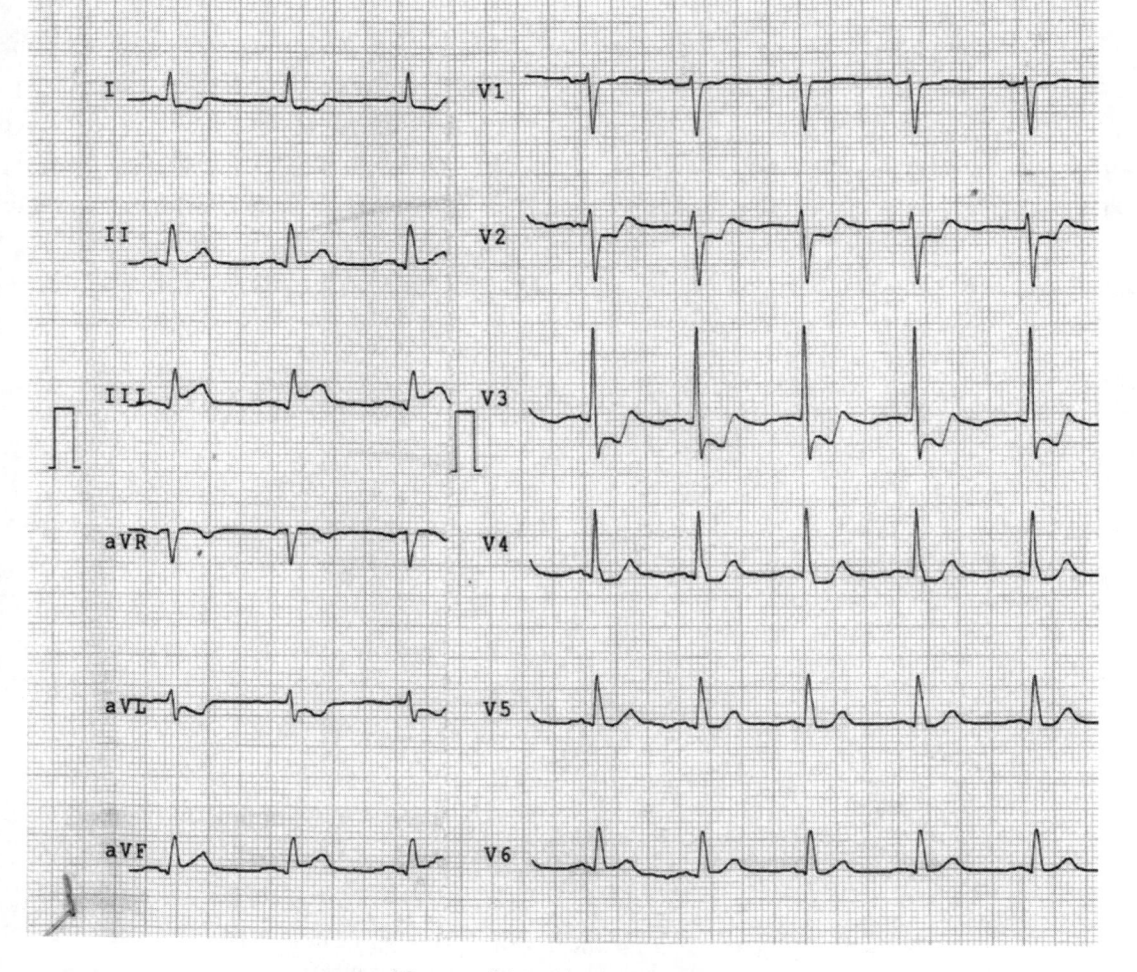

图 9.5　病例 3 的 12 导联心电图

为了发现右心室的缺血性受累，即使 V1 导联没有 ST 段抬高，也会记录右胸导联（图 9.6）。还记录了后壁导联的心电图以排除后壁心肌梗死（图 9.7）。该心电图显示 V8 和 V9 导联 ST↑0.5 mm。

患者被紧急送往导管室进行冠状动脉造影，并可能进行 PCI。我们认为 RCA 病变是"罪犯"病变。原因包括：

1. ST↑程度在Ⅲ导联高于Ⅱ导联；
2. Ⅰ导联和 aVL 导联存在对应的 ST↓，且 aVL 导联压低更明显；

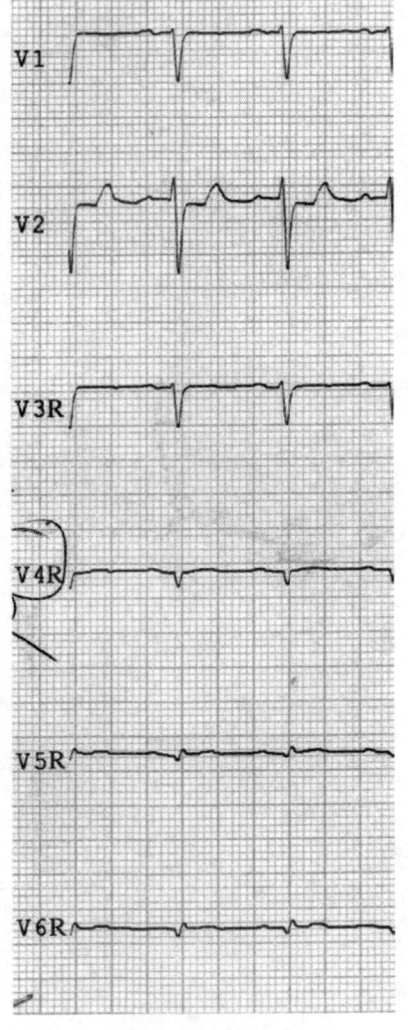

图 9.6 病例 3 的右胸导联心电图

3. aVL 导联的 S/R 波比为 1.4（见下文）；
4. T 波振幅在Ⅲ导联大于Ⅱ导联，且 V5R 导联存在正的双相 T 波（见下文）。

所有这些迹象都高度提示"罪犯"病变位于 RCA。此外，由于没有累及右心室，我们怀疑闭塞发生在 RCA 的远端（锐缘支发出之后）：

1. V1 导联 ST↑；
2. 右胸导联无 ST↑；
3. V3/Ⅲ比值为 1.1（见下文）。

我们还假设 RCA 发出了后降支（右优势）。我们之所以这样认为，是因为可见后壁受累，同时 V3 导联的高大 R 波大于 V4 导联 R 波，V2 和 V3 导联 ST 段压低，而后壁导联中 V8 和 V9 导联轻度 ST↑。冠状动脉造影显示优势型 RCA 中段（发出锐缘支之后）的急性血栓性闭塞。患者接受了 PCI，植入 2 枚药物洗脱支架（drug eluting stents，DES）。其他主要冠状动脉没有严重狭窄。经胸超声心动图（transthoracic echocardiography，TTE）显示左室下壁和后壁基底段运动消失，LVEF 为 41%。右心室大小和功能正常。

9.3.2 急性下壁心肌梗死

急性下壁心肌梗死通常以临床症状、体征和心电图改变为特征：≥2 个下壁导联（Ⅱ、Ⅲ、aVF）中 ST↑>1 mV。有时，Ⅰ、aVL 和胸导联可能存在其他 ST 段改变。心脏下壁通常由 RCA 供血，在少数情况下（10%~18%）由 LCX 供血。在 1% 的病例中，LAD 负责为该区域供血[22, 23]。RCA 闭塞所致的 ACS 的预后比 LCX 所致者更差。同时，在 60% 的病例中 RCA 负责为窦房结供血，而 LCX 仅占 40%；90% 的患者通过 RCA 为房室结供血，而由 LCX 供血者占 10%；RCA 常常供应 His 束。由 RCA 闭塞导致的下壁心肌梗死更常合并传导异常，如

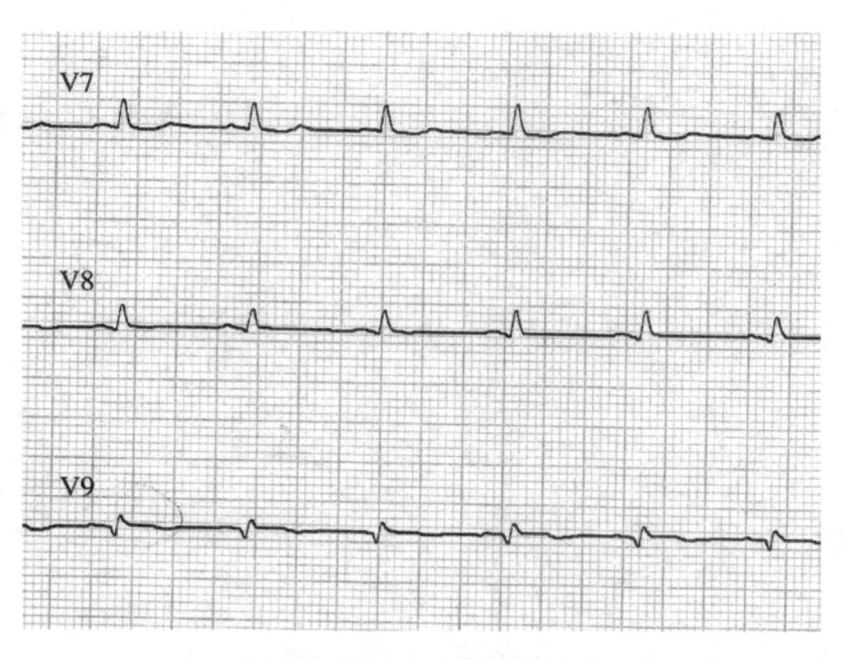

图 9.7 病例 3 的后壁导联心电图

窦性心动过缓、窦房阻滞和不同程度的房室传导阻滞。此外，由 RCA 闭塞导致的下壁 ST 段抬高型 ACS 也可能累及右心室，尤其是当闭塞位于 RCA 近段的锐缘支发出之前[8, 24]。

当 RCA 受累时，ST↑的向量指向下和右侧（图 9.8）。在心电图上，该方向可表现为：

- ST↑程度Ⅲ导联 > Ⅱ导联
- Ⅰ和 aVL 导联 ST↓
- ST↓程度 aVL 导联较Ⅰ导联更明显
- 额外的 V1 导联 ST↑可能是 RCA 近端闭塞伴右心室受累的征象

另一方面，当下壁心肌梗死是由于 LCX 闭塞所致时，ST↑向量指向下和左侧。这种朝向意味着：

- ST↑程度在Ⅱ导联 > Ⅲ导联
- Ⅰ导联通常 ST↑
- aVL 导联 ST 段位于等电位线或 ST↑
- V5 和 V6 导联可能出现 ST↑[8]

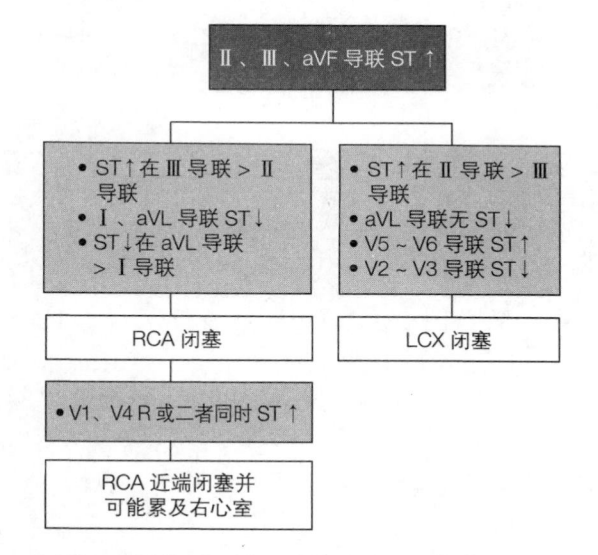

图 9.8 由右冠状动脉（RCA）或左回旋支（LCX）闭塞导致的下壁心肌梗死的心电图模式

- V2 和 V3 导联 ST↓，当"罪犯"血管是 LCX 或不是 RCA 近端时更常见[24]

并非所有这些 ST 段变化总是同时出现，

但当出现多种变化时，其预测能力增强。有一些心电图解读技巧可以帮助我们更准确地识别"罪犯"血管。

- ST↑在Ⅲ导联＞Ⅱ导联伴有 ST↓在 aVL 导联＞Ⅰ导联可预测 RCA 闭塞。相反，当上述标准都不存在时，"罪犯"病变为 LCX[25]
- V3 导联 ST↓的幅度与Ⅲ导联 ST↑的幅度的比值（V3/Ⅲ比值）＜0.5 可预测 RCA 近端闭塞（锐缘支之前），V3/Ⅲ比值≥0.5 且≤1.2 可预测 RCA 远端闭塞，V3/Ⅲ比值＞1.2 可预测 LCX 闭塞[24]
- aVL 导联的 S 波和 R 波之比（S/R 波比值）≤0.33 伴有 aVL 导联 ST↓≤1 mm，提示 LCX 相关的梗死。S/R 波比值＞0.33 且 aVL 导联 ST↓＞1 mm 是 RCA 相关梗死的标志[26]
- 在梗死早期，T 波的振幅在Ⅲ导联≥Ⅱ导联伴有 V4R 和（或）V5R 导联出现直立或正的双相 T 波可预测 RCA 相关的梗死[8,27]

9.4　急性侧壁心肌梗死

急性侧壁心肌梗死通常是由 LCX 或其主要分支之一（如第一钝缘支）的闭塞所致。在少数病例中，"罪犯"病变位于 LAD 的 D1。其心电图的特点是：

- aVL 和Ⅰ导联和（或）V5 和 V6 导联 ST↑＞1 mV

当不是全部侧壁导联均受累时，我们可以区分：

- 高侧壁梗死：ST↑仅出现在Ⅰ和 aVL 导联
- 下侧壁梗死：ST↑仅出现在 V5 和 V6 导联

有时下壁导联可能出现对应的 ST↓。通常右心前区导联（V1～V3）的 ST 段位于等电线或压低[22,23]。有时，当涉及 D1 时，V3 导联可见 ST↑[28]。急性侧壁心肌梗死通常是较大面积梗死的一部分，例如广泛前壁梗

死或下壁 - 后壁 - 侧壁梗死。

9.5　急性右室心肌梗死

急性右室心肌梗死是由 RCA 近端（在锐缘支之前）闭塞或单纯的锐缘支闭塞所致。在第一种情况中，上文中已经描述过伴有右室受累的 RCA 相关下壁心肌梗死的心电图改变。第二种情况更为罕见，出现"孤立的"右室心肌梗死。这种梗死可以通过心电图一些典型的征象来进行识别：

- V4R 导联 ST↑＞1 mV
- V4R 导联 T 波直立
- V3R、V5R 和 V6R 导联 ST↑（伴下壁心肌梗死时 ST↑程度较低）
- V1 导联通常 ST↑
- 在右室扩大时，V1、V2 和 V3 导联 ST↑（ST↑程度 V1＞V2＞V3）[8,22,23]

（Erika Baiocco, Paolo Compagnucci, Daniele Contadini 著　何立芸 译　张瑞涛 审校）

参考文献

1. Bayés de Luna A, Fiol-Sala M. Where is the culprit lesion? Circulation. 2016;134(19):1507–9.
2. Thygesen K, Alpert JS, Jaffe AS, et al. Third universal definition of myocardial infarction. ESC Committee for Practice Guidelines (CPG). Eur Heart J. 2012;33(20):2551–67.
3. Ibanez B, James S, Agewall S, Antunes MJ, et al. ESC Guidelines for the management of acute myocardial infarction in patients presenting with ST-segment elevation: The Task Force for the management of acute myocardial infarction in patients presenting with ST-segment elevation of the European Society of Cardiology (ESC). Eur Heart J. 2017;39(2):119–77.
4. Roffi M, Patrono C, Pet CJ, et al. ESC Guidelines for the management of acute coronary syndromes in patients presenting without persistent ST-segment elevation: Task Force for the Management of Acute Coronary Syndromes in Patients Presenting without Persistent ST-Segment Elevation of the European Society of Cardiology (ESC). Eur Heart J. 2016;37(3):267–315.
5. Samson WE, Scher AM. Mechanism of ST segment alteration during acute myocardial injury. Circ Res. 1960;8:780–7.
6. Di Diego JM, Antzelevitch C. Acute myocardial isch-

emia: cellular mechanisms underlying ST segment elevation. J Electrocardiol. 2014;47(4):486–90.

7. Krishnan SC, Antzelevitch C. Sodium channel block produces opposite electrophysiological effects in canine ventricular epicardium and endocardium. Circ Res. 1991;69:277–91.

8. Zimetbaum PJ, Josephson ME. Use of the electrocardiogram in acute myocardial infarction. N Engl J Med. 2003;348:933–40.

9. Fiol M, Carrillo A, Rodríguez A, Pascual M, et al. Electrocardiographic changes of ST-elevation myocardial infarction in patients with complete occlusion of the left main trunk without collateral circulation: differential diagnosis and clinical considerations. J Electrocardiol. 2012;45(5):487–90.

10. Engelen DJ, Gorgels AP, Cheriex EC, et al. Value of the electrocardiogram in localizing the occlusion site in the left anterior descending coronary artery in acute anterior myocardial infarction. J Am Coll Cardiol. 1999;34:389–95.

11. Hindman MC, Wagner GS, JaRo M, et al. The clinical significance of bundle branch block complicating acute myocardial infarction. 1. Clinical characteristics, hospital mortality, and one-year follow-up. Circulation. 1978;58:679–88.

12. Sgarbossa EB, Pinski SL, Topol EJ, et al. Acute myocardial infarction and complete bundle branch block at hospital admission: clinical characteristics and outcome in the thrombolytic era. J Am Coll Cardiol. 1998;31:105–10.

13. Harpaz D, Behar S, Gottleib S, Boyko V, Kishon Y, Eldar M. Complete atrioventricular block complicating acute myocardial infarction in the thrombolytic era. J Am Coll Cardiol. 1999;34:1721–8.

14. Yamaji H, Iwasaki K, Kusachi S, et al. Prediction of acute left main coronary artery obstruction by 12-lead electrocardiography. ST segment elevation in lead aVR with less ST segment elevation in lead V(1). J Am Coll Cardiol. 2001;38(5):1348–54.

15. Kireyev D, Arkhipov MV, Zador ST, et al. Clinical utility of aVR-The neglected electrocardiographic lead. Ann Noninvasive Electrocardiol. 2010;15:175–80.

16. Jong GP, Ma T, Chou P, et al. Reciprocal changes in 12-lead electrocardiography can predict left main coronary artery lesion in patients with acute myocardial infarction. Int Heart J. 2006;47:13–20.

17. Szymański FM, Grabowski M, Filipiak KJ, et al. Admission ST-segment elevation in lead aVR as the factor improving complex risk stratification in acute coronary syndromes. Am J Emerg Med. 2008;26:408–12.

18. Yan AT, Yan RT, Kennelly BM, GRACE Investigators, et al. Relationship of ST elevation in lead aVR with angiographic findings and outcome in non-ST elevation acute coronary syndromes. Am Heart J. 2007;154:71–8.

19. Baldi C, Polito MV, Citro R, et al. Prognostic value of clinical, echocardiographic and angiographic indicators in patients with large anterior ST-segment elevation myocardial infarction as a first acute coronary event. J Cardiovasc Med. 2017;18(12):946–53.

20. Tamura A, Kataoka H, Mikuriya Y, et al. Inferior ST segment depression as a useful marker for identifying proximal left anterior descending artery occlusion during acute anterior myocardial infarction. Eur Heart J. 1995;16:1795–9.

21. Ricou F, Nicod P, Gilpin E, et al. Influence of right bundle branch block on short- and long-term survival after acute anterior myocardial infarction. J Am Coll Cardiol. 1991;17:858–63.

22. Oreto G, et al. L'elettrocardiogramma: un mosaico a 12 tessere. Milano: Centro scientifico editore Srl; 2010. p. 139–42.

23. Surawicz B, Knilans T. Chou's electrocardiography in clinical practice. 6th ed. Philadelphia: Saunders Elsevier; 2008. p. 133–7.

24. Kosuge M, Kimura K, Ishikawa T, et al. New electrocardiographic criteria for predicting the site of coronary artery occlusion in inferior wall acute myocardial infarction. Am J Cardiol. 1998;82:1318–22.

25. Herz I, Assali AR, Adler Y, et al. New electrocardiographic criteria for predicting either the right and left circumflex artery as the culprit coronary artery in inferior wall acute myocardial infarction. Am J Cardiol. 1997;80:1343–5.

26. Assali AR, Herz I, Vaturi M, et al. Electrocardiographic criteria for predicting the culprit artery in inferior wall acute myocardial infarction. Am J Cardiol. 1999;84:87–8.

27. Wong TW, Huang XH, Liu W, et al. New electrocardiographic criteria for identifying the culprit artery in inferior wall acute myocardial infarction-Usefulness of T-wave amplitude ratio in leads II/III and T-wave polarity in the right V5 lead. Am J Cardiol. 2004;94:1168–71.

28. Birnbaum Y, Hasdai D, Sclarovsky S, et al. Acute myocardial infarction entailing ST-segment elevation in lead aVL: electrocardiographic differentiation among occlusion of the left anterior descending, first diagonal, and first obtuse marginal coronary arteries. Am Heart J. 1996;131:38–42.

第 **10** 讲 缺血还是假性缺血？
——重新审视记忆假说

10.1 病例 1

47 岁男性，因间断轻中度胸痛入院。患者的症状特点并非典型的缺血性胸痛表现（非持续性，按压下腹部时可出现，位于心前区，持续 5 ~ 10 分钟，可自行好转，症状反复发作），伴头痛、心悸。1 周前患者曾有类似症状，程度较轻，伴头晕。记录患者心电图如图 10.1。

10.1.1 心电图分析

心率 71 次 / 分，P 波形态、时限正常，PR 间 期 140 ms，QRS 波电轴 + 30°，QRS波时限延长，120 ms，V1 导联呈 RR' 形态，aVR 导联有明显的 R 波，Ⅰ 导联和 V6 导联可见 S 波。Ⅱ、Ⅲ、aVF 导联，V3 ~ V6 导联 ST 段压低 < 1 mm。下壁导联及胸导联非对称 T 波倒置，aVR 导联 T 波低平。QTc

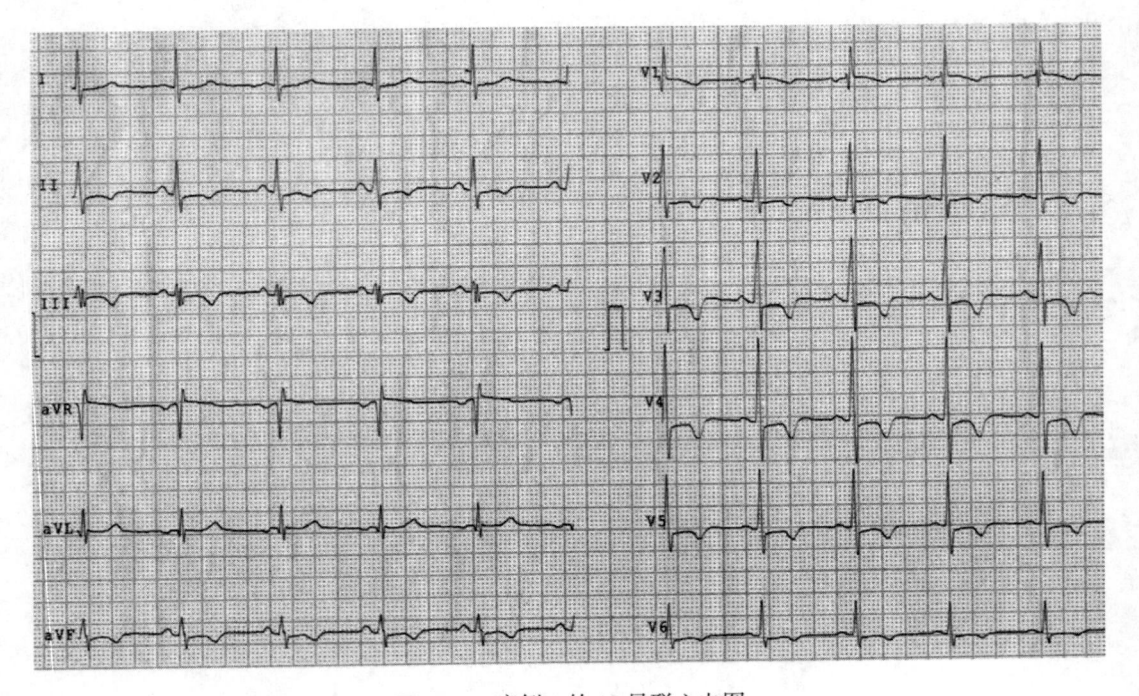

图 10.1 病例 1 的 12 导联心电图

时限正常，432 ms。综上所述，该心电图报告为窦性心律，71 次 / 分，房室传导正常，不完全性右束支传导阻滞，V2～V5 导联、Ⅱ、Ⅲ、aVF 导联 ST 段压低伴 T 波倒置。

　　这是缺血性改变还是假性缺血？这种广泛导联的 ST-T 异常并不局限于单一冠状动脉供血区，这是支持假性缺血的重要证据，或者无论如何都不是典型的冠状动脉分布。心肌损伤标志物及炎症指标均正常。负荷超声心电图检查结果正常。因此，不支持急性或亚急性心肌缺血。此外，QRS 波振幅正常，QTc 时限正常，不具备应激性心肌病典型收缩特点，也不支持应激性心肌病。

　　除外心肌缺血后，根据患者反复发作头痛、心悸、头晕的临床表现以及"T 波记忆"假说，患者可能发作缓慢或快速心律失常后出现复极异常。住院期间对患者进行了心脏电生理检查，以排除可能的阵发性心动过速，但未能诱发心动过速，检测到 HV 间期延长，结果为 72 ms。

　　患者进行了过度通气试验以评估 T 波改变与心率变化之间的关系（图 10.2），除了 V2 和 V6 导联 T 波变为正常化之外，几乎所有导联的 T 波由倒置变为双向。由不完全右束支传导阻滞所继发的 V1 导联 T 波倒置保持不变。短暂的过度通气既可以加快心率，也可以加快传导速度。如果复极异常依赖于传导延迟，那么通过简单的过度通气 T 波可表现为正常化 [1]。这种简单方法可以从真正的缺血中筛选出功能性的、假性缺血的 T 波倒置。第 10.4 节进一步阐述了这种复极 / 除极模式。

10.2　病例 2

　　73 岁女性，因典型心房扑动拟行射频消融收入心内科病房。患者发作心律失常时在使用 IC 类抗心律失常药物治疗持续性心房颤动。患者否认胸痛，1 个月前停用抗心律失常药物。超声心动图显示轻度左室收缩功能障碍，LVEF 45%，无室壁运动异常。入院时心电图如图 10.3 所示。

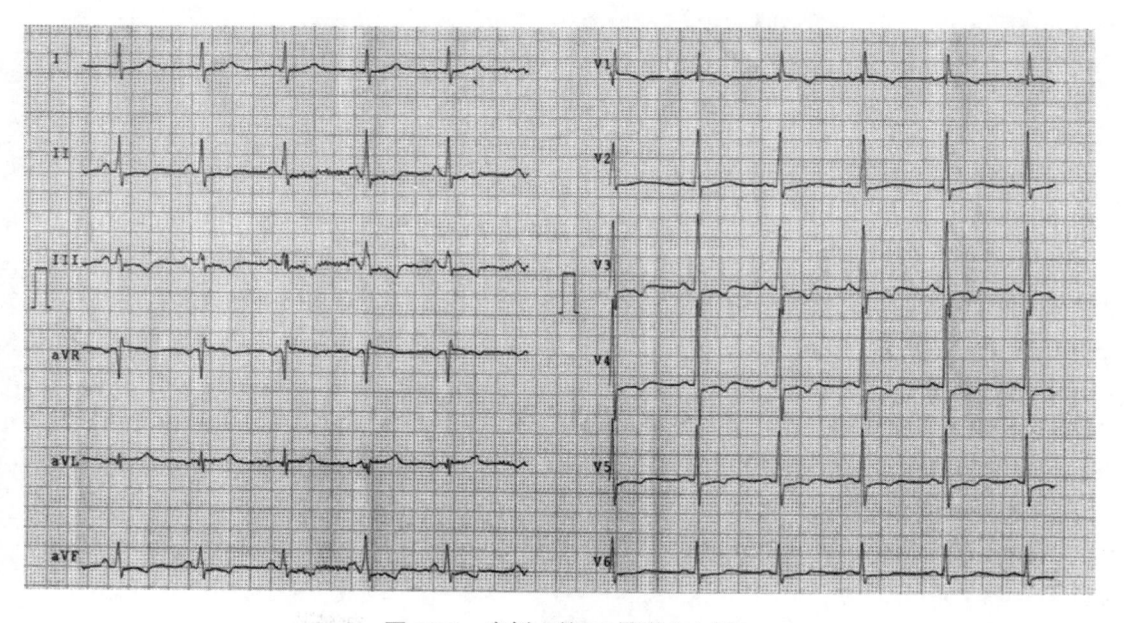

图 10.2　病例 1 的 12 导联心电图

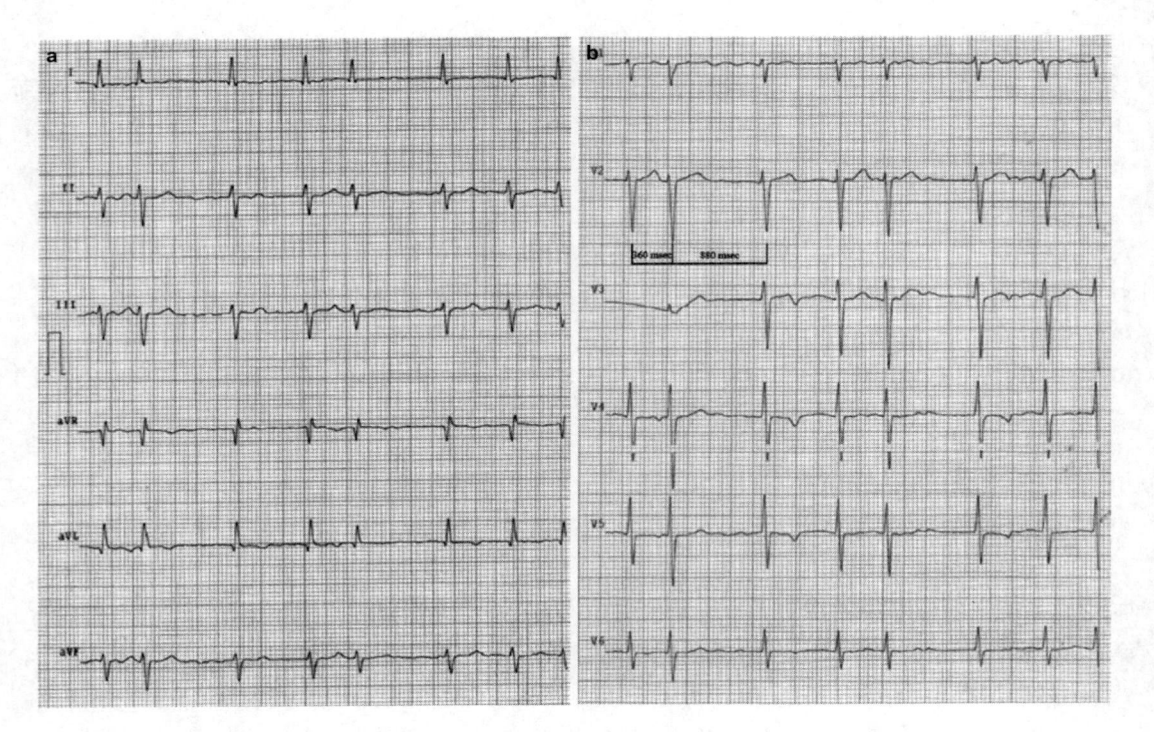

图 10.3　（a）病例 2 的肢体导联心电图；（b）病例 2 的胸导联心电图

10.2.1　心电图分析

平均心率 104 次 / 分，心律不齐，未见 P 波，基线不规则的低振幅波动提示为心房颤动 f 波。QRS 波时限 80 ms，电轴左偏，−45°，V6 导联发生 R 波转换，顺钟向转位，QRS 波形态及时限正常，J 点在等电线上。

心电图特点是可见复极化动态改变。第二个心跳显示的复极化变化较小。此外，第二个心跳的 R 波峰值时间略短，尽管在 25 mm/s 的心电图走纸速度情况下很难计算出确切的差距（图 10.4）。第一个心跳的 T 波极性处于第二个心跳（T 波直立）和第三个心跳（T 波倒置）的中间范围。第二个心跳的 QRS 波振幅比其他两次心跳的振幅略高。

心电图诊断室上性心律失常，心房颤动。可能由于先前停用抗心律失常药物导致心房扑动转为心房颤动。

在这张心电图中，有些特征使得 T 波倒

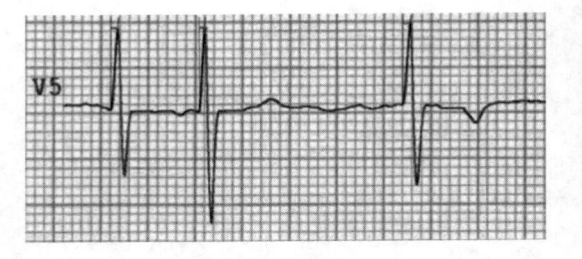

图 10.4　病例 2：图 10.3b 的细节，类本位曲折时间与 T 波极性的关系

置不太可能诊断为缺血性改变：

- T 波极性随心动周期长度动态变化；在较长的 RR 间期后出现 T 波倒置，表明 T 波形态与心动周期密切相关。
- 缺血性 T 波也会随心跳发生轻度改变，但不会表现为与心动周期相关的 T 波正常化。
- 非缺血的心房颤动患者表现为缺血性心脏病的 T 波改变在临床中并不罕见（详见第 10.4 节）。

10.3　病例 3

87 岁女性，既往高血压病 1 级、轻度肾功能不全病史，因晕厥就诊于急诊科。患者症状发作后不久记录心电图如图 10.5 所示。

10.3.1　心电图分析

心率 84 次 / 分，P 波形态、时限正常，PR 间期 160 ms，QRS 波时限正常，80 ms，电轴左偏，−50°，R 波递增不良，呈顺钟向转位。非特异性复极异常。QTc 正常，时限 403 ms。孤立性室性期前收缩，呈右束支传导阻滞图形。综上所述，心电图诊断窦性心律，房室传导正常，左前分支传导阻滞，非特异性 T 波改变，室性期前收缩。

患者当时完全恢复，在尚未明确诊断的情况下患者出院，转至心内科门诊进一步明确晕厥病因。1 个月后患者入院，一般状况良好，未诉不适，复查心电图如图 10.6 所示。

10.3.2　心电图分析

图 10.6 这张心电图与既往心电图存在显著变化：

- 所有胸导联，Ⅰ、Ⅱ、aVL 导联均可见巨大的 T 波倒置，aVF 导联 T 波双向，Ⅲ导联、aVR 导联 T 波直立
- V2 ~ V5 导联 ST 段压低
- QTc 轻度延长，时限 474 ms

患者仅在 2 个月前出现过 1 次晕厥发作，当时查体、化验检查及超声心动图均正常，因此考虑是非缺血性的 T 波倒置。

10.3.3　心电图分析

为明确排除缺血性因素，行多巴酚丁胺负荷超声心动图检查未见异常。患者在峰值负荷时 T 波变为直立，在恢复期 T 波变为倒置，这种情况通常称为"假性正常化"（图 10.7）。

多巴酚丁胺是一种儿茶酚胺类似物，能够加快正常的窦房结功能以及房室、室

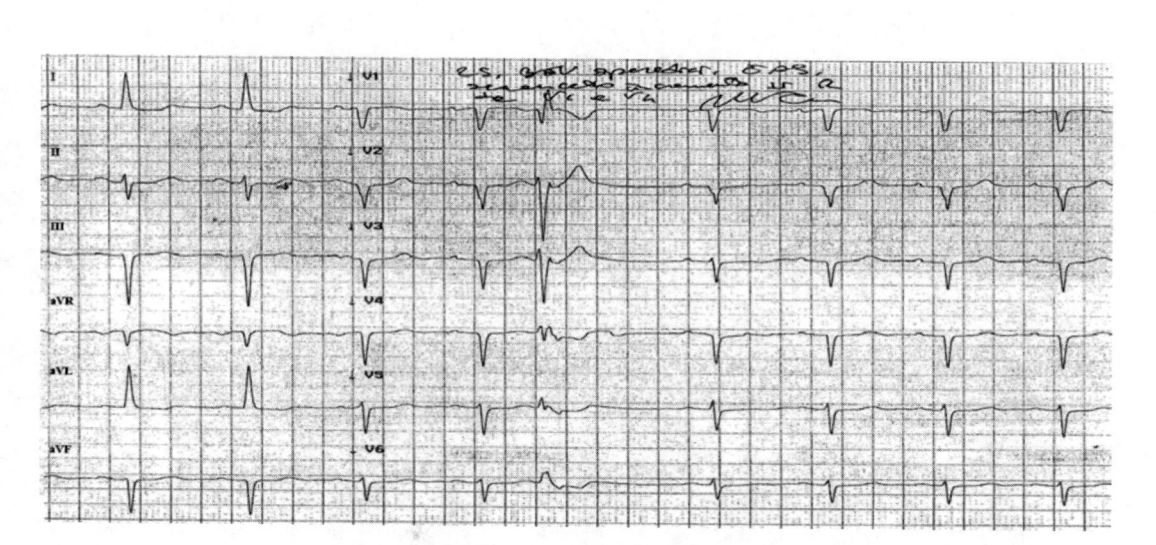

图 10.5　病例 3 的 12 导联心电图

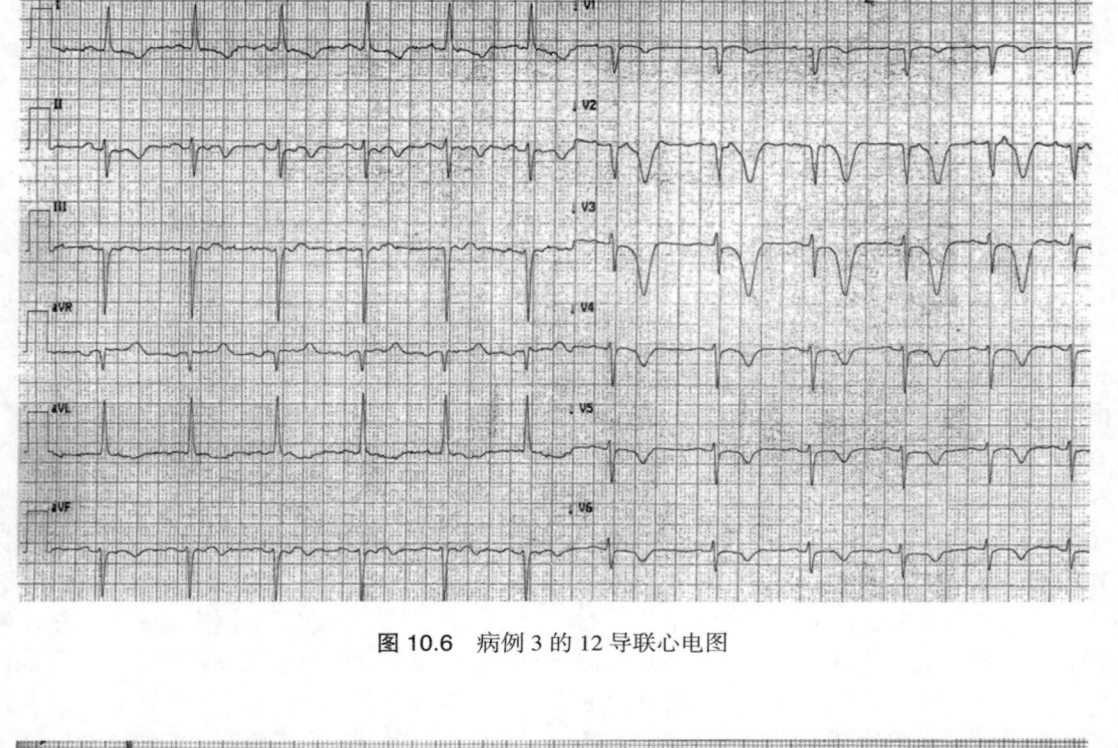

图 10.6　病例 3 的 12 导联心电图

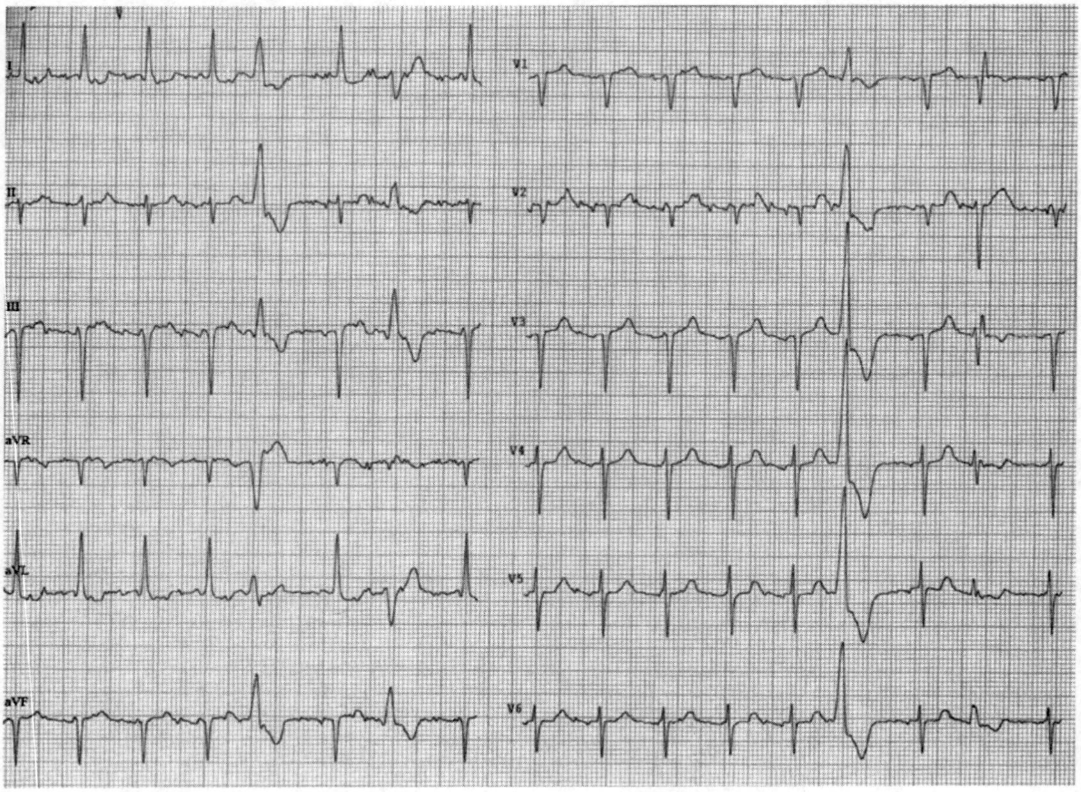

图 10.7　病例 3 的 12 导联心电图

内传导。心电图显示窦性心动过速，心率 114 次 / 分，孤立性室性期前收缩，P 波时限、形态正常，PR 间期 120 ms，QRS 时限 60 ms，呈左前分支传导阻滞。所有 T 波倒置的导联均变为 T 波直立，QTc 缩短为 372 ms。考虑到患者晕厥病史以及室内传导可能对复极产生深层次的影响，因此对患者进行了电生理检查，检查结果显示患者希氏束下传导延迟，HV 间期 70 ms（图 10.8），静脉注射 2 mg/kg 氟卡尼后 HV 间期增加至 82 ms（图 10.9）。患者植入双腔起搏器后无晕厥发作。

通过比较基线心电图和负荷心电图的类本位曲折时间可以看到，T 波在 QRS 波变窄后出现假性正常化（图 10.10），从而证实传导时间与复极化存在明确关系。这一发现将在第 10.4 节中进行讨论。

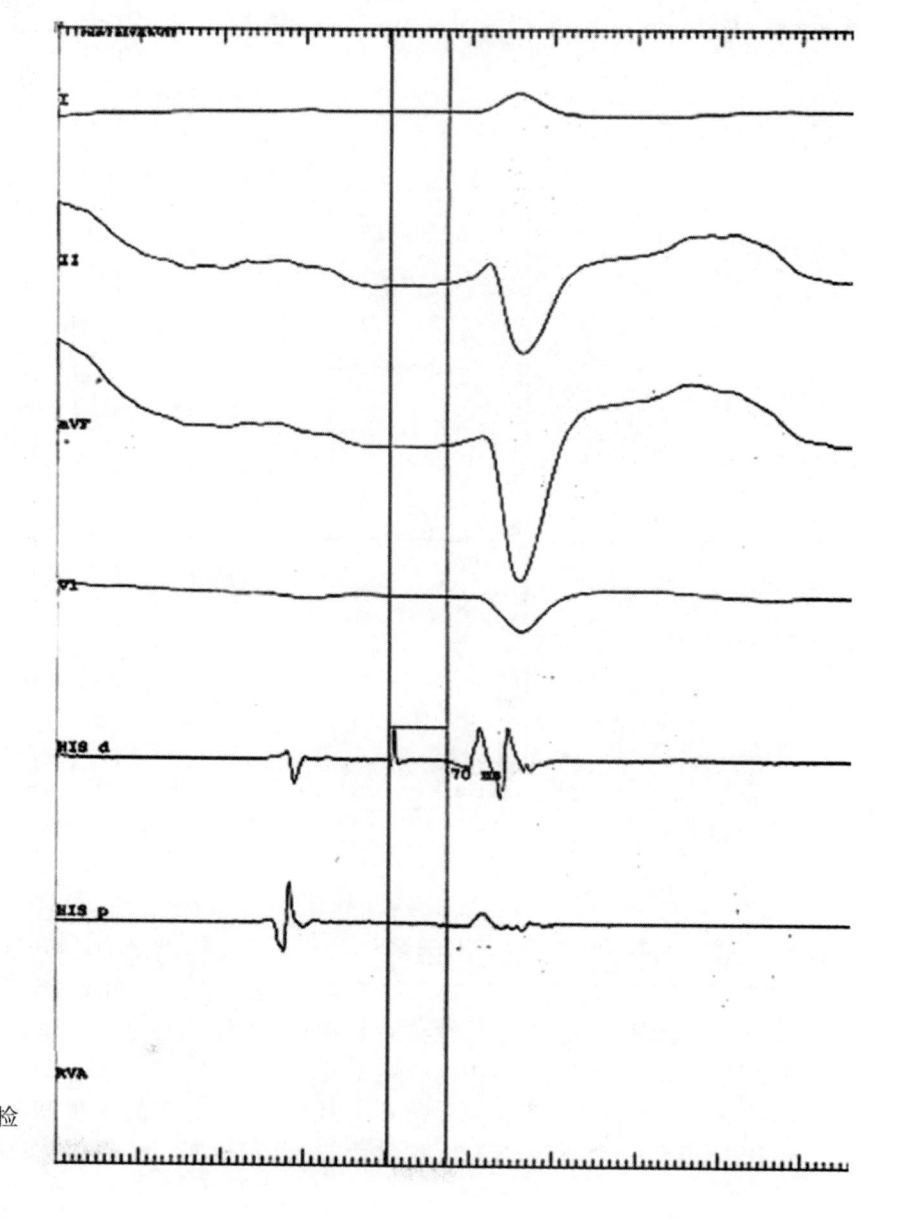

图 10.8　病例 3 的电生理检查示 HV 间期 70 ms

图 10.9 病例 3 的电生理检查示 HV 间期 82 ms

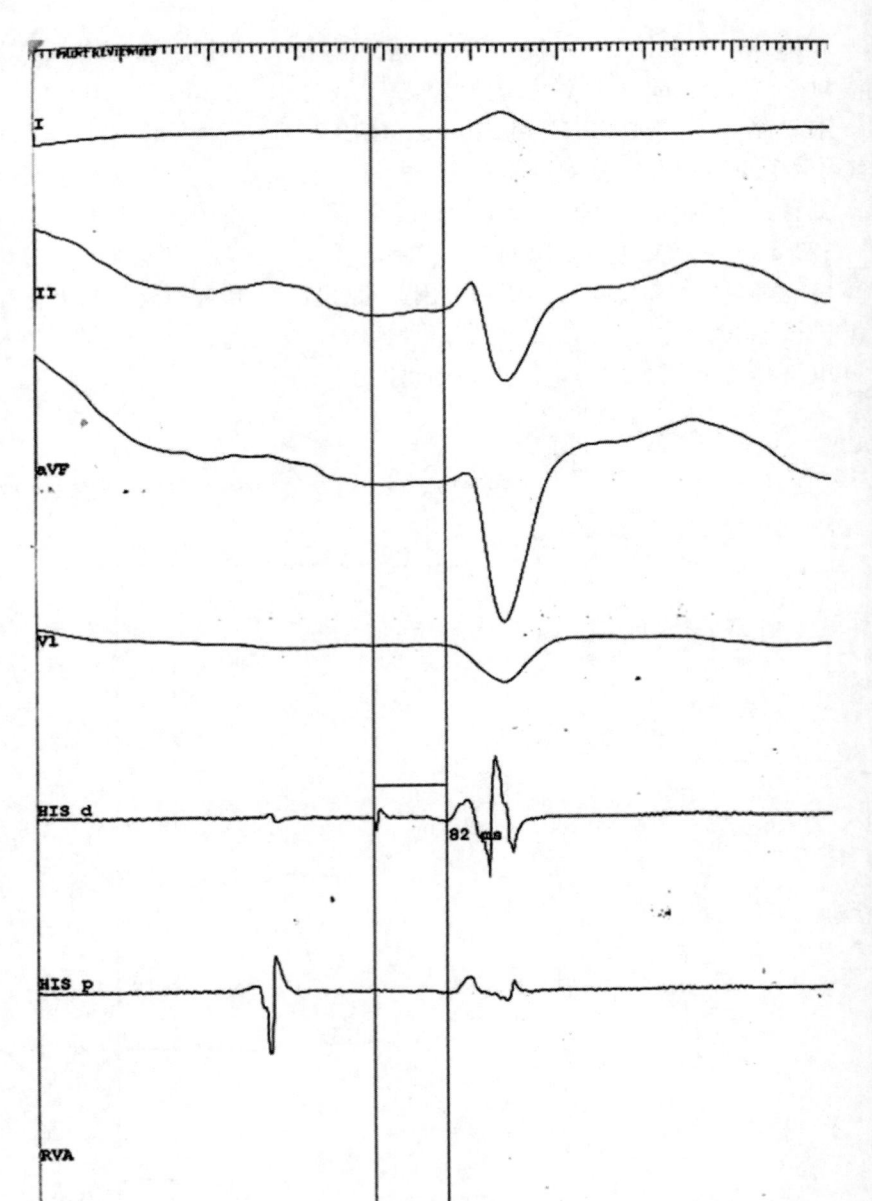

10.4 从心电图到基础理论

心内膜心肌细胞的动作电位及功能不应期通常比心外膜心肌细胞长，因此心室复极的方向是从心外膜到心内膜，与除极方向相反。由于是相反的电荷运动，通过体表心电图可以记录到与除极方向相一致的复极向量。这是 Wilson 等[2] 的经典理论，解释了为什么心电图中 T 波与 QRS 波群主波方向一致。

心脏的除极和复极是心脏电活动中紧密相连的两个阶段。激动从左室心内膜下经

图 10.10 病例 3：图 10.6 和图 10.7 的细节，类本位曲折时间与 T 波极性的关系

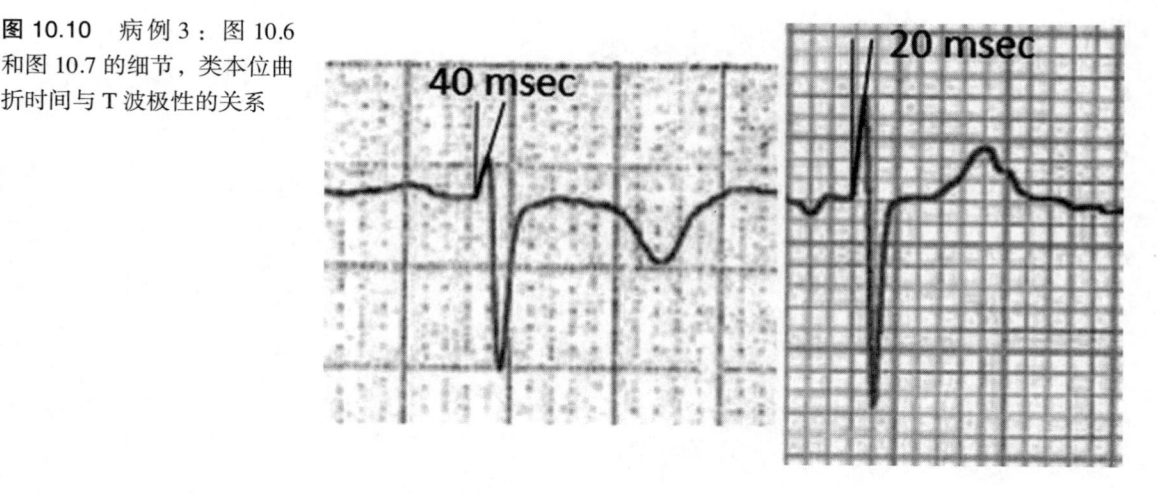

3 个相互交织形成的浦肯野纤维网传导至心肌细胞。由于每个心肌细胞都是相互独立的复极过程，可以通过 T 波向量环反映电活动的分布不均匀性[3]。

- 不同的 0 期除极时间
- 不同的动作电位时长
- 不同的动作电位构成（2 相和 3 相的振幅、斜率以及频率）
- 同一纤维在舒张期和收缩期的空间分布不同
- 舒张期血流方向的影响
- 心肌与皮肤之间的距离对复极化等低振幅现象产生滤过效应

20 世纪 90 年代初期 Antzelevitch 等[4]发现，与心外膜或心内膜细胞相比，M 细胞动作电位存在不成比例延长的倾向。这与 M 细胞的离子特征有关，包括存在较小的缓慢激活的延迟整流钾电流 I_{KS}，但存在较大的晚期钠电流 I_{NaL}。因此，三种细胞类型（即心内膜细胞、M 细胞、心外膜细胞）之间 I_{KS} 的密度差异对不同复极化有重要影响。

如果 T 波倒置意味着复极是从心内膜向心外膜进展，那么通过增加跨壁阶差或跨心室阶差的情况（即缺血、左心室肥大、药物、束支传导阻滞等）来减缓除极的过程，都可能有利于心内膜首先复极，那么就出现了 T 波倒置。

T 波形态通常是两支不对称，前支上升缓慢，后支下降陡峭。

T 波异常可分为 3 类：原发性（由于缺血）、继发性（假性缺血）以及非特异性。通常，缺血性 T 波是由心肌细胞电生理特点发生改变所引起，一般不出现在心肌梗死超急期，但经常可见出现 J 点的高度随 T 波振幅的增加而增加[5]。缺血性 T 波倒置一般认为是亚急性期现象，通常在缺血事件后数小时或数天时出现，且可能持续数月。其心电图特点是：双支对称、底部变窄、顶端变尖。如图 10.11a～c 所示，分别代表了缺血事件发生时以及发生后第 1 天和第 2 天心电图 ST-T 的动态演变。假性缺血性 T 波倒置与多种疾病有关（表 10.1）。

10.4.1 重新审视记忆假说

20 世纪 80 年代初由 Rosembaum 等发现并提出心脏记忆[6]。作者认为，激动顺序的持续改变使心室复极的顺序发生改变，这样的调控机制不断累积是"记忆"发生的基础，经过一定时间的激动顺序改变达到最大效果。这一理论通过观察间歇性左束支传导阻滞患者所得出，在一定时间的异常激动后，当刺激条件停止，心室除极恢复正常时仍然存在着 T 波倒置。

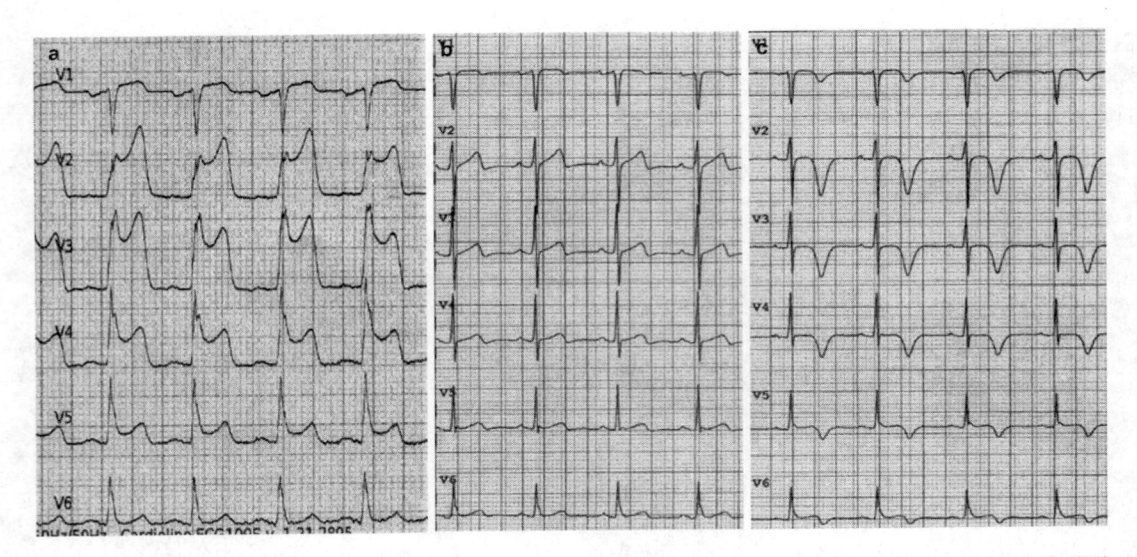

图 10.11 （a）缺血发生时的胸导联心电图；（b）缺血 1 天后的胸导联心电图；（c）缺血 2 天后的胸导联心电图

表 10.1 假性缺血性 T 波倒置相关疾病

器质性心脏病
- 肥厚型心肌病
- 左心室肥大
- Friedreich 共济失调心肌病
- 致心律失常右室心肌病
- 二尖瓣脱垂

传导异常
- 心室起搏器后心电记忆
- 间歇性左束支传导阻滞
- 室性心动过速
- 室上性心动过速伴传导异常
- 心室预激

药物
- 作用于动作电位持续时间的药物（如胺碘酮）

神经系统疾病
- 脑血管意外，特别是蛛网膜下腔出血

创伤
- 肿瘤

心脏组织炎症
- 近期心包炎
- 心包手术后

其他原因
- 肺栓塞
- 应激性心肌病
- 运动员或中年女性特发性 T 波倒置

由于体表心电图上 T 波改变主要取决于除极过程的顺序及持续时间，由于累积和记忆效应，心动过速后的 T 波与心动过速时 QRS 波的方向一致。后来，Costard-Jackle 等 [7] 发现，在心房起搏时，心室动作电位持续时间与激活时间呈负相关（较早激活的部位较晚复极化），但在心室起搏 2 小时后，这种负相关关系消失（较早激活的部位较早复极化）。最近，Chiale 等 [8] 报道了"临时"起搏会改变心室除极的方向，不仅会引起心脏记忆的经典模式（倒置和对称的 T 波），甚至会引起高尖 T 波或异常 T 波部分或全部正常化。

此外，在短暂的改变除极顺序后也可能会出现假性复极正常化，因此就提出了短期和长期 T 波记忆的概念。短期 T 波记忆是在异常心室激动数分钟至数小时后形成并迅速消失；长期 T 波记忆是异常心室激动数天或数周后出现，并以缓慢而渐进的方式消失。短期 T 波记忆有时会受到长期 T 波记忆的影响，间歇性左束支传导阻滞复极异常是短暂发生的，但 T 波有时与 QRS 波导联位置相关，且方向相反。在经过一段时间的异常激动后，依然存在着与心律失常时 QRS 波方向相同的应力，这是长期 T 波记忆产生的原因。

上述的 3 个临床病例为假性缺血的原因提供了可能的电生理解释，可以帮助临床医生在某些特定的临床环境中更好地理解心电图。

当心房起搏（非心室）时，短期记忆可能是由于希氏束内细微的传导延迟（如 10.1 和 10.3 的患者）从而可能导致附近区域的近端除极化延迟（不均匀传导）。希氏束内的延迟除极导致附近区域传导延迟，随后出现不均匀传导和延迟复极[8]。结果就是 T 波倒置。

类本位曲折时间，即 QRS 波首先除极的部分，决定于希氏束的传导速率，可能反映内在的传导延迟（动作电位 0 相和 1 相），因此与正常或倒置的 T 波相关。如第 10.2 节所示，当出现 T 波改变时，仔细观察类本位曲折时间可能会提供重要的信息。

对 10.1 节中的患者进行电生理检查如图 10.12 所示，显示了重复的心房额外刺激是如何影响希氏束下传导以及复极化过程。当传导加速时，类本位曲折时间缩短，T 波正常化。相反，当希氏束内或希氏束下传导延长时，则会导致 T 波倒置加重或出现。

可以想象的是心脏记忆是希氏束内 QRS 波激活向量延迟的表现。

尽管左束支近端阻滞的患者未表现为典型的左束支传导阻滞图形，但很可能出现 T 波倒置，是由于体表心电图上看不到希氏束下传导延迟。根据类本位曲折时间与 T 波存在着明确关系，有助于得到正确诊断。正如所报告的病例中所示，当 HV 间期为 65 ms 时会出现 T 波倒置，当 HV 间期为 45 ms 时，T 波倒置消失。

这些现象背后的分子机制目前尚不清楚：在犬模型中，由心室起搏诱导的心脏记忆被 I_{CaL} 阻断剂减弱，这表明细胞内钙浓度增加作为第二信使，可能会改变决定长期 T 波记忆的 I_{Kto}、I_{Kr} 和 I_{CaL} 等膜通道核转录因子的表达。

就长期记忆而言，短期记忆也是由分子变化所产生的，是血管紧张素 II 的局部合成和释放，使调节该电流跨心室壁梯度的大分子复合物 ATII/KV3、4/KCH$_{ip2c}$ 的表达增加[9]。

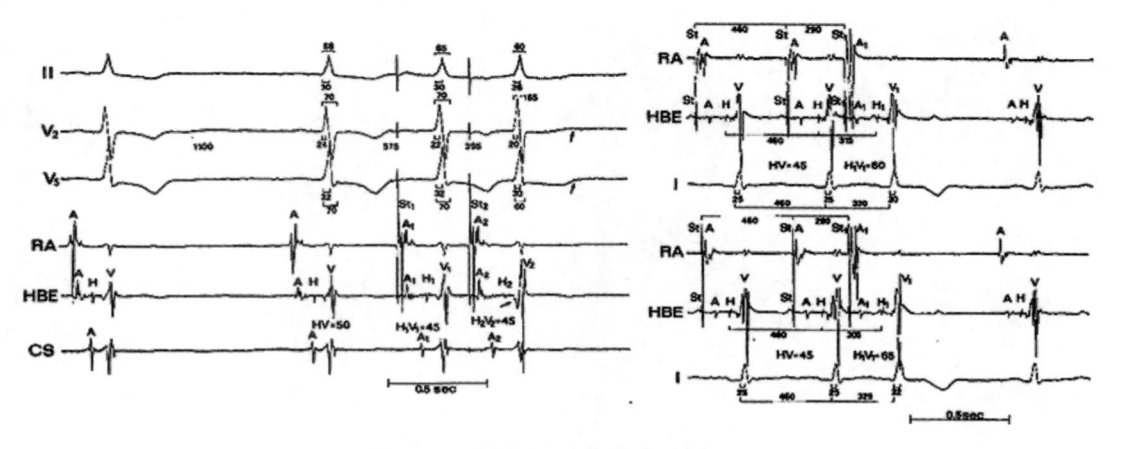

图 10.12　病例 1 的电生理检查结果

（Claudio Cupido, Giorgio Guidotti, Enrico Paolini, Giulio Spinucci 著　滕玮利 译　张瑞涛 审校）

参考文献

1. Alexopoulos D, Christodoulou J, Toulgaridis T, et al. Repolarization abnormalities with prolonged hyperventilation in apparently healthy subjects: incidence, mechanisms and affecting factors. Eur Heart J. 1996;17(9):1432–7.
2. Wilson FN, MacLeod AG, Barker PS. The T deflection of the electrocardiogram. Tr Assoc Am Physicians. 1934;46:29.
3. Pozzi L. Elettrofisiologia del normale processo di ripolarizzazione ventricolare. Turin: Minerva Medica; 1989.
4. Antzelevitch C, Sicouri S, Litovsky SH, et al. Heterogeneity within the ventricular wall. Electrophysiology and pharmacology of epicardial, endocardial, and M cells. Circ Res. 1991;69(6):1427–49.
5. Oreto G. L'elettrocardiogramma: un mosaico a 12 tessere. Turin: Centro Scientifico Editore; 2008.
6. Rosenbaum MB, Blanco HH, Elizari MV, et al. Electrotonic modulation of the T wave and cardiac memory. Am J Cardiol. 1982;50(2):213–22.
7. Costard-Jäckle A, Goetsch B, Antz M, et al. Slow and long-lasting modulation of myocardial repolarization produced by ectopic activation in isolated rabbit hearts. Circulation. 1989;80(5):1412–20.
8. Baroni M, Capucci A, Boriani G, et al. Pseudoischemic T waves: a possible electrophysiologic mechanism. J Electrocardiol. 1991;24(3):286.
9. Chiale PA, Etcheverry D, Pastori JD, et al. The multiple electrocardiographic manifestations of ventricular repolarization memory. Curr Cardiol Rev. 2014;10(3):190–201.

第11讲 早复极：何时是正常现象？

11.1 病例1

38 岁男性因胸痛就诊于急诊科。患者胸痛 2 天，深呼吸时加重，伴头晕。患者近期从神经科出院，诊断为偏头痛、眼球震颤和共济失调。既往曾因烦躁和酗酒急诊就诊一次，无心脏病史。

首次 12 导联心电图（图 11.1）显示：窦性心律，心率 60 次/分，正常房室传导（PQ 160 ms），电轴 0°，正常室内传导（QRS 宽度 80 ms）。下壁（Ⅱ、Ⅲ和 aVF）和前侧壁（Ⅰ和 V2~V6）导联上出现 QRS 终末期切迹，侧壁和胸导联（Ⅰ、aVL 和 V2~V4）J 点抬高≥0.1 mV、ST 段上斜和 T 波高耸，QTc 400 ms。

患者入院时基本生命体征参数正常且稳定：血压 125/75 mmHg，未吸氧时动脉血饱和度 98%，体温 36.4℃。初步诊断为 ST 段抬高型心肌梗死。因此，患者进行了冠状动脉造影，结果显示冠状动脉正常。

超声心动图仅记录到左心室轻度向心性肥大，室壁运动正常，无心包积液或瓣膜异常。患者被转诊到我院进行进一步评估。

实验室检查显示血常规、血红蛋白、肌钙蛋白、肌酐、电解质正常，C 反应蛋白阴性。

排除了高钾血症和低体温可能导致的心电图异常。由于无心包积液且炎症标志物正常，亚急性心包炎的可能性小。此外，患者虽 ST 段抬高但未出现典型心包炎急性期 PR 段压低的特征，且连续 3 次血样中的肌钙蛋白正常、左心室射血分数正常，以及无近期发热、流感或肠胃炎病史，也基本排除了心肌炎的可能性。

为了调查运动期间心室复极的变化，对患者进行了平板运动负荷试验（图 11.2）。在运动期间，ST 段变为正常，并在运动恢复期恢复到基线。运动中未发生任何心律失常或相关症状。因此，我们得出患者可能是早复极的诊断。

患者随后以非特异性胸痛和心电图早复极模式的诊断出院。

11.1.1 定义

早复极（early repolarization，ER）通常定义为具有三种心电图特征：J 波、ST 段弓背向下抬高和在两个连续导联 T 波高大对称。

近期，一份关于早复极的共识提出了新的定义，其中包括一些新的心电图参数：

至少连续两个导联（如下壁或侧壁导联，V1~V3 导联除外）中出现 QRS-ST 段连接处（J point，J 点）抬高≥0.1 mV，并伴有窄 QRS 波（时长<120 ms），以及 QRS 终末期切迹或顿挫可以识别早复极。

QRS 终末期切迹是 R 波下降部分最后 50% 出现的具有穹顶形态的正向偏移，而 QRS 终末期顿挫则是由于 QRS 波终末传导速度突然下降。

J 点是 QRS 波结束和 ST 段起始的交界点。定义 J 点抬高的方法是测量切迹的最高

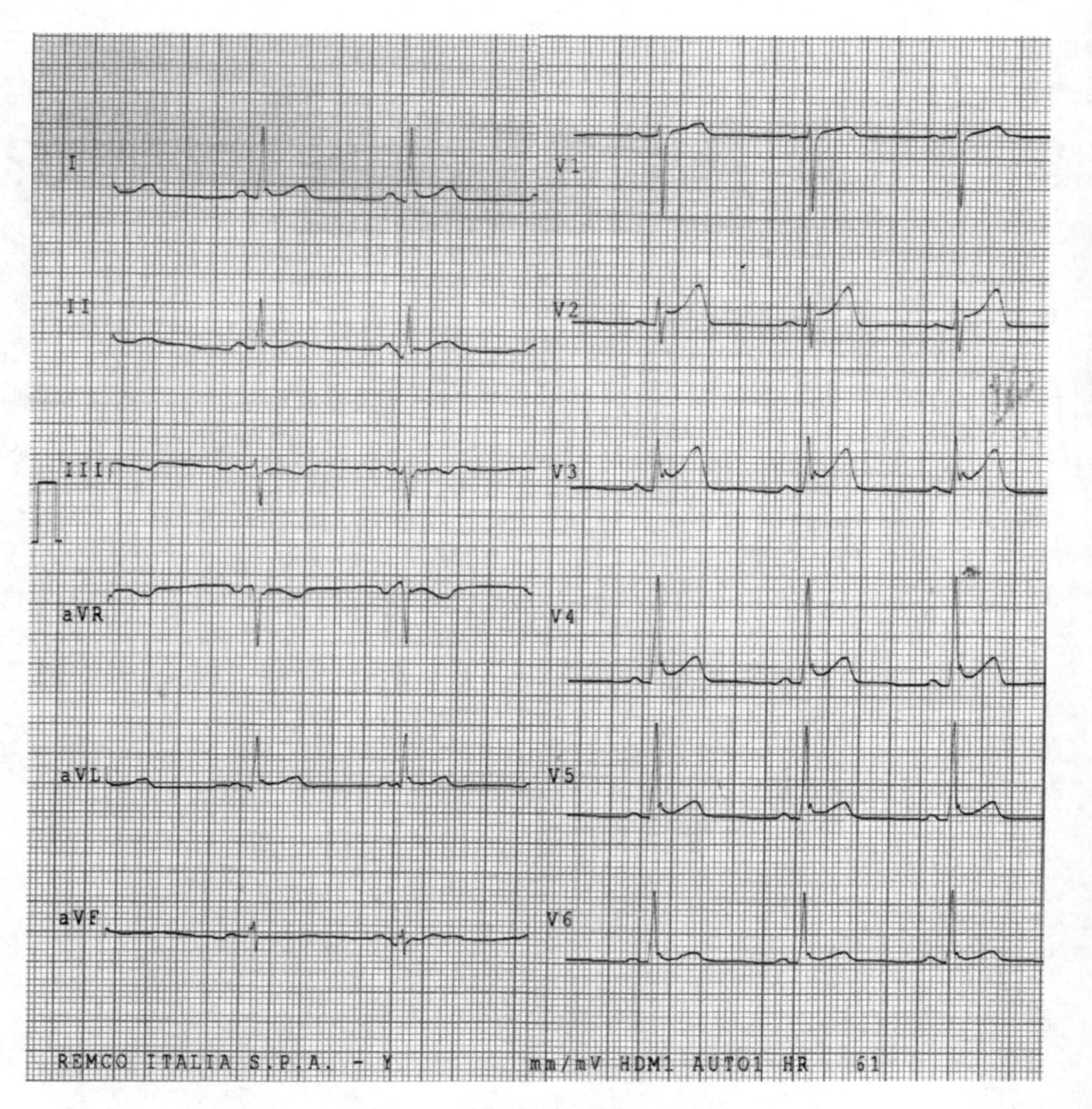

图 11.1　病例 1 的 12 导联心电图

点或顿挫的起点，即 J 峰（J peak，Jp）与等电位线的距离（图 11.3）。

ST 段的形态分为三种不同的形态：上斜型、水平型、下斜型。ST 段抬高或压低的幅度应在 J 波终点（J termination，Jt）后 100 ms（时间段 M）处测量，Jt 定义为顿挫或切迹的终点（图 11.4）。

如果 ST 段的振幅低于 Jt 的幅度，则 ST 段定义为下斜型，如果相等则为水平型，如果高于 Jt 的幅度则为上斜型。

QRS 波持续时间应在没有顿挫或切迹的导联上测量[1]。

当无任何结构性心脏病者出现心搏骤停后生还、心室颤动（ventricular fibrillation，VF）或多形性室性心动过速（ventricular tachycardia，VT）病史，且心电图为早复极模式，可以诊断为早复极综合征（early repolarization syndrome，ERS）[2]。

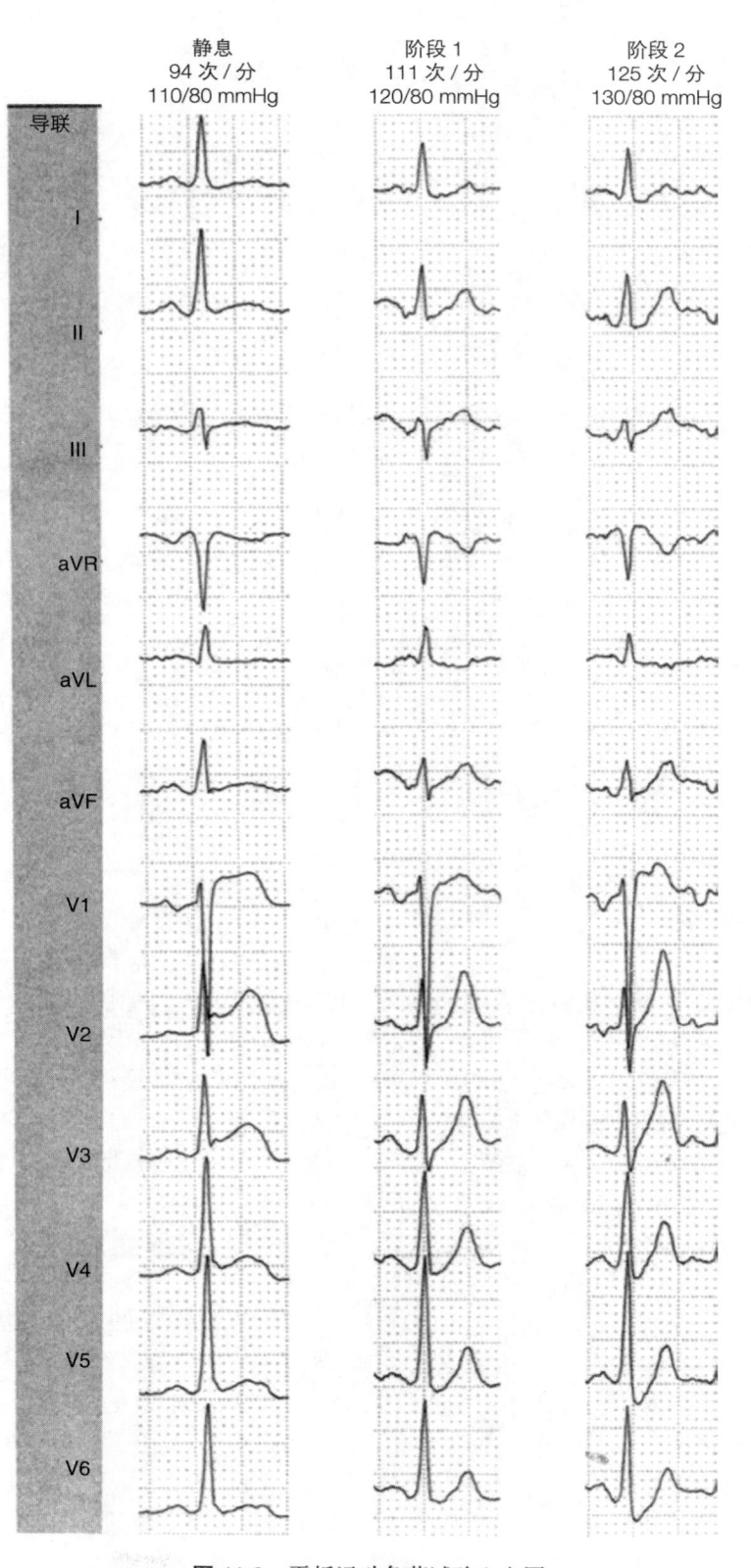

图 11.2 平板运动负荷试验心电图

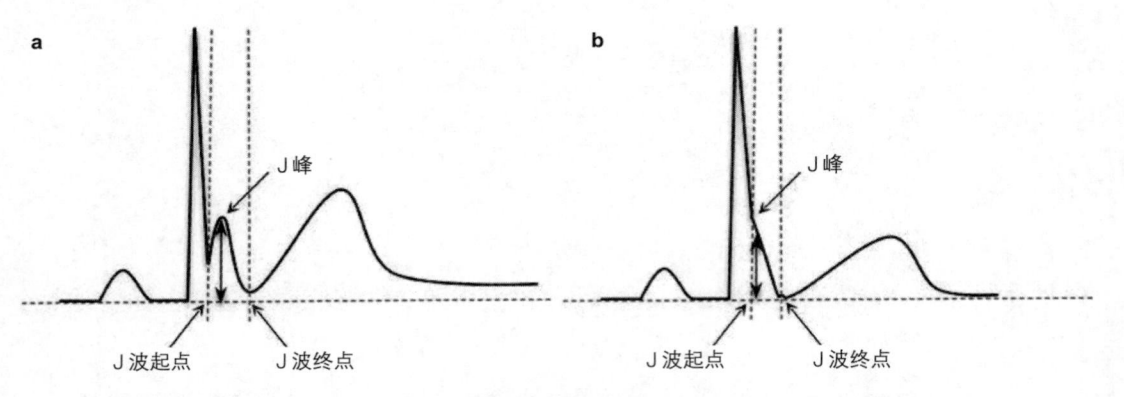

图 11.3 终末期切迹和顿挫术语：QRS 波终末期切迹（a）；QRS 波终末期顿挫（b）

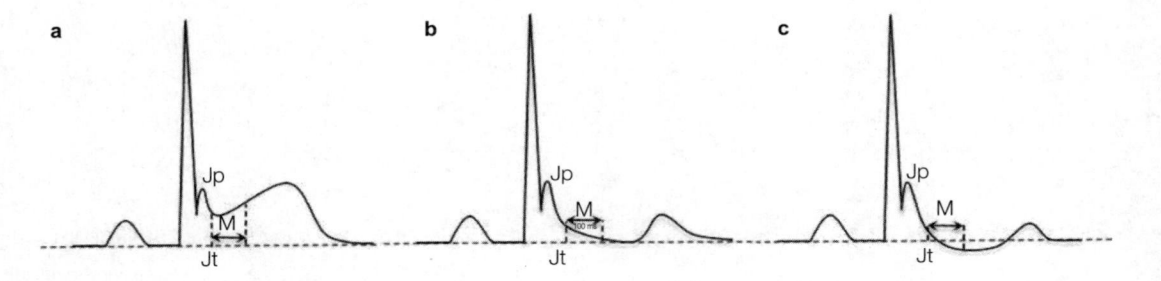

图 11.4 ST 段坡度：上升 / 上坡型（a）；水平型（b）；下降 / 下坡型（c）

11.1.2　流行病学

正常人群中早复极模式的患病率从 2% 到 31% 不等[1]。患病率的变异性可能与诊断标准的差异、不同研究人群的人口学特征以及早复极模式随时间的动态变化相关。

早复极模式在年轻男性、非洲裔人群和运动员中更为常见[3]。男性中较高的患病率可能是由于睾酮增加了心脏动作电位（action potential，AP）的外向复极电流。此外，男性的患病率随着年龄的增长而降低[4]。早复极与体育活动之间的关联也被大量报道。这种关联可能是由于运动员中男性和黑人个体的比例高，以及运动员基础心率低和迷走神经张力增高相关[3]。

这种心电图表现好发于下壁和侧壁导联中，分别为 0.6% ~ 7.6% 和 0.4% ~ 9%[3]。下壁和（或）侧壁导联中的早期复极化特征以及上斜型 ST 段是青年健康体育活动者中最常见的模式，其原因可能与运动员型心电图改变有关，如生理性左心室肥大。此外，水平 / 下斜型 ST 段形态通常见于中年人[5]。

早复极具有遗传基础，在阳性个体的兄弟姐妹和后代中更为普遍[3]。

11.1.3　病理生理学

早复极模式的电生理基础尚不完全清楚，仍然存在争议。

实验证据表明，J 波心电图的描述是从心外膜到心内膜的跨壁电压梯度在 AP 早期阶段出现的表现。在 AP 第 1 阶段（早期复极化）期间，细胞膜通过逐渐减弱的内向钠电流（sodium inward current，I_{Nalate}）和同时激活的外向电流（I_{to} 和 I_{Cl}）迅速复极化。

在人类的心脏中，瞬时外向 K^+ 电流（I_{to}）的密度和恢复特性在心外膜和心内膜之间有所不同。这些差异造成了一个生理性的跨壁电压梯度。

然而，外向和内向复极电流之间的失衡可能导致突出的 I_{to} 电流，能够在心外膜细胞中形成进一步的快速复极化。相反，心内膜细胞的动作电位保持正常，导致跨壁复极异质性增加[6]。

这些区域差异可能增加复极离散性，从而促进局部再激动（2 相折返）。这反过来可能发展成紧密耦合的期前收缩，有时会退化为室性心律失常。

早复极模式对药物治疗的反应可以证实 I_{to} 电流的核心作用。研究表明奎尼丁是一种具有显著 I_{to} 阻断特性的药剂，有助于抑制 J 波和 ERS 的心律失常表现。同样，β- 肾上腺素激动剂（异丙肾上腺素）和一些磷酸二酯酶Ⅲ抑制剂（米力农、西洛他唑）也被证明可以通过抑制 I_{to}、增强 I_{ca} 或两者兼而有之逆转复极异常[7]。然而，对 I_{Na} 阻滞剂（特别是阿义马林）的反应不一致，说明早复极的机制仍未完全阐明[6]。

心率增加时的反应可以区分复极异常与传导异常。在更快的速率下，如期前收缩期间，J 波通常减少，而在心动过缓或长时间停搏时则增强。

11.1.4　一个新的心律失常风险标志

预防心源性猝死一直是心脏病专家的重要目标。几十年来，早复极被认为是一种具有良性预后的正常变异。然而，最近的病例对照研究和大规模人群研究揭示了早复极与心律失常死亡风险增加相关，主要是由于特发性心室颤动（idiopathic ventricular fibrillation，IVF）[8,9]。

已评估了一系列临床和心电图特征以提高我们区分"良性"与"恶性"早复极的能力。多项研究表明，J 波振幅、分布和动态性以及 ST 段形态是不同心律失常的危险因素。在无结构性心脏病的患者中观察到 J 点抬高 >0.1 mV 与特发性心室颤动（IVF）相关，这使得人们不单单只关注 J 点的存在，而更多关注 J 点抬高的幅度，并将其作为心律失常风险增加的标志。在这些患者中，早复极模式主要出现在下壁导联，较少见于侧壁导联[10]。值得注意的是，侧壁导联的 J 波预示着风险最低；当早复极在下壁甚至所有导联中广泛表现时，风险逐渐增加[8,11]。

虽然水平或下斜的 ST 段形态的早复极模式与心律失常死亡风险增加相关，上斜型的 ST 段形态尚未发现与不良结局有关，所以通常被认为是良性的，除少数情况外[5,12]。多项研究表明，在下壁导联中 J 波振幅高（>0.2 mV）以及水平或下斜型的 ST 段是心律失常死亡的强预测因子，与其他为大家熟知的心电图风险预警指标（如长 QTc 间期和左心室肥大）具有相似的价值[11]。

考虑到早复极的病理生理背景，在心动过缓或长时间停搏后 J 波增强的现象可以通过暂时外向电流 I_{to} 的停搏依赖性增加来解释。由于这种表现仅在特发性心室颤动患者中观察到，J 波动态性被认为是早复极背景下心律失常风险的重要预测因子[13-15]。

此外，具有频发且短联律间期的室性早搏的患者心律失常死亡的风险显著增加[8,14]。

晕厥在早复极人群中也很常见。可于休息或睡眠期间发生，并且可能提示与早复极相关的心律失常事件。然而，晕厥在预测这些早复极患者不良事件中的特异性较低，与相对常见的晕厥相比，心脏骤停较为罕见[14]。

心源性猝死家族史可能是心律失常高风险的标志。

最后，重要的是，在其他心律失常综合征患者中，如短 QT 综合征和 Brugada 综合征，同时存在早复极模式提示预后更差[16, 17]。这些临床或心电图表现尚无有效的风险分层工具[18]。

目前，在早复极患者中，药物刺激和功能性测试未能提高心律失常风险分层的准确性[14]。然而，在运动和（或）阿义马林试验期间早复极模式的持续存在似乎可以识别出具有更高心律失常风险的患者，但需要进一步的前瞻性研究以确认其阳性预测值[19]。

此外，在电生理检查（electrophysiology study，EPS）期间诱发的心室颤动不能预测未来心律失常的风险。而且，EPS异常与早复极模式的"恶性"心电图变异无相关性[20]。

总之，迄今为止，我们仍然难以区分非常常见的"良性早复极"和真正罕见的"恶性早复极"。"恶性早复极"仍然是一个罕见的临床情况。

（Erika Baiocco, Daniele Contadini, Alessandro Maolo,

Maria Vittoria Matassini 著

刘　丹 译　张瑞涛 审校）

参考文献

1. Macfarlane PW, Antzelevitch C, Haissaguerre M, et al. The early repolarization pattern: a consensus paper. J Am Coll Cardiol. 2015;66(4):470–7.

2. Priori SG, Wilde AA, Horie M, et al. Expert consensus statement on the diagnosis and management of patients with inherited primary arrhythmia syndromes. Heart Rhythm. 2013;10(12):1932–63.

3. Maury P, Rollin A. Prevalence of early repolarization/J wave patterns in the normal population. J Electrocardiol. 2013;46:411–6.

4. Noseworthy PA, Tikkanen JT, Porthan K, et al. The early repolarization pattern in the general population: clinical correlates and heritability. J Am Coll Cardiol. 2011;57(22):2284–9.

5. Tikkanen JT, Junttila MJ, Anttonen O, et al. Early repolarization. Electrocardiographic phenotypes associated with favorable long-term outcome. Circulation. 2011;123:2666–73.

6. Ben NM, Begg GA, Page SP, et al. Early repolariza-

tion syndrome; mechanistic theories and clinical correlates. Front Physiol. 2016;7:266.

7. Antzelevitch C, Yan G, Ackerman MJ, et al. J-wave syndrome expert consensus conference report: emerging concepts and gaps knowledge. J Arrhythmia. 2016;32:315–39.

8. Haissaguerre M, Derval N, Sacher F, et al. Sudden cardiac arrest associated with early repolarization. N Engl J Med. 2008;358:2016–23.

9. Patton KK, Ellinor PT, Ezekowitz M, et al. Electrocardiographic early repolarization. A scientific statement from the America Heart Association. Circulation. 2016;133:1520–9.

10. Rosso R, Kogan E, Belhassen B, et al. J-point elevation in survivors of primary ventricular fibrillation and matched control subjects: incidence and clinical significance. J Am Coll Cardiol. 2008;52:1231–8.

11. Tikkanen JT, Anttonen O, Junttila MJ, et al. Long-term outcome associated with early repolarization and electrocardiography. N Engl J Med. 2009;361:2529–37.

12. Rosso R, Glikson E, Belhassen B, et al. Distinguishing "benign" from "malignant early repolarization": the value of the ST-segment morphology. Heart Rhythm. 2012;9:225–9.

13. Rizzo C, Monitillo F, Iacoviello M, et al. 12-lead electrocardiogram features of arrhythmic risk: a focus on early repolarization. World J Cardiol. 2016;8(8):447–55.

14. Saagar M, Derval N, Sacher F, et al. History and clinical significance of early repolarization syndrome. Heart Rhythm. 2015;12(1):242–9.

15. Aizawa Y, Chinushi M, Hasegawa K, et al. Electrical storm in idiopathic ventricular fibrillation is associated with early repolarization. J Am Coll Cardiol. 2013;62:1015–9.

16. Watanabe H, Makiyama T, Koyama T, et al. High prevalence of early repolarization in short QT syndrome. Heart Rhythm. 2010;7:647–52.

17. Tokioka K, Kusano KF, Morita H, et al. Electrocardiographic parameters and fatal arrhythmic events in patients with Brugada syndrome: combination of depolarization and repolarization abnormalities. J Am Coll Cardiol. 2014;63:2131–8.

18. Tikkanen JT, Huikuri HV, et al. Early repolarization ECG pattern in the Finnish general population. J Electrocardiol. 2013;46:439–41.

19. Bastiaenen R, Raju H, Sharma S, et al. Characterization of early repolarization during ajmaline provocation and exercise tolerance testing. Heart Rhythm. 2013;10:247–54.

20. Saagar M, Derval N, Sacher F, et al. Role of electrophysiological studies in predicting risk of ventricular arrhythmia in early repolarization syndrome. J Am Coll Cardiol. 2015;65:151–9.

第 **12** 讲　离子通道病：危险分层的心电图新标准

12.1　Brugada 综合征

一名 39 岁男性在耳鼻喉科手术前被转诊至门诊进行心脏评估。患者数次夜间惊醒并伴有心悸发作。否认既往有晕厥或晕厥先兆症状，且家族中无心源性猝死（sudden cardiac death，SCD）病史。心电图见图 12.1。

12.1.1　心电图分析

窦性心律：72 次 / 分；PR 间期正常（180 ms）；QRS 波呈右束支传导阻滞图形

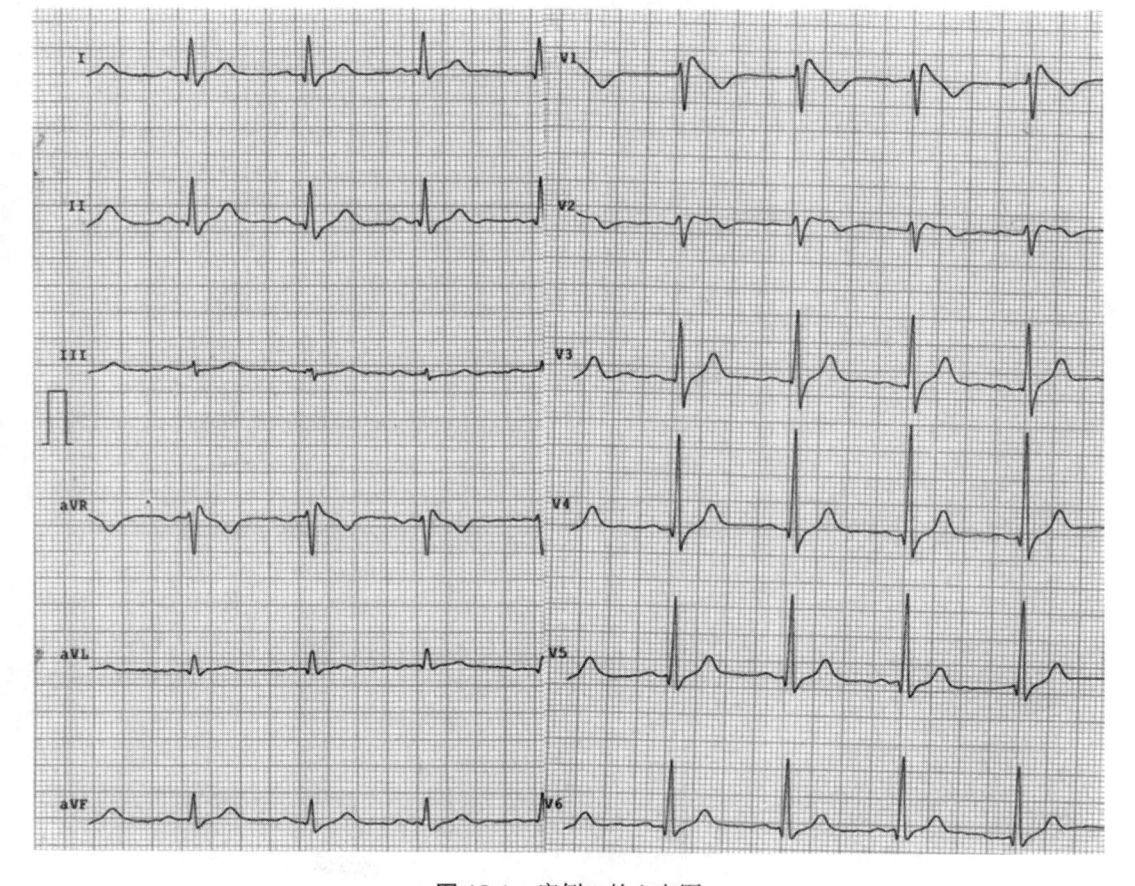

图 12.1　病例 1 的心电图

（QRS 波时限 120 ms，Ⅰ 和 V6 导联可见 S 波，V1 导联呈 rSR′ 形）。然而，仔细观察 V1 和 V2 导联，可见一些与右束支传导阻滞不一致的特征：

- V1 导联 J 点抬高 3 mm，ST 段呈穹隆型下斜抬高，并与倒置的 T 波融合。这些特征是 Brugada 1 型心电图和 Brugada 综合征的诊断依据。
- V2 导联 J 点抬高 2 mm，ST 段马鞍型抬高（终末 1 mm），T 波双相。这些符合 Brugada 非 1 型心电图的特征。

12.1.2　诊断和处理

心电图的右胸 V1 导联可诊断自发性 Brugada 1 型心电图。患者被收入院进一步检查。患者没有症状，体温正常。经胸超声心动图显示心脏结构和功能正常。实验室检查结果正常。

在报道的心电图中，Ⅰ 导联存在 S 波。一些研究表明，即使 Brugada 1 型心电图患者没有心搏骤停的病史，这种心电图特征（S 波≥0.1 mV 和 / 或≥40 ms）也是患者在随访期间发生致命性室性心律失常的强预测因子[1]。

为了更精确地进行危险分层，患者接受了电生理检查并进行了程序性心室刺激（图 12.2）；在右心室心尖部位的单个电刺激诱发了尖端扭转型室性心动过速，随后迅速演变为心室颤动，并通过直流电复律成功转复。随后，患者植入了心脏复律除颤器（ICD）。

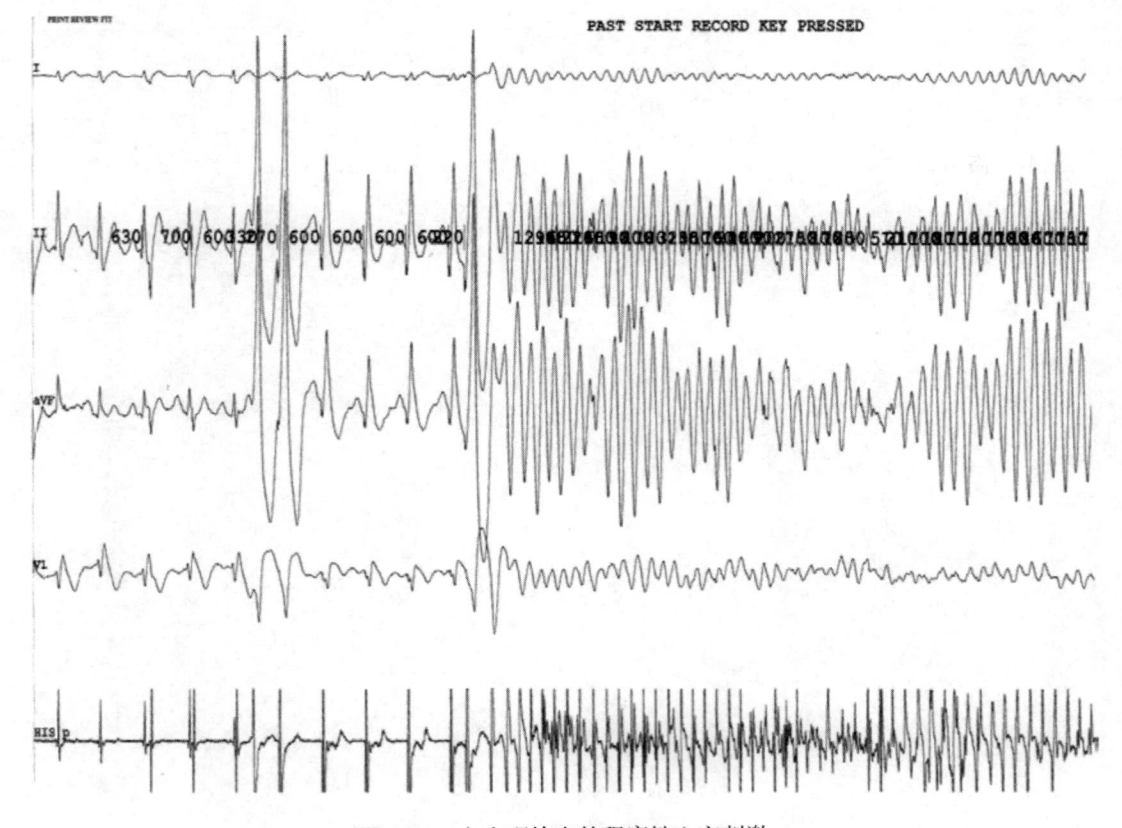

图 12.2　电生理检查的程序性心室刺激

12.1.3　从心电图到病理

Brugada 综合征是一种遗传性疾病，首次描述于 1992 年。它以常染色体显性遗传方式遗传，并具有变异性，在没有结构性心脏病的年轻人中，与 SCD、晕厥和室性心律失常的风险增加有关[2]

12.1.3.1　流行病学

Brugada 综合征的患病率为 1/（1000～10 000），在东南亚（泰国、日本、菲律宾）的患病率比西方国家更高。Brugada 综合征是东南亚地区 40 岁以下男性死亡的首要病因[3]。

12.1.3.2　病理生理学

Brugada 综合征是一种离子通道病，由构成心脏动作电位的跨膜离子电流的改变所致。实际上，它与钠离子通道基因的突变有关。最常见的致病基因是 SCN5A[4]。迄今为止已描述了近 300 种突变位点。

12.1.3.3　临床特征

许多具有 Brugada 模式心电图的患者可能无症状，也可能出现心悸、晕厥、夜间濒死样呼吸和猝死。心源性猝死通常由多形性室性心动过速或心室颤动所致。发热、使用某些特定药物、脱水状态、酗酒和大量进食可能增加心律失常性猝死的风险。此外，Brugada 综合征患者比普通人群更容易发生室上性心律失常，包括心房扑动、心房颤动和房室结折返性心动过速（AVNRT）[5]。

12.1.3.4　心电图特征

Brugada 模式心电图

在最新的共识中，Brugada 综合征分为 1 型和 2 型（后者将之前的 2 型和 3 型合并为一种类型[6]）：

• 1 型 Brugada 模式心电图（穹隆型）：在至少一个右胸导联（V1～V2）上，自 J 点（≥ 2 mm）处开始 ST 段呈穹隆型抬高，呈凸面向上型，随后逐渐下降，转为倒置的 T 波。附加标准见表 12.1

• 2 型 Brugada 模式心电图（马鞍型）："马鞍型"的 J 点（≥ 2 mm）和 ST 段抬高（≥ 0.05 mV），随后 ST 段向基线方向下降，然后再次上升至直立或双相的 T 波。一些附加标准对于鉴别诊断有意义（见表 12.2）（图 12.3 和图 12.4）

怀疑 Brugada 综合征时，建议在第 2 和（或）第 3 肋间隙描记心电图。通过将右胸导联（V1～V2）上移至第 2 或第 3 肋间隙，可以提高检测 1 型 Brugada 模式心电图线索的灵敏度。如果上述结果无法做出明确诊断但仍高度怀疑，建议进行药物激发试验，静

表 12.1　典型穹隆型图形：附加标准

• 起点（J 点）高，其高度高于 40 ms 后的 ST 段，也高于 80 ms 后的 ST 段

• J 点后 40 ms 处的振幅下降小于 0.4 mV

• 由于右心室传导延迟，V1～V2 导联的 QRS 波时限比左侧和中部胸导联更长

授权并改编自 "Current electrocardiographic criteria for diagnosis of Brugada pattern: a consensus report."; A. Bayés de Luna et al. (2012) Journal of Electrocardiology.

表 12.2　2 型 Brugada 模式心电图与不完全右束支传导阻滞的鉴别诊断

• r' 波的起点高且不是波形的最高点，下降支逐渐变斜（见图 12.1）

• r' 波两支之间的角度较大（α 角和 β 角）。β 角界值为 58° 时的灵敏度和特异度较高（分别为 79% 和 84%）（见图 12.2）

• 在距离高起点 5 mm 处测量 r' 波三角形底部的持续时间，2 型 Brugada 模式心电图中该值大于 3.5 mm，其灵敏度为 81%，特异度为 82%。该标准比测量 α 角和 β 角更容易

• 2 型 Brugada 模式心电图中 QRS 波时限更长

经授权并改编自 "Current electrocardiographic criteria for diagnosis of Brugada pattern: a consensus report."; A. Bayés de Luna et al. (2012) Journal of Electrocardiology.

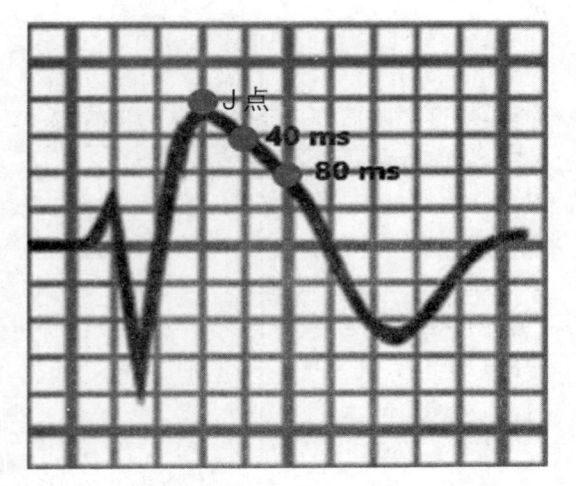

图 12.3　穹隆型和马鞍型心电图有助于鉴别诊断的典型特征及附加标准

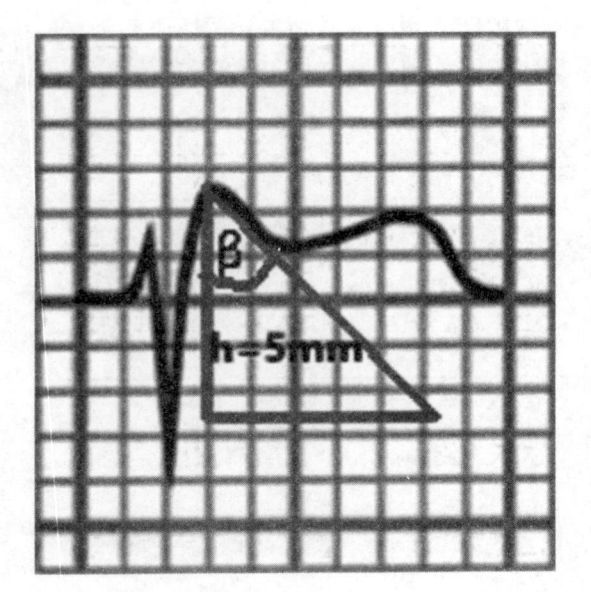

图 12.4　穹隆型和马鞍型心电图有助于鉴别诊断的典型特征及附加标准

脉注射钠离子通道阻滞剂如氟卡尼或阿义马林，以显现典型图形 [6]。

　　根据 2013 年 HRS/EHRA/APHRS 遗传性心律失常综合征患者诊断和治疗专家共识 [7]：

- 自发性或行静脉注射 I 类抗心律失常型药物激发试验后，第 2、3 或 4 肋间的

右胸导联 V1 和 V2 导联中的 ≥1 个导联出现 ST 段抬高 ≥0.2 mm 的 1 型心电图表现者，可诊断为 Brugada 综合征。

- 第 2、3 或 4 肋间的右胸导联 V1 和 V2 导联中 ≥1 个导联呈 2 型或 3 型 ST 段抬高的患者，静脉注射 I 类抗心律失常药物进行药物激发试验时出现 1 型心电图表现，可诊断为 Brugada 综合征。

　　其他几种情况可能会出现类似于 Brugada 综合征的心电图表现。可分为暂时性的 Brugada 拟表型和永久性的 Brugada 样心电图。

　　Brugada 拟表型是指由可逆性因素导致的 Brugada 模式心电图（主要为 1 型）。在损伤消失后这种心电图改变也立即消失，因此不能诊断为 Brugada 综合征。这些因素包括急性心肌缺血或梗死、主动脉夹层、急性心包炎、心肌炎、肺栓塞、代谢紊乱（代谢性酸中毒）、电解质紊乱（高钾血症、低钠血症、高钙血症）、药物滥用（如三环类和四环类抗抑郁药）、可卡因过量、硫胺素缺乏、电击、低温和机械压迫。

　　Brugada 样心电图通常为持续的，由存在类似于 1 型或 2 型 Brugada 模式心电图表现的疾病所致：不完全性右束支传导阻滞、早复极、室间隔肥大、致心律失常右室心肌病、运动员心脏、漏斗胸等 [8, 9]。

12.1.4　心电图危险分层

　　Brugada 综合征患者的主要风险是室性心动过速（通常为多形性室性心动过速、尖端扭转型室性心动过速和心室颤动），可导致晕厥或心脏停搏；这些患者建议植入 ICD [10]。目前的临床指南和共识中关于植入 ICD 的建议：对于 SCD 的幸存者为 I 类推荐（C 级证据水平），对于不明原因晕厥且自发出现 1 型 Brugada 模式心电图者为 II a 类推荐（C 级证据水平）[10]。

除临床特征外，一系列表现可以帮助评估心律失常风险，特别是对中风险至低风险患者、在诊断评估无法得出结论以及无症状的患者尤为重要。

在无症状人群中，SCD 的发生率约为每年 0.5%；但由于诊断 Brugada 综合征的患者通常比较年轻而预期寿命较长，因此累积风险是不可忽视的。尽管因为不同的研究结果不一致，关于心脏电生理检查仍存在争议，但心脏电生理检查时诱发室性心律失常可能有助于危险分层[11]。

12 导联心电图可提供一些非侵入性信息。

具有自发性 1 型心电图的患者预后较差，事件的危险比（hazard ratio，HR）为 4.0。

发热诱导的 1 型心电图患者，每年的心律失常发生率为 0.9%，其风险介于药物诱导的 1 型心电图与自发性的诊断性心电图患者之间。

合并窦房结功能障碍或心房颤动的患者预后较差。心房颤动在 Brugada 综合征患者中比在普通人群中更常见，是疾病更为严重而远期预后更差的标志[12-14]。

同样，合并窦房结功能障碍与 Brugada 综合征的临床表现更明显存在相关性[15]。

一些新的危险因素，如碎裂 QRS、T 波峰末（T-peak to T-end）间期、T 波电交替、VR 征和 I 导联 S 波，可能有助于 Brugada 综合征的治疗和临床决策。

碎裂 QRS（存在于 V1 ~ V3 导联中的 2 个或以上导联）标志着更差的预后。作为一个独立危险因素，碎裂 QRS 对无症状患者也有意义[16]。

在其他心电图危险因素中，最近的研究描述了 I 导联的 S 波，这种深和（或）大的 S 波（>4 ms，>1 mV）与随访期间恶性室性心律失常强相关。显著的 S 波可能与右室流出道的延迟激动有关。这种基础有利于折返性室性心动过速的形成，并可作为一种潜

在的 SCD 危险分层的新标志[1]。

12.2　短 QT 综合征

一名 33 岁男性因晕厥来诊。患者突发短暂的意识丧失，伴随身体失去控制，持续数秒后自行恢复。此次晕厥发生于患者在温暖的房间内站立 30 分钟之后，晕厥前有温暖的感觉、出汗和恶心的症状。患者有猝死家族史，其父在 36 岁时猝死。患者既往有两次类似的晕厥发作。心电图见图 12.5。

12.2.1　心电图分析

窦性心律，心率 85 次 / 分。P 波形态正常，PR 间期 160 ms。在 V2 导联存在 2 型 Brugada 模式心电图的图形（非诊断性图形）。QT 间期短：在 II 导联为 280 ms，校正的 QT（corrected QT，QTc）间期（使用 Bazett 公式）为 330 ms。

12.2.2　诊断与治疗

这份心电图符合短 QT 综合征（short QT syndrome，SQTS）的诊断标准，即校正后的 QT 间期（QTc）≤340 ms，或者 QTc≤360 ms 者合并 SQTS 家族史、明确的致病性突变、40 岁前心源性猝死家族史或不存在任何有意义的结构性心脏病的情况下既往曾记录到室性心动过速 / 心室颤动发作。这位患者的父亲在 36 岁时猝死。患者没有服用任何毒品和药物，血钙水平正常。

患者接受了基因检测，结果发现心脏 L 型钙通道 α 亚单位（CACNA1C）基因发生了功能丧失型突变，这种突变与短 QT 间期、Brugada 模式心电图和家族性心源性猝死综合征相关[17]。患者被诊断为 STQS 4 型。

鉴于晕厥发作可能由神经介导的机制导致，经过对可能的治疗方案进行讨论，我们

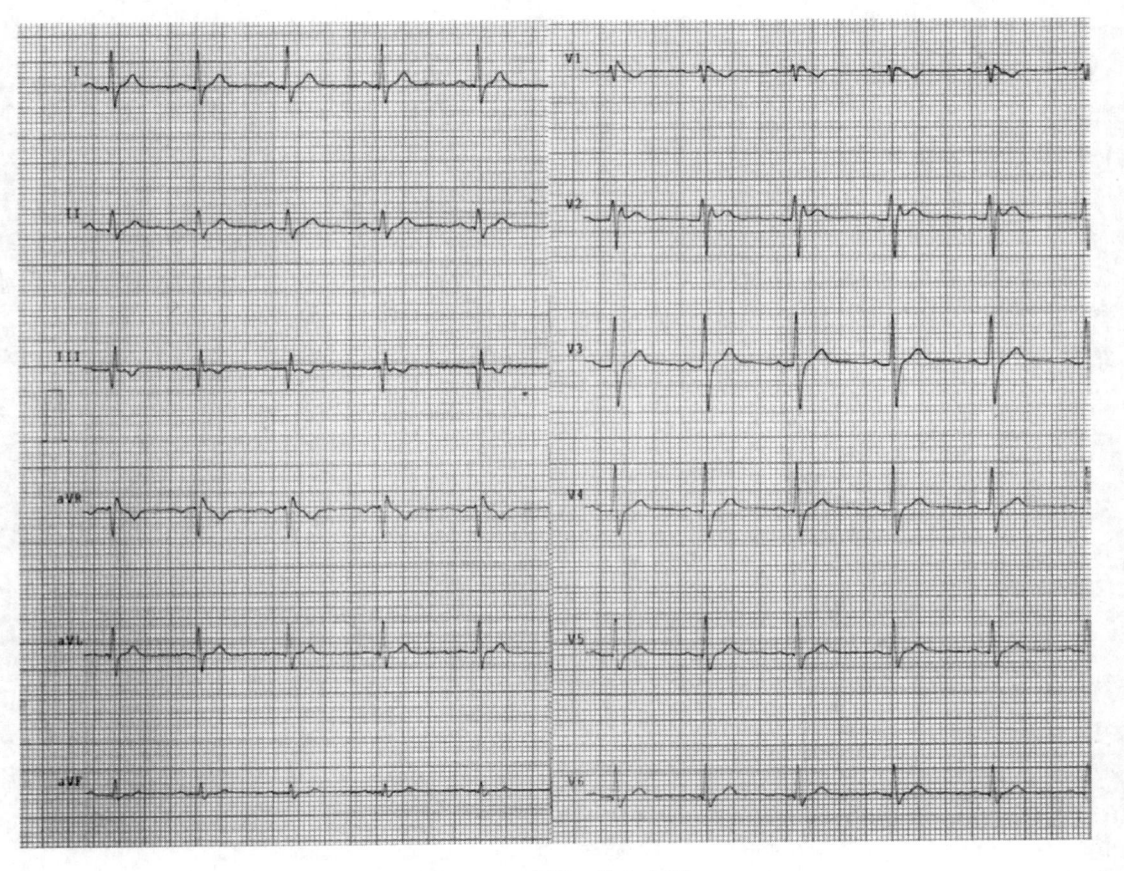

图 12.5　病例 2 的心电图

与患者一致决定不植入 ICD，而是服用奎尼丁。奎尼丁已被证明能延长 QT 间期并减少 SQTS 患者的心律失常风险[18, 19]。此外，患者还植入了植入式心脏事件循环记录仪，到目前为止未显示任何持续性室性心律失常（2 年随访）。

12.2.3　从心电图到病理

12.2.3.1　历史背景

　　短 QT 综合征（SQTS）是最罕见的心脏离子通道病之一。

　　直到 20 世纪 90 年代，主要关注点仍集中在 QT 间期延长与猝死风险之间的关系

上；1986 年对袋鼠进行的一项研究显示，这些动物的 QT 间期非常短，且猝死风险很高，当导管尖端接触心内膜面时极易诱发心室颤动[20]。研究者推测短 QT 间期能够增加心律失常风险。随后，1993 年的人类研究报告显示，QTc 间期短于 400 ms 者具有较高的猝死风险，并与 QTc 间期长于 440 ms 的人群类似[21]。Gussak 等在 2000 年首次发现短 QT 间期与心房颤动及心室颤动存在关联，并最终得到其他研究者的证实[22]。2003 年，Gaita 等在进一步观察了具有强猝死家族史及短 QTc 间期的两个家族之后，描述了短 QT 综合征[23]。

12.2.3.2 流行病学

迄今为止，全球范围内医学文献仅报告了不到 200 例确诊病例。健康人群的研究表明，QTc 间期小于 360 ms 和小于 340 ms 的患病率远低于 2% 和 0.5%[24]。尽管 SQTS 可能早在生命的最初几个月或晚于 80 岁时致命，但一些数据表明，40 岁前的猝死风险超过 40%[25]。这可能至少部分解释了为什么在成年人群的研究中，QTc 小于 300 ms 患者的患病率微乎其微。

12.2.3.3 定义和诊断过程

SQTS 的定义在 QTc 间期的最佳界值方面一直存在争议。目前的指南[26]建议，在以下情况下可诊断 SQTS：QTc 间期（使用 Bazett 公式计算，需避免心动过缓和心动过速，以防止高估和低估 QTc 间期）≤ 340 ms，或者 QTc ≤ 360 ms 且具备以下一项或多项条件：（a）明确的致病性突变；（b）SQTS 家族史；（c）< 40 岁猝死家族史；（d）无心脏疾病的室性心动过速 / 心室颤动发作的幸存者（表 12.3）。

在做出诊断之前，必须排除导致短 QTc 的继发性病因，如心动过缓、高钙血症、洋地黄、I B 类抗心律失常药物或作用于电压门控钠通道的抗癫痫药物。

表 12.3 短 QT 综合征的诊断标准

QTc ≤ 340 ms 时可诊断短 QT 综合征
QTc ≤ 360 ms 且具备以下一项或多项条件时可考虑短 QT 综合征 （a）明确的致病性突变； （b）SQTS 家族史； （c）< 40 岁猝死家族史； （d）无心脏疾病的室性心动过速 / 心室颤动发作的幸存者

为了观察不同心率下的 QT 间期和 T 波形态，多次描记心电图非常重要，因为 Bazett 公式在心率低于 60 次 / 分时可能会低估 QTc，在超过 100 次 / 分时可能会高估 QTc。

SQTS 患者通常表现出 QT 间期随心率变化的变异性减低，因此在心率约为 60 次 / 分时，患者的 QTc 间期可能处于较低或正常范围内，而在较高的心率时，QTc 间期不能缩短。心电图运动试验有助于显示 QTc/R-R 的关系[27]。

12.2.3.4 如何测量 QT 间期

QT 间期应该从 QRS 波群的起始测量到 U 波的结束。尽管这看起来是一个简单的任务，但实际上仍是一个复杂的临床问题[28]。

导联选择

在不同导联中 QT 间期可能有所不同。哪个导联具有最长或最短的 QT 间期取决于电轴。II 导联为测量 QT 间期的最佳导联，这是 Bazett 在 1920 年提出的。选择 II 导联的最主要原因是 QRS 和 TU 电轴通常指向下侧方向（即 II 导联方向），这使得 II 导联成为测量 QT 间期的首选导联。参考值是在 II 导联中测量的[29]。

U 波

虽然心脏复极直至 U 波结束才完成，但 QT 间期的定义并不包括 U 波。使常规 QU 间期测量变得复杂的是，标准心电图滤波以及心率增快时的 P 波抑制了 U 波，因此 QT 间期被优先作为心脏复极持续时间的标准测量方法。

T 波终点

无论是在正常的心电图中还是在 T-U 波形态异常的心电图中，确定 T 波的终点可能都是一项复杂的工作。定义 T 波终点的经典方法是 1952 年被首次提出的切线法（图 12.6）。在 T 波下降支最陡峭的部分画一条切线，切线与基线（即 U-P 段）相交的点被认为是 T 波的终点，亦即 QT 间期的终点。然而，其他学者提议使用 T 波最低点（图 12.7），即 T 波与 U 波之间最接近基线的点来定义 T 波终点[31]。这种方法会导致 QT 间期稍微延长。

心率

心脏复极过程的持续时间以及由此产生的 QT 间期的时长会随心率的变化而发生

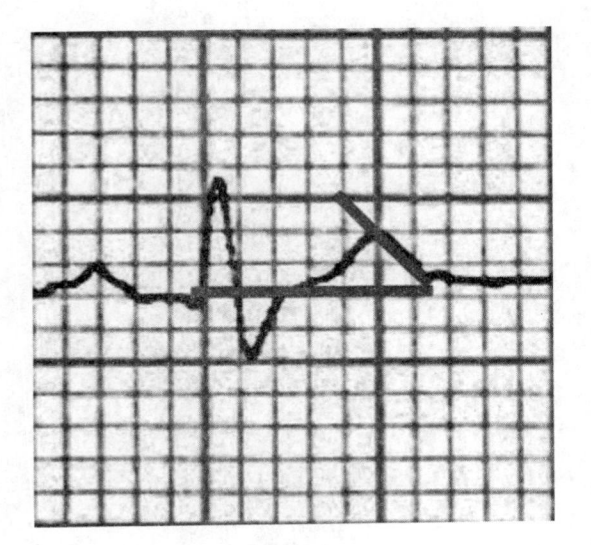

图 12.6　切线法

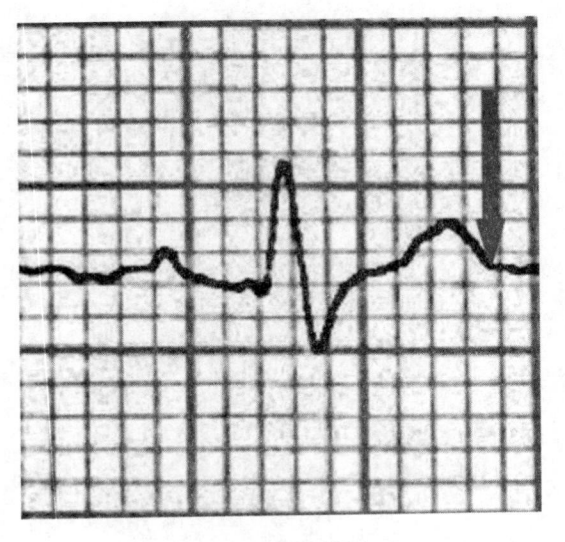

图 12.7　T 波最低点法

变化。计算这种变化过程的标准方法是使用 1920 年 Bazett 最先提出的公式[32]。QTc 的计算公式为 $QT/\sqrt{RR}$（其中 RR 间期为测量 QT 间期之前的 RR 间期）。这样可以使不同心率状态下的 QT 间期具有可比性。然而，这种方法在心率正常（60～100 次 / 分）时效果最佳，在心率慢时会低估 QTc 间期，心率快时会高估 QTc 间期。临床实践中使用的另一种测量方法是线性 Framingham 公式：$QTc=QT + 0.154 \times (1-RR)$。这种方法能够在很大的心率范围内得到更为均匀的校正结果。尽管提出了许多其他校正方法，但 Bazett 公式仍然是标准方法。

心律失常

在心律不齐（窦性心律不齐、期前收缩和心房颤动）时，QT 间期的测量是一个复杂的问题，存在高估的风险。应在稳定的窦性心律时进行测量，并计算 3 次测量的平均值。

12.2.3.5　SQTS 的病理生理学

SQTS 是心肌复极过程加速的一种疾病，导致心电图上的 QT 间期缩短并易于发展成心房颤动和心室颤动。这是由于心肌动作电位时程过度且不均匀地缩短，从而导致心肌不应期缩短，主要通过功能性折返环促进心律失常的发生[33]。

SQTS 是一种常染色体显性遗传的遗传病。直到最近，已有 5 个基因突变被确认为 SQTS 的病因：其中 3 个基因编码电压门控钾通道（KCNH2、KCNQ1、KCNJ2），另外两个基因编码电压门控 L 型钙通道亚基（CACNA1C 和 CACNB2）。钾通道基因的突变导致这些通道功能增强，使动作电位的平台期缩短，从而导致复极过程加速；相反，编码 L 型钙通道亚基的基因突变导致通道功能丧失，产生类似的电生理结果。

由于这种疾病的罕见性，仅有少数研究

评估了基因型与表型之间的关系；根据现有数据，由 *KCNH2* 基因突变引起的 SQTS 表现为最短的 QT 间期、发病年龄晚，并对奎尼丁治疗具有很好的反应，能够恢复正常的 QTc 间期。这种类型被称为 SQTS 1 型。

KCNH2 基因突变（SQTS 1 型）和 *KCNQ1* 基因突变（SQTS 2 型）与心房颤动和心房扑动的高风险相关，通常见于无结构性心脏病的年轻人。此外，L 型钙通道亚基的突变（SQTS 4 型和 SQTS 5 型）常导致 STQS 和 Brugada 综合征的重叠，正如上文所描述的情况一样。

遗憾的是，基因检测的诊断阳性率非常低，仅有 15% 的 SQTS 患者能够得到阳性结果 [25]。每种致病性突变仅影响不超过 5% 的 SQTS 人群。因此，仍需大量工作来寻找其他致病性突变。

12.2.3.6　临床特征

正如已经指出的那样，SQTS 可能早在新生儿期发病，也可能迟至 80 岁发病。在最大规模的病例报道中，约 30% 的患者首发症状是心脏骤停；到 40 岁时，心脏骤停的发生率 >40%。男性和女性患者均存在恶性心律失常的风险，但女性在整个生存期内的风险是一致的，而男性在青春期到 40 岁之间的风险最高，这表明雄激素在基因型 - 表型相关调节中可能具有一定作用。与 Brugada 综合征一样，静息时的心律失常风险最大，心脏骤停通常在相同的情况下复发。SQTS 患者也是房性心律失常的高风险人群，尤其是 SQTS 1 型和 2 型患者，并常见于没有结构性心脏病的患者。

12.2.3.7　治疗方法

遗憾的是，目前还没有足够的信息来确定哪些无症状的患者会发生恶性心律失常。业已证明，基因分型和 QT 间期时长并不是理想的危险分层工具（这一点与长 QT 综合征不同，在长 QT 综合征中，QTc > 500 ms 预示着较高的心律失常风险）。

复发心律失常的风险非常高（每年 10%），因此，对于心搏骤停的幸存者或发生过持续性室性心动过速的患者，指南建议植入 ICD 作为二级预防。

不明原因的晕厥并非心搏骤停的强预测因素；因此，在这种情况下，植入式心脏事件循环记录仪可能有助于评估症状与心律失常之间的关系，并检测无症状的心律失常。

迄今为止，尚无数据支持使用电生理检查中的期前心室电刺激作为风险分层工具。

奎尼丁可阻断钾通道，从而恢复正常的动作电位时程，是一种有效的治疗选择。这种药物可以考虑用于那些符合植入 ICD 二级预防条件但拒绝或有禁忌证（例如儿童群体）的患者，或者有强猝死家族史的患者。此外，奎尼丁对经历过多次心室颤动和恰当的 ICD 放电的患者也非常有效。

12.3　长 QT 综合征

一位 34 岁患者因行走时突发晕厥被送入急诊室，晕厥发生前没有先兆症状。晕厥导致面部和胸部外伤，并伴有左胸肋骨骨折。随后意识自行完全恢复。

该患者在儿童时期被诊断为长 QT 综合征 3 型（LQT3）。事实上，过去他一直没有症状，在家族筛查中诊断了 LQT3。他从母亲遗传了一种致病性突变；作为二级预防，其母已经植入了 ICD。该患者的心电图见图 12.8。

12.3.1　心电图分析

窦性心律，心率 58 次 / 分，房室传导和室内传导正常（PR 间期 160 ms），QRS 轴正常（+45°），ST 段位于等电位线。该心电图最显著的特征是 QT 间期延长（在

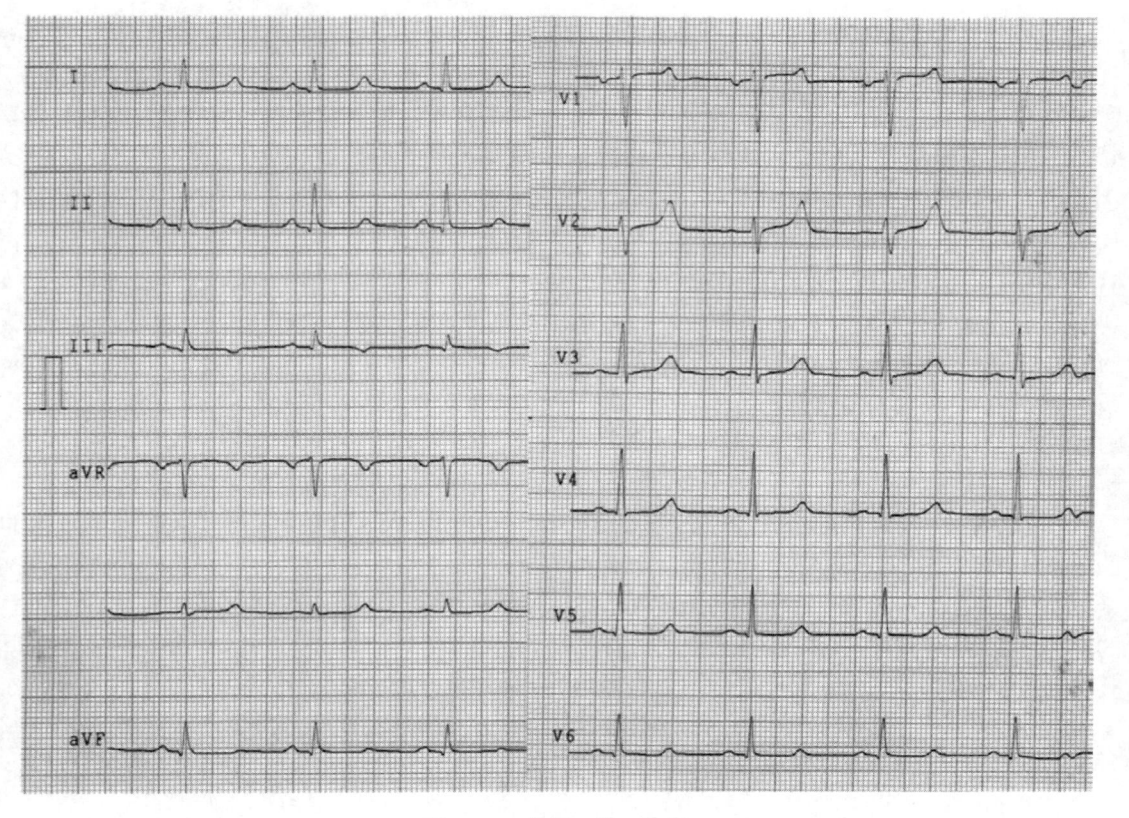

图 12.8　病例 3 的心电图

V4 ~ V5 导联中测量 QT 间期为 520 ms，而使用 Bazett 公式计算的 QTc 间期为 510 ms）以及 LQT3 典型的 T 波形态（晚发窄 T 波）。

12.3.2　诊断与治疗

在住院期间，患者接受了进一步的检查以排除其他可能原因导致的晕厥。二维超声心动图显示心腔的大小和功能正常。实验室检查未显示电解质紊乱，也未找到任何导致 QT 间期延长的可逆性原因。运动负荷试验阴性，未诱发心肌缺血或心律失常；直立倾斜试验阴性；冠状动脉造影排除了任何有血流动力学意义的狭窄。

根据家族史、晕厥的特征和基因突变，患者植入 ICD。

12.3.3　从心电图到病理

12.3.3.1　流行病学

长 QT 综合征（LQTS）是一种具有可变外显率的先天性疾病，其特征是 QT 间期延长和发生致命性室性心律失常的倾向增加。一般人群中的患病率为 1/5000 至 1/2000，但实际的患病率可能更高，因为许多 LQTS 患者并无症状[34-37]。

12.3.3.2　病理生理

在大多数病例中，LQTS 为常染色体显性遗传，其外显率不完全。在 5% ~ 10% 的病例中会发生散发性（新发）变异。与所有心电活动一样，QT 间期取决于特定的离子流（图 12.9）。

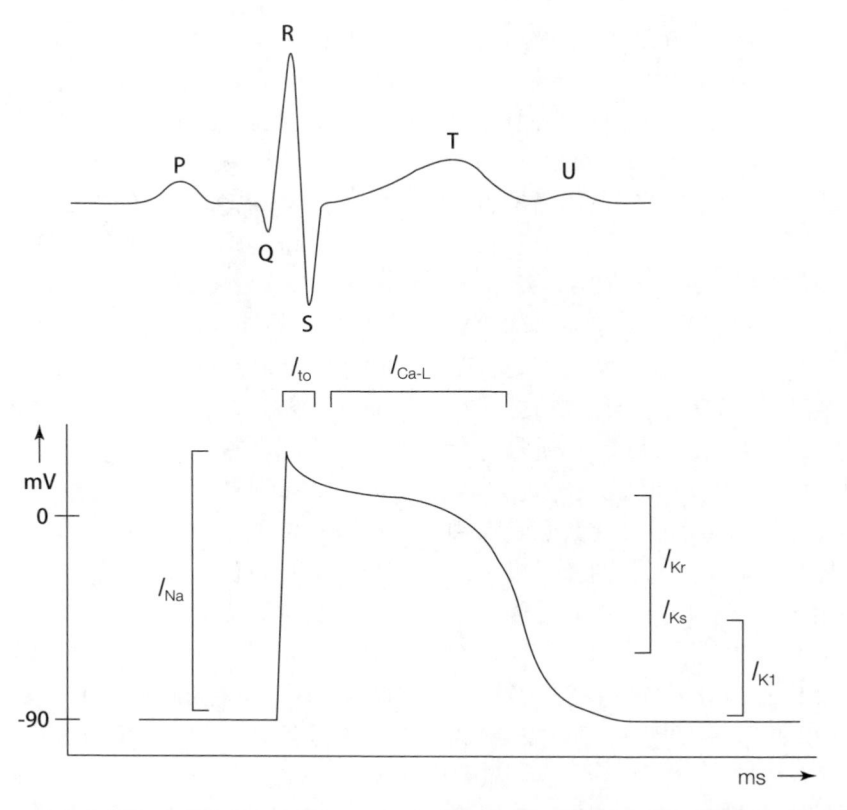

图 12.9　动作电位各阶段及其对应的离子流。感谢 P.G. Postema 提供的"QT 间期的测量"[38]

分子学研究显示，所有与 LQTS 表型相关的基因编码多种心脏离子通道的亚单位或离子通道相关结构蛋白。迄今已描述了 500 多种突变 [35, 39]。

LQTS 的 最 常 见 临 床 类 型 包 括 LQT1、LQT2 和 LQT3。其余 10 种类型（LQT4～LQT13）仅占基因型确定的 LQTS 的不到 5%。涉及的遗传突变如下：

- KCNQ1 编码的 Kv7.1 通道亚单位（I_{Ks} 钾通道 α 亚单位；LQT1）
- KCNH2 编码的 Kv11.1 亚单位或 hERG（I_{Kr} 钾通道 α 亚单位；LQT2）
- SCN5A 编码的 Nav1.5（I_{Na} 钠通道 α 亚单位；LQT3）

其他类型的 LQTS 中的基因突变可能包括 KCNQ1 或 KCNH2 的辅助亚单位、其他钾通道亚单位（与 Andersen-Tawil 综合征有关的 Kir2.1 电流，其特征是骨骼异常）、与 LQT8-Timothy 综合征相关的 L 型钙通道亚单位（其特征是手脚的并指畸形及自闭症）或细胞骨架蛋白（ankyrin-B）。

12.3.3.3　临床特征

LQTS 患者的临床过程因不完全显性而多种多样；预后受年龄、基因型、性别、环境因素、治疗及可能的其他修饰基因的影响。LQTS 患者易于发生致命性室性心律失常，特别是扭转型室性心动过速（TdP）。这种心律失常可以自限而无症状，也可以表现为心悸、晕厥先兆、晕厥或心源性猝死。死亡通常是由于 TdP 演变为心室颤动。LQTS 患者的非致命性事件（晕厥和流产的心跳骤停）仍然是随后发生与 LQTS 相关的致命性事件的最强预测因素 [37]。

男性 LQTS 常在青春期前发作，而女性 LQTS 则常在青春期后发作。未接受治疗的有症状患者的死亡率很高，首次心脏事件后第一年死亡率为 20%，10 年死亡率约为 50%[34]。不幸的是，高达 15% 的患者的首发症状是心源性猝死。

三种主要的基因型（LQT1、LQT2 和 LQT3）的临床表型明显不同，这对诊断、治疗和长期临床进程具有重要意义。每种基因型都更常与某种特定触发因素相关。在 LQT1 和 LQT2 患者中，心脏事件通常与肾上腺素刺激有关。潜水和游泳是 LQT1 患者常见的触发因素，而声音刺激（如闹钟响起）和惊醒则是 LQT2 患者的常见触发因素[37,40-42]。相比之下，LQT3 通常与休息或睡眠时的心律失常事件相关。

基因型为 LQT1（63%）和 LQT2（46%）的患者心脏事件频率明显高于基因型为 LQT3 的患者（18%）。然而，在心脏事件期间死亡的可能性在基因型为 LQT3 的患者（20%）中显著高于基因型为 LQT1（4%）或 LQT2（4%）的患者[40-42]。

每种基因型对运动的反应不同。LQT1 患者在运动期间不能适当缩短其 QT 间期，而 QTc 可能会进一步延长。相反，LQT3 患者在运动期间 QT 间期缩短。在 LQT2 中，QTc 变化不一[43]。最后，LQT1 患者对肾上腺素存在特殊反应。因为肾上腺素能够显著且稳定地延长 LQTS1 患者的 QTc 间期，所以说肾上腺素注射在检测 LQTS1 中表现出色[31,44,45]。

12.3.3.4　心电图特征

心电图的异常表现非常不同，在很大程度上取决于 QT 综合征的类型。体表心电图出现的 QT 间期异常延长，反映了心室复极的延迟，这是 LQTS 的特征。大多数患者也会出现 T 波异常。

QTc 的正常值已经过广泛探讨，通常男性 QTc＞440 ms 或女性 QTc＞460 ms 被认为是 QTc 延长。

QT 延长在静息状态下并不总是能表现出来。在某些患者中，静息状态下 QT 间期可以正常（LQT3 患者中高达到 10%，LQT1 患者中高达 37%），而诊断性的延长可能只在运动或肾上腺素试验中显现[31]。

QT 间期是从 QRS 波群的起始（即室性除极的起始）到 T 波的结束（即 T 波与等位线的交点）之间的间期。建议在不显示 U 波的导联中测量 QT 间期（图 12.10）。

QT 间期应在所有能够清楚显示 T 波结束的心电图导联中测量（最好是 II 导联和 V5 或 V6 导联），以最长值为准。

诊断为 LQTS 的患者中，40% 患者的 QTc 间期处于正常范围内；因此，仅凭 QTc 间期正常并不能排除 LQTS，因为 QTc 的变异非常常见。对于 QT 边缘性延长的病例，建议进行连续的心电图检查[46,47]。

由于定义 T 波"结束"位置比较困难，以及需要对心率、年龄和性别进行校正，因此 QT 间期延长的诊断可能具有挑战性。

由于 QT 间期会随心率发生变化，因此 QT 间期必须根据 RR 间期进行校正。最常用的 QTc 计算公式是 Bazett 公式（在心率过高或过低时结果不太可靠）。目前已提出多种其他校正公式，如 Fridericia、Framingham 和 Hodges 公式[48]（表 12.4）。

在典型的 LQT 病例中，甚至不需要考虑鉴别诊断。处理不典型病例时，应考虑其他一些情况，包括血管迷走性晕厥、直立性低血压、致心律失常右室心肌病/发育不良、儿茶酚胺敏感性多形性室性心动过速和肥厚型心肌病。导致 QT 间期异常延长的原因包括心肌缺血、心肌病、低钾血症、低钙血症、低镁血症、自主神经影响、药物和低体温[37]。

LQTS 心电图模式

在标准 12 导联心电图上，三种主要基

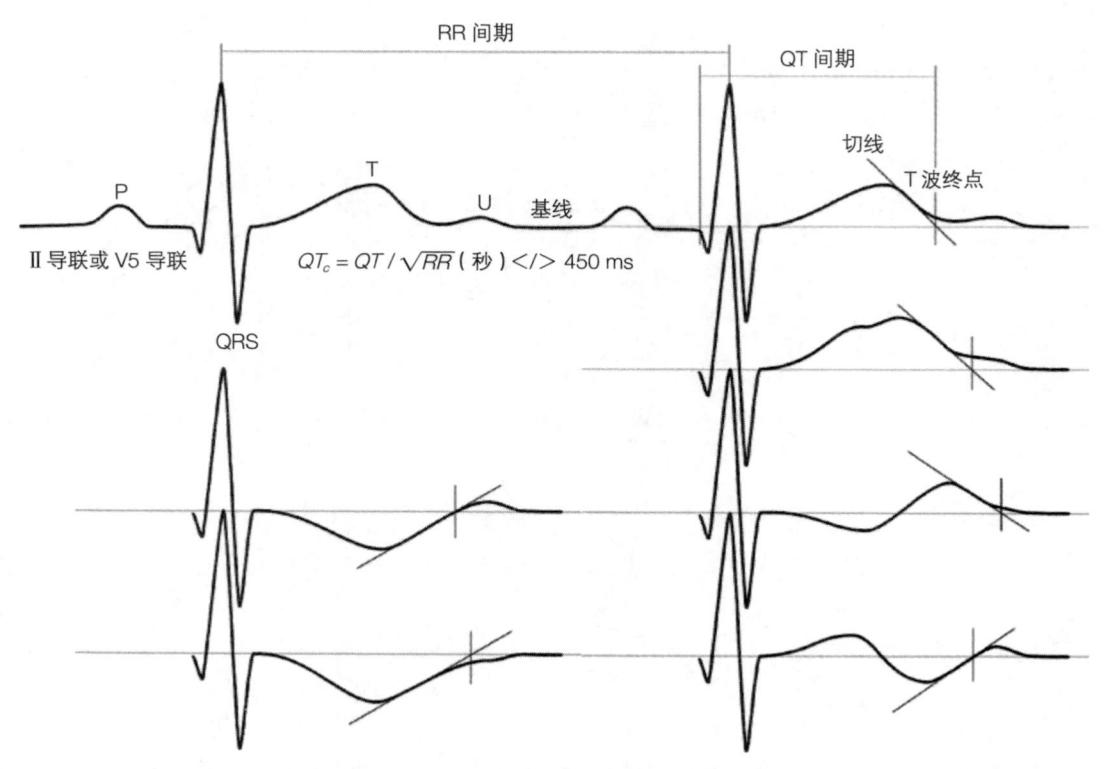

图 12.10　使用切线法定义正常和异常 TU 形态中 T 波末端的示意图。感谢 P.G. Postema 提供的"QT 间期的测量"

表 12.4　根据心率 QT 间期的公式

Bazett	$QT_c = \dfrac{QT}{\sqrt{RR}}$
Fridericia	$QT_c = \dfrac{QT}{\sqrt[3]{RR}}$
Framingham	$QT_c = QT + 0.154 \times (1 - RR)$
Hodges	$QT_c = QT + 1.75 \times (HR - 60)$

12.3.4　心电图的预警信号

有症状的 LQTS 患者的心律失常风险升高，非致命性事件（晕厥和心搏骤停幸存者）仍然是随后发生心源性猝死的最强预测因素。

此外，心律失常风险受基因型以及可能的其他修饰基因、年龄、性别、环境因素和治疗的影响。性别的影响与年龄有关：年轻男性患者风险较高，但在 20 岁之后的成年期，与男性患者相比，女性患者一直具有更高的风险。

心电图结果可能有助于诊断或进行危险分层。

在基因型为 LQT1（63%）和 LQT2（46%）的患者中，心脏事件的发生率高于基因型为 LQT3 的患者（18%）。然而，在

因型（LQT1 到 LQT3）似乎都分别具有独特的 T 波复极模式。

LQT1 通常大多数导联中都可见平滑、宽基底的 T 波，尤其是在胸导联中。LQT2 通常具有低幅度的 T 波，约 60% 的病例中存在切迹或呈双峰状。LQT3 常常具有晚发、窄而尖的 T 波和（或）双相 T 波，且延长的 ST 段位于等电位线 [34, 37, 43]（图 12.11）。

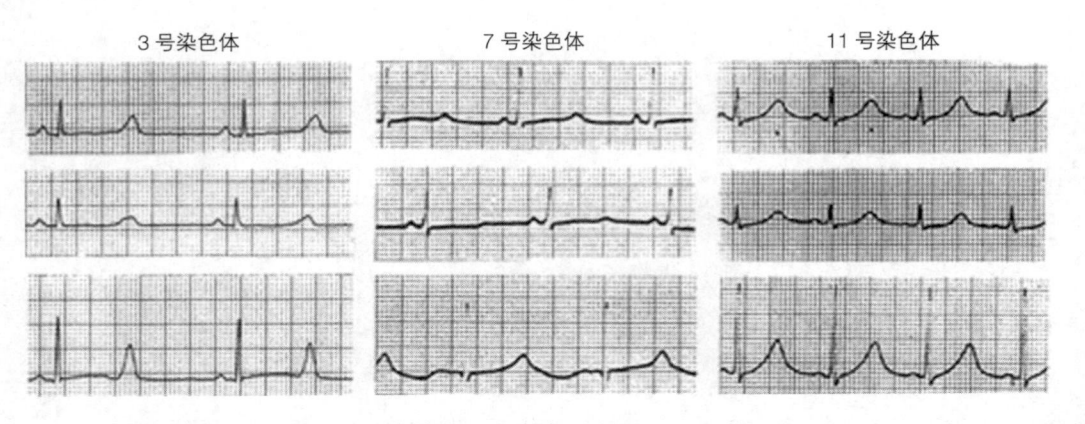

图 12.11 三种主要的 LQTS 基因型的独特的心电图表现（With permission from Prof. Arthur Moss with the consent of the original publisher (Circulation)）[49]

心脏事件期间死亡的可能性在 LQT3 基因型患者（20%）中显著高于 LQT1（4%）或 LQT2（4%）基因型患者[40-42]。

12.3.4.1　QT 间期延长

在 LQTS 家系中，QTc 是最好的心电图预后参数。QTc 间期≥0.470 s 是预测症状增加风险的指标，而≥0.500 s 预示着发生致命性心脏事件的风险增加。不论基线、平均或最近的 QTc 值如何，在 10 岁之前的任何时间测得的最大 QTc 间期被证明是预测青春期心脏事件的最有力指标[50-52]。

12.3.4.2　复极离散度

除 QT 间期延长之外，一些研究表明心肌复极的异质性可能与扭转型室性心动过速的发生有关。已经提出了一些心电图指标来估计跨壁复极离散度。一些研究表明心内膜、心肌中部和心外膜细胞具有不同的电生理特征。特别是心外膜下动作电位更短，复极结束可能与 T 波的波峰相重合，而心肌中部的动作电位更长，复极结束可能与 T 波的结束相重合[38, 53]。

每个体表心电图导联中，从 T 波顶峰到 T 波结束（T_{peak} - T_{end}）的间期已被建议作为衡量跨壁复极的指标，可能比 QT 间期更敏地预测心律失常风险，QT 间期代表心室电活动的总持续时间，不一定代表跨壁复极的离散度[52]。然而，T_{peak} - T_{end} 间期的作用尚未明确，也没有研究确立正常参考值。

第二个用于估计复极异质性的指标是 QT 间期离散度。QT 间期离散度是指 QT 在不同导联间的变异性，通过测量 12 导联中最大和最小 QT 间期（QT_{max} - QT_{min}）的差异获得。它是心电不稳定性的标志，比单纯 QT 值能更准确地反映复极化的空间异质性。在纸速为 25 mm/s 的心电图上准确测量存在困难，使用低速 50 mm/s 的心电图可能会更有帮助[54]。

然而，需要进一步的研究和充分验证的数据来确定这些 QT 离散度指标在临床实践中的价值。

（Paolo Compagnucci, Simone D'Agostino, Alessia Quaranta, Giulio Spinucci 著

刘梦茜 译　何立芸 审校）

参考文献

1. Calò L, Giustetto C, Martino A, et al. A new electrocardiographic marker of sudden death in brugada syndrome: The S-wave in lead I. J Am Coll Cardiol. 2016;67(12):1427–40.

2. Antzelevitch C, Brugada P, Borggrefe M, et al. Brugada syndrome: report of the second consen-

sus conference: endorsed by the Heart Rhythm Society and the European Heart Rhythm Association. Circulation. 2005;111(5):659–70.

3. Fowler SJ, Priori SG. Clinical spectrum of patients with a Brugada ECG. Curr Opin Cardiol. 2009;24(1):74–81.

4. Kapplinger JD, Tester DJ, Alders M, et al. An international compendium of mutations in the SCN5A-encoded cardiac sodium channel in patients referred for Brugada syndrome genetic testing. Heart Rhythm. 2010;7(1):33–46.

5. Antzelevitch C, Patocskai B. Brugada syndrome: clinical, genetic, molecular, cellular, and ionic aspects. Curr Probl Cardiol. 2016;41(1):7–57.

6. Bayés de Luna A, Brugada J, Baranchuk A, et al. Current electrocardiographic criteria for diagnosis of Brugada pattern: a consensus report. J Electrocardiol. 2012;45(5):433–42.

7. Nademanee K. Sudden unexplained death syndrome in Southeast Asia. Am J Cardiol. 1997;79(6A):10–1.

8. Baranchuk A, Nguyen T, Ryu MH, et al. Brugada phenocopy: new terminology and proposed classification. Ann Noninvasive Electrocardiol. 2012;17(4):299–314.

9. Dendramis G. Brugada syndrome and Brugada phenocopy. The importance of a differential diagnosis. Int J Cardiol. 2016;210:25–7.

10. Priori SG, Blomstrom-Lundqvist C, Mazzanti A, et al. ESC Guidelines for the management of patients with ventricular arrhythmias and the prevention of sudden cardiac death. Eur Heart J. 2015;36:2793–867.

11. Adler A, Rosso R, Chorin E, et al. Risk stratification in Brugada syndrome: clinical characteristics, electrocardiographic parameters, and auxiliary testing. Heart Rhythm. 2016;13(1):299–310.

12. Morita H, Kusano-Fukushima K, Nagase S, et al. Atrial fibrillation and atrial vulnerability in patients with Brugada syndrome. J Am Coll Cardiol. 2002;40(8):1437–44.

13. Rodríguez-Mañero M, Namdar M, Sarkozy A, et al. Prevalence, clinical characteristics and management of atrial fibrillation in patients with Brugada syndrome. Am J Cardiol. 2013;111(3):362–7.

14. Giustetto C, Cerrato N, Gribaudo E, et al. Atrial fibrillation in a large population with Brugada electrocardiographic pattern: prevalence, management, and correlation with prognosis. Heart Rhythm. 2014;11(2):259–65.

15. Letsas KP, Korantzopoulos P, Efremidis M, et al. Sinus node disease in subjects with type 1 ECG pattern of Brugada syndrome. J Cardiol. 2013;61(3):227–31.

16. Morita H. Identification of electrocardiographic risk markers for the initial and recurrent episodes of ventricular fibrillation in patients with Brugada syndrome. J Cardiovasc Electrophysiol. 2017;29(1):107–14.

17. Antzelevitch C, Pollevick GD, Cordeiro JM, et al. Loss-of-function mutations in the cardiac calcium channel underlie a new clinical entity characterized by ST-segment elevation, short QT intervals, and sudden cardiac death. Circulation. 2007;115(4):442–9.

18. Giustetto C, Schimpf R, Mazzanti A, et al. Long-term follow-up of patients with short QT syndrome. J Am Coll Cardiol. 2011;58(6):587–95.

19. Gaita F, Giustetto C, Bianchi F, et al. Short QT syndrome: pharmacological treatment. J Am Coll Cardiol. 2004;43(8):1494–9.

20. O'Rourke MF, Avolio AP, Nichols WW, et al. The kangaroo as a model for the study of hypertrophic cardiomyopathy in man. Cardiovasc Res. 1986;20(6):398–402.

21. Algra A, Tijssen JG, Roelandt JR, et al. QT interval variables from 24 hour electrocardiography and the two year risk of sudden death. Br Heart J. 1993;70(1):43–8.

22. Gussak I, Brugada P, Brugada J, et al. Idiopathic short QT interval: a new clinical syndrome? Cardiology. 2003;94(2):99–102.

23. Gaita F, Giustetto C, Bianchi F, et al. Short QT Syndrome: a familial cause of sudden death. Circulation. 2003;108(8):965–70.

24. Anttonen O, Junttila MJ, Rissanen H, et al. Prevalence and prognostic significance of short QT interval in a middle-aged Finnish population. Circulation. 2007;116(7):714–20.

25. Mazzanti A, Kanthan A, Monteforte N, et al. Novel insight into the natural history of short QT syndrome. J Am Coll Cardiol. 2014;63(13):1300–8.

26. Priori SG, Blomström-Lundqvist C, Mazzanti A, et al. ESC Guidelines for the management of patients with ventricular arrhythmias and the prevention of sudden cardiac death: The Task Force for the Management of Patients with Ventricular Arrhythmias and the Prevention of Sudden Cardiac Death of the European Society of Cardiology (ESC). Endorsed by: Association for European Paediatric and Congenital Cardiology (AEPC). Eur Heart J. 2015;36(41):2793–867.

27. Giustetto C, Scrocco C, Schimpf R, et al. Usefulness of exercise test in the diagnosis of short QT syndrome. Europace. 2015;17(4):628–34.

28. Postema PG, Wilde AA. The measurement of the QT interval. Curr Cardiol Rev. 2014;10(3):287–94.

29. Moss AJ. Measurement of the QT interval and the risk associated with QTc interval prolongation: a review. Am J Cardiol. 1993;72(6):23B–5B.

30. Lepeschkin E, Surawicz B. The measurement of the Q-T interval of the electrocardiogram. Circulation. 1952;6(3):378–88.

31. Goldenberg I, Moss AJ, Zareba W. QT interval: how to measure it and what is "normal". J Cardiovasc Electrophysiol. 2006;17(3):333–6.

32. Bazett HC. An analysis of the time-relations of electrocardiograms. Heart. 1920;7:353–70.

33. Mazzanti A, Underwood K, Nevelev D, et al. The new kids on the block of arrhythmogenic disorders: short QT syndrome and early repolarization. J Cardiovasc Electrophysiol. 2017;28(10):1226–36.

34. Ackerman MJ, Priori SG, Willems S, et al. HRS/EHRA expert consensus statement on the state of genetic testing for the channelopathies and cardiomyopathies. Europace. 2011;13:1077–109.

35. Lu JT, Kass RS. Recent progress in congenital long

QT syndrome. Curr Opin Cardiol. 2010;25:216–21.

36. Sauer AJ, Moss AJ, McNitt S, et al. Long QT syndrome in adults. J Am Coll Cardiol. 2007;49: 329–37.

37. Goldenberg I, Moss AJ. Long QT syndrome. J Am Coll Cardiol. 2008;51:2291–300.

38. Saenen JB, Vrints CJ. Molecular aspects of the congenital and acquired long QT syndrome: clinical implications. J Mol Cell Cardiol. 2008;44:633–46.

39. Sy RW, Chattha IS, Klein GJ, et al. Repolarization dynamics during exercise discriminate between LQT1 and LQT2 genotypes. J Cardiovasc Electrophysiol. 2010;21:1242–6.

40. Ruan Y, Liu N, Napolitano C, Priori SG. Therapeutic strategies for long-QT syndrome: does the molecular substrate matter? Circ Arrhythm Electrophysiol. 2008;1:290–7.

41. Moss AJ, Goldenberg I. Importance of knowing the genotype and the specific mutation when managing patients with long QT syndrome. Circ Arrhythm Electrophysiol. 2008;1:213–26.

42. Schwartz PJ, Priori SG, Spazzolini C, et al. Genotype-phenotype correlation in the long-QT syndrome: gene-specific triggers for life-threatening arrhythmias. Circulation. 2001;103:89.

43. Shimizu W, Noda T, Takaki H, et al. Diagnostic value of epinephrine test for genotyping LQT1, LQT2, and LQT3 forms of congenital long QT syndrome. Heart Rhythm. 2004;1:276–83.

44. Vyas H, Hejilik J, Ackerman MJ. Epinephrine QT stress testing in the evaluation of congenital long QT syndrome: diagnostic accuracy of the paradoxical QT response. Circulation. 2006;113(11):1385–92.

45. Zipes DP, Camm AJ, Borggrefe M, et al. ACC/AHA/ESC 2006 guidelines for management of patients with ventricular arrhythmias and the prevention of sudden cardiac death A report of the American College of Cardiology/American Heart Association Task Force and the European Society of Cardiology Committee for Practice Guidelines (Writing Committee to Develop Guidelines for Management of Patients With Ventricular Arrhythmias and the Prevention of Sudden Cardiac Death) Developed in collaboration with the European Heart Rhythm Association and the Heart Rhythm Society. Europace. 2006;8:746–837.

46. Rautaharju PM, Surawicz B, Gettes LS, et al. AHA/ACCF/HRS recommendations for the standardization and interpretation of the electrocardiogram. IV. The ST segment, T and U waves, and the QT interval: a scientific statement from the American Heart Association Electrocardiography and Arrhythmias Committee, Council on Clinical Cardiology; the American College of Cardiology Foundation; and the Heart Rhythm Society. Endorsed by the International Society for Computerized Electrocardiology. J Am Coll Cardiol. 2009;53(11):982–91.

47. Chiladakis J, Kalogeropoulos A, Arvanitis P, et al. Preferred QT correction formula for the assessment of drug-induced QT interval prolongation. J Cardiovasc Electrophysiol. 2010;21:905–13.

48. Monnig G, Eckardt L, Wedekind H, et al. Electrocardiographic risk stratification in families with congenital long QT syndrome. Eur Heart J. 2006;27:2074–80.

49. Malik M, Hnatkova K, Schmidt A, Smetana P. Accurately measured and properly heart-rate corrected QTc intervals show little daytime variability. Heart Rhythm. 2008;5:1424–31.

50. Viskin S. The QT interval: too long, too short or just right. Heart Rhythm. 2009;6:711–5.

51. Goldenberg I, Mathew J, Moss AJ, et al. Corrected QT variability in serial electrocardiograms in long QT syndrome: the importance of the maximum corrected QT for risk stratification. J Am Coll Cardiol. 2006;48:1047–52.

52. Viitasalo M, Oikarinen L, Swan H, et al. Ambulatory electrocardiographic evidence of transmural dispersion of repolarization in patients with long-QT syndrome type 1 and 2. Circulation. 2002;106:2473–8.

53. Antzelevitch C, Shimizu W, Yan GX, Sicouri S, Weissenburger J, Nesterenko VV, et al. The M cell: its contribution to the ECG and to normal and abnormal electrical function of the heart. J Cardiovasc Electrophysiol. 1999;10(8):1124–52.

54. Rautaharju PM, Surawicz B, Gettes LS, et al. AHA/ACCF/HRS recommendations for the standardization and interpretation of the electrocardiogram. IV. The ST segment, T and U waves, and the QT interval: a scientific statement from the American Heart Association Electrocardiography and Arrhythmias Committee, Council on Clinical Cardiology; the American College of Cardiology Foundation; and the Heart Rhythm Society. J Am Coll Cardiol. 2009;53:982–91.

第 **13** 讲　药物对心电图的影响

13.1 病例 1

一名 54 岁女性因精神疾病住院，否认既往心脏疾病病史，但合并多种冠心病危险因素（2 型糖尿病、高脂血症、吸烟）。自 30 岁起患者反复因精神分裂症入院。在此次住院期间，患者因心电图异常请心内科医师会诊（图 13.1）。患者规律服用珠氯噻醇 10 滴，2 次 / 天，并接受氟哌啶醇 75 mg/d 肌内注射。

13.1.1 心电图分析和诊断

心率 99 次 / 分，心律规整，每个 QRS 波前均有 P 波，P 波电轴正常（45°）。P 波形态提示轻度左心房扩大：P 波时限 50 ms，Ⅱ 导联 P 波存在小切迹，V1 导联 P 波负向。房室传导正常（PR 间期 100 ms），QRS 波时限 90 ms、电轴正常（+75°），胸导联 R 波递增正常。QT 间期 380 ms，QTc 间期 488 ms。诊断：窦性心律，QTc 间期轻度延长。

QT 间期延长可能由先天异常或获得性病因造成[1]（参见以前章节）。先天异常包括长 QT 综合征（LQT1、LQT2 和 LQT3）和其他影响 QT 间期的遗传疾病[2,3]。

获得性 QT 间期延长可由多种因素引起：年龄、年轻女性、左心室肥大、心力衰竭、心肌梗死、高血压、糖尿病、甲状腺激素水平升高、血清胆固醇水平升高、高体重指数（BMI）、心动过缓和电解质紊乱（包括低钾血症和低镁血症）[1,2,4]。

此例患者无心源性猝死和 QT 间期延长家族史，因此长 QT 综合征可能性较小。血液化验无任何电解质紊乱和甲状腺功能异常表现。

结合患者用药史，引起 QT 间期延长最可能的原因为抗精神病类药物。短暂停药后患者 QT 间期恢复正常。

13.1.2 从心电图到临床

QT 间期反映了整个心室电活动持续时间（包括 QRS 波代表的除极活动，JT 间期和 T 波代表的复极活动），但是通常被用来评估心室复极活动，因为在体表心电图上精确识别复极的起点是十分困难的[4]。QT 间期测量始于 Q 波起点，终于 T 波终末[5]，通过心率进行校正。许多研究探讨了 QT 间期与心率的关系。在文献中报道了多种计算公式（见前文），但没有一种是完美的（通常心率＜60 次 / 分时出现过度校正，而在心率＞100 次 / 分时出现校正不足[6]），其中 Bazett 公式在临床实践中最为常用。

QT 间期主要与 3 相动作电位相关。在这一时期，动作电位由平台期向静息膜电位过度。钙通道失活和钾通道（I_{Ks}、I_{Kr}、I_{K1}）开放之间的平衡为 QT 间期的主要影响因素[7]。3 相动作电位钾离子外流为动作电位时长的主要影响因素。

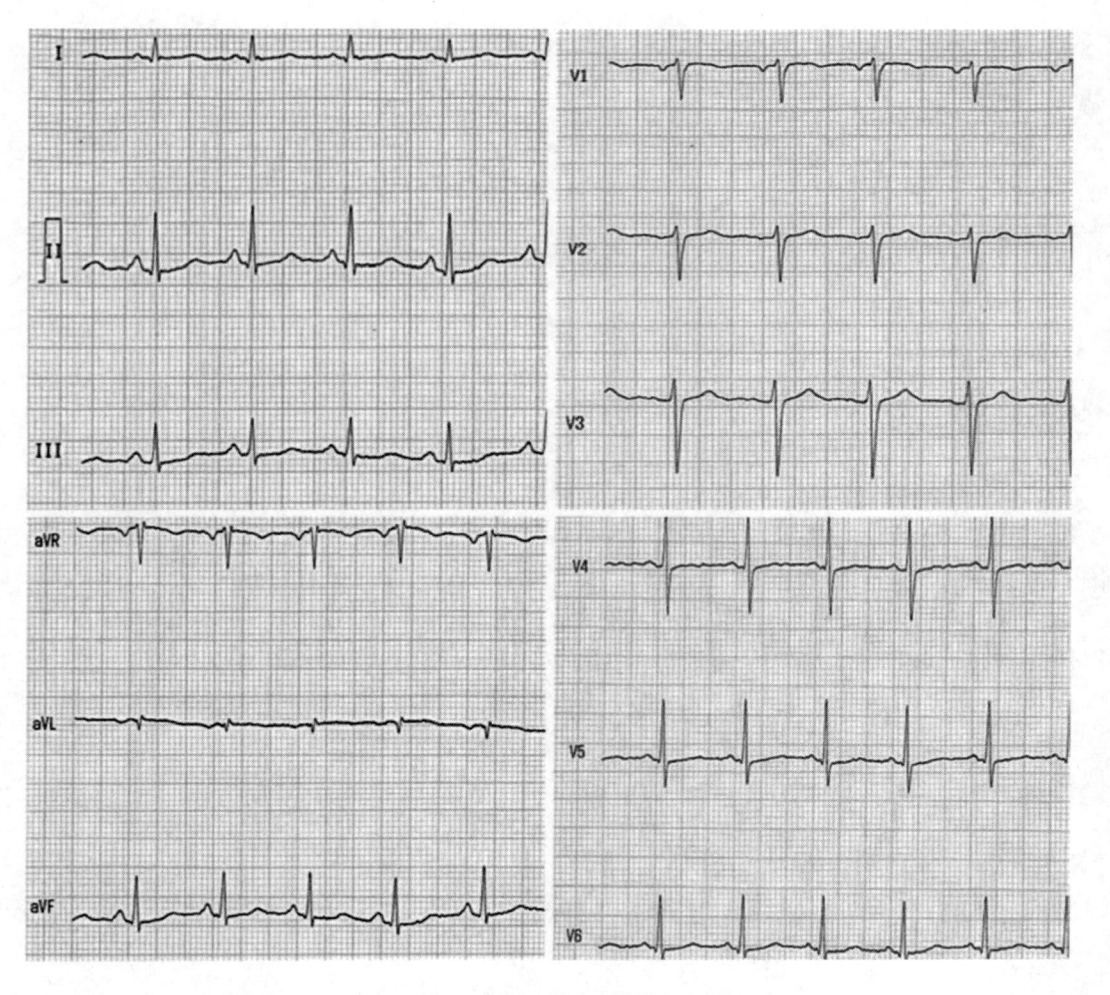

图 13.1　病例 1 的 12 导联心电图

氟哌啶醇为经典的丁酰苯类抗精神病药物，珠氯噻醇为噻吨类抗精神病药物，它们均在精神疾病治疗中被广泛使用。二者作用机制涉及多种不同的受体，对于心肌细胞的影响认识并不充分。氟哌啶醇 1958 年[8] 投入使用以来被发现与 QT 间期延长、尖端扭转型室性心动过速（torsade des points，TdP）和心源性猝死相关[9]。具体分子机制已经被阐明，主要是因为氟哌啶醇阻断 I_{Kr} 通道（浓度依赖性），延长 3 相动作电位和整个动作电位时长（在标准剂量任何给药方式都可产生此效应）。其他抗精神病药物如珠氯噻醇和匹莫齐特也被认为存在相同机制[10]。根据对 QT 间期和 TdP 的影响可将药物分为 4 类[11]：

1. 明确存在 TdP 风险
2. 可能存在 TdP 风险
3. 在特定条件下存在 TdP 风险
4. 需在先天性长 QT 综合征避免使用的药物

氟哌啶醇为明确存在 TdP 风险的药物。珠氯噻醇未被归类到上述分类中。在临床实践中因众所周知的 TdP 风险，不鼓励抗精神病药物联用，如需联用，应监测 QTc 间期。当 QTc 超过 500 ms，应立即停用抗精神病药物。Ⅱ 导联为进行 QT 间期测量最推荐的导联，在测量时应注意排除 U 波的影响。

13.2　病例 2

一名 60 岁男性因心悸、头晕就诊于急诊科，既往高血压、阵发性心房颤动，接诊医师考虑可能为心房颤动复发。患者长期服用普罗帕酮 425 mg 2 次 / 天、缬沙坦氢氯噻嗪 160/25 mg/d。患者心电图见图 13.2。

13.2.1　心电图分析和诊断

心电图示宽 QRS 波（QRS 波时限 180 ms）心动过速（心率 180 次 / 分），QRS 波为左束支传导阻滞形态。QRS 波电轴 +10°，极度顺钟向转位，胸导联无同向性表现。值得注意的是，在肢体导联尤其是下壁导联（Ⅱ、Ⅲ、aVF）QRS 波时限与 QRS 波第二部分密切相关，第一部分（类本位曲折）时限较短（小于 40 ms）。这种传导延迟的模式是一种典型异常表现。心房电活动不明显。

为了协助诊断，进行了颈动脉窦按摩试验（图 13.3）。颈动脉窦按摩试验后出现房室传导阻滞，可清晰识别心房的扑动波，进而明确诊断。因此诊断为普罗帕酮治疗后 1 : 1 房室传导的心房扑动。

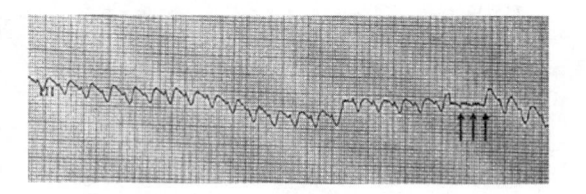

图 13.3　病例 3 的颈动脉窦按摩效应：扑动波（箭头所示）

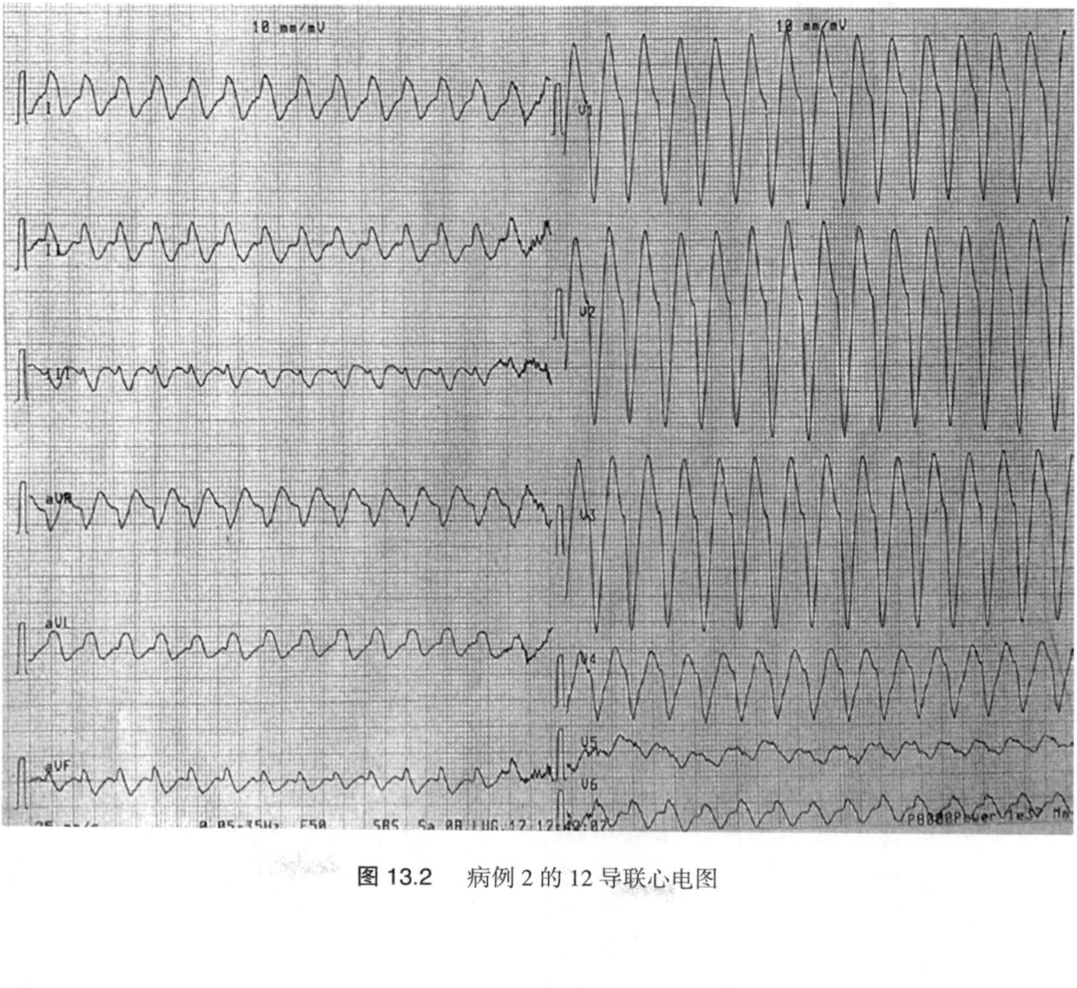

图 13.2　病例 2 的 12 导联心电图

13.2.2　从心电图到临床实践

普罗帕酮为口服钠通道阻滞剂、β 受体阻滞剂，同时有较弱的钙通道拮抗作用。与其他 I C 类抗心律失常药物类似，普罗帕酮通过减少钠离子内流降低传导速度、延长除极活动时间。在心动过速时，I C 类药物不能完全从钠通道解离导致进行性加重的传导延迟，也就是频率依赖或使用依赖效应。这一作用可能导致 QRS 明显增宽，类似室性心动过速[12]。

这种异常的传导模式可通过颈动脉窦按摩试验或使用负性变时药物减慢心率逆转。I C 类抗心律失常药物可引起室性心动过速或心房颤动 1∶1 房室传导，存在促心律失常的潜在风险[13]。

I C 类抗心律失常药物促心律失常效应发生率为 0.5% ~ 3%，多与交感神经张力增高（运动）或高儿茶酚胺水平相关，因此与 β 受体阻滞剂或钙通道阻滞剂联用可能减少此类药物副作用[14]。

I C 类药物影响心房传导速度和不应期时长，引起与药物诱发的传导减慢相适应的频率依赖性心房不应期延长。I C 类药物将心房颤动转为心房扑动的机制：预防小折返环形成，减少折返环数量，增加已存在的折返环直径促进大折返环形成[15, 16]。

在折返环增大引起心房频率降低、心房传导速度减慢的情况下，房室结出现 1∶1 房室传导。心房扑动的心室反应取决于心房扑动时的房室结不应期，事先存在的房室结快传导也是一个促进因素。心动过速时心室率增快导致 QRS 波增宽，给与室性心动过速的鉴别带来了挑战[17, 18]。

临床医生不可能预测哪些患者应用 I C 类药物后出现心房扑动，因此为了避免 1∶1 房室传导、快心室率和继发的不良血流动力学效应，在稳定期治疗时联合使用减慢房室结传导的药物如 β 受体阻滞剂或钙通道阻滞

剂可能是有益的。但是应充分考虑到联合用药引起的负性变时作用叠加。

患者冠脉造影未发现存在临床意义的冠脉狭窄。进行该检查主要是因为超声心动图提示左心室收缩功能轻度下降（EF 40%）、室间隔和心尖部室壁节段性运动减低。上述室壁节段性运动异常和左心室射血分数下降可能与 I C 类药物的负性肌力作用相关。这些抗心律失常药物可降低每搏输出量和左心功能，因此在充血性心力衰竭、冠心病和左心室射血分数下降的患者中禁止使用[19, 20]。

I C 类抗心律失常药物的不良血流动力学效应主要与心肌细胞钠离子内流减少及后续的钙离子内流减少相关[21]。同时也阻断了细胞内钙离子和兰尼碱受体的相互作用从而抑制舒张期钙离子释放[22]。即便在健康人中也发现在普罗帕酮静脉输液的前 90 分钟心输出量和每搏量轻度下降。

该病例最终的诊断为：阵发性快心室率心房扑动患者出现普罗帕酮效应，继发心房扑动伴 1∶1 房室传导和异常 QRS 波。

13.3　病例 3

一名 63 岁男性因急性呼吸困难就诊于急诊科。该患者患有缺血性心脏病，曾有心力衰竭发作病史，合并高血压、阵发性心房颤动和外周动脉疾病。院前用药包括阿司匹林 100 mg/d、地高辛 0.125 mg/d、呋塞米 25 mg/d、雷米普利 5 mg 2 次 / 日和比索洛尔 2.5 mg/d。记录心电图见图 13.4。

13.3.1　心电图分析和诊断

心电图示窄 QRS 波心动过速。RR 间期不规整，平均心率 135 次 / 分。因心房颤动心律，未发现 P 波。QRS 波时限正常（80 ms），电轴不偏（+45°）。无病理性 Q 波。侧壁导联（V4 ~ V6）ST 段压

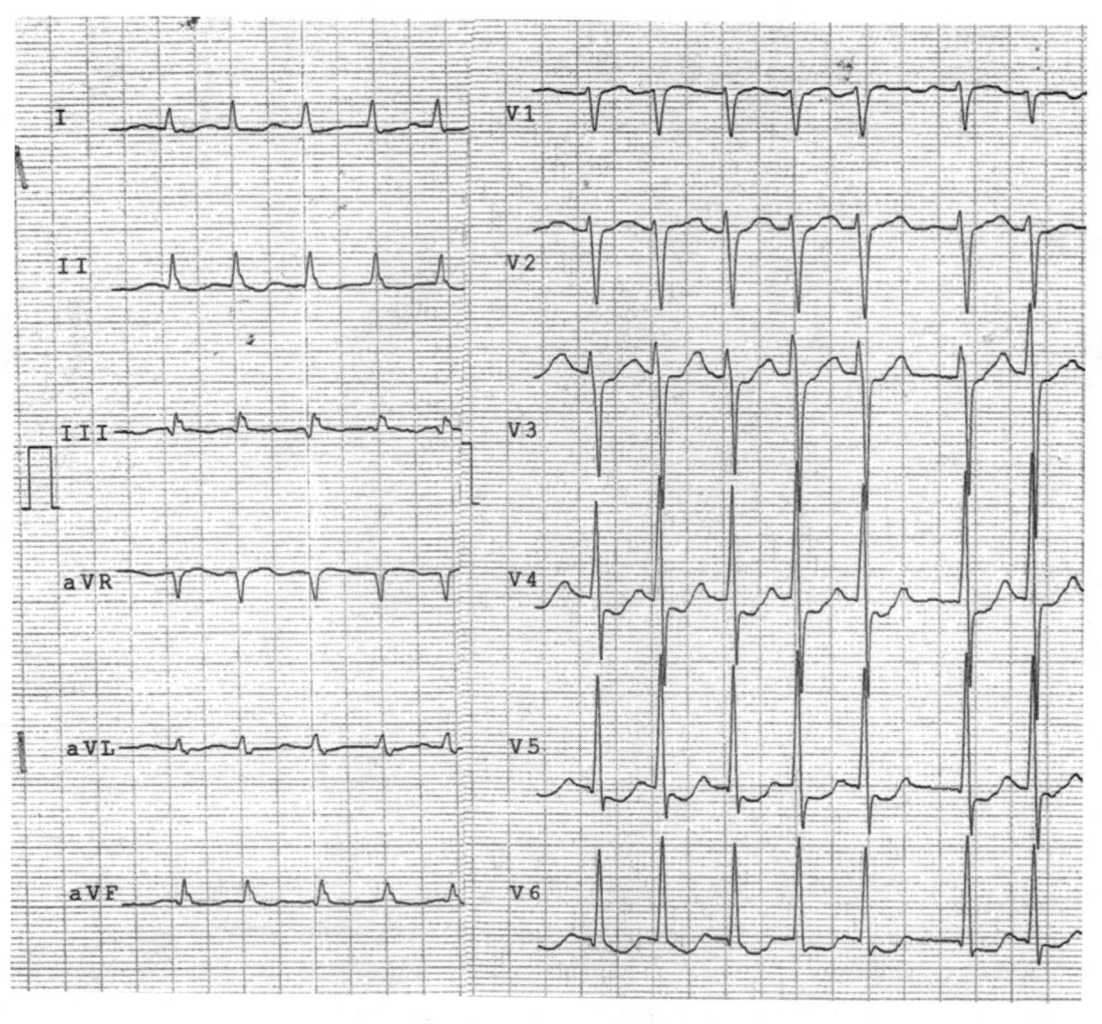

图 13.4　病例 3 的 12 导联心电图

低，肢体导联 T 波低平。QT 间期正常
（QTc 420 ms）。

　　该患者诊断为快心室率心房颤动。可能
引起这些复极异常的原因包括：

- 心室肥大
- 急性心包炎
- 心肌缺血
- 药物相关的复极改变

　　第一种情况可被排除，因心电图中没
有左心室肥大的征象（但是在 Sokolow 标准
的正常上限）。改良 Sokolow-Lyon 标准和其
他心肌肥大心电图征象如 RaVL>1.1 mV、

QRS 波电轴左偏均不满足。

　　急性心包炎也可被排除。典型急性心包
炎心电图表现包括广泛导联弓背向下型 ST
段抬高。有时 ST 段压低和 T 波倒置也可出
现于急性心包炎，但是这些改变是弥漫性的
（不局限于侧壁导联），而且也非凹面向下型
ST 段压低。

　　心肌缺血，尤其是非 ST 段抬高型急性
冠脉综合征，造成的复极改变需要进行鉴
别。但是在心肌缺血情况下，ST 段压低存
在显著不同，最典型表现为 ST 段下斜型压
低、T 波倒置或 ST 段水平型压低。

在此份心电图中，侧壁导联 ST 段下斜型压低，其他导联 T 波低平，为服用地高辛患者的典型心电图表现（也被称为"地高辛效应"）。这些特征在治疗剂量时即可出现。地高辛还可导致 QT 间期缩短，在此患者中并不明显。

患者地高辛血药浓度为 1.2 ng/ml（正常治疗范围为 0.5 ~ 2.0 ng/ml），多次复查肌钙蛋白 I 均阴性。这进一步证实了地高辛为 ST 段压低和复极异常的主要原因。

13.3.2   从心电图到临床

地高辛和其他强心苷类药物抑制细胞膜钠 - 钾 ATP 酶，升高细胞内 Na^+ 水平进而导致 Na^+-Ca^{2+} 交换增加，升高细胞内 Ca^{2+} 水平，增强心肌收缩力。电生理效应主要为增加迷走神经张力进而减慢心率、缩短心房不应期、减慢房室传导。在治疗窗内，地高辛对浦肯野纤维和心室心肌细胞影响很小。处于治疗窗内的典型心电图表现主要为由于 AH 间期延长导致的 PR 间期延长、ST 段压低、T 波低平或双向（勺形改变）、QT 间期缩短、U 波振幅增加[4, 23]。

在地高辛中毒状态下，心电图表现包括单源性或多源性室性期前收缩，室性期前收缩二联律或三联律。其他心律失常包括房性心动过速伴房室传导阻滞、加速性交界性心律、慢心室率心房颤动和双向性心动过速（交界性或室性）[23]。

地高辛与抗心律失常药物如胺碘酮、决奈达隆的相互作用会进一步增加尖端扭转型室性心动过速和心源性猝死的风险[24]。

13.4   药物对心电图的影响：概述

许多药物和毒物均会影响心脏电生理，进而造成心电图改变。主要机制为药物作用于细胞膜离子通道（钠通道、慢钙通道、外向钾通道和钠 - 钾 ATP 酶）或自主神经系统。低氧血症、低血压、酸中毒和电解质紊乱等因素可能加重药物对心电图的影响[4, 5, 23, 24]。

根据药物对心电图影响的机制在下文和表 13.1 中进行了分类，并对主要心电图改变进行了概述。

1. **快钠通道阻滞剂**   这类药物抑制快钠通道影响 0 相动作电位、减慢除极速度。快钠通道阻滞剂能够引起 QRS 波显著增宽，也可造成折返环单向阻滞（尤其是急性心肌缺血时）进而引起室性心动过速和心室颤动。药物中毒可导致宽 QRS 波心动过缓。

2. **慢钙通道阻滞剂**   这类药物主要作用于电压敏感 L 型钙通道，通过正离子内流和维持细胞膜电位影响 2 相动作电位。这些离子通道主要负责窦房结和房室结细胞除极，被阻断后引起电冲动减慢或抑制，表现为窦性心动过缓、不同程度房室传导阻滞、窦性停搏、交界性心动过缓和心脏停搏。由于心动过缓引起低血压，缺血性心电图改变也可出现。

3. **外向钾通道阻滞剂**   这类药物主要通过影响 3 相动作电位，这一时期钾离子外流导致动作电位恢复到静息电位。因外向钾通道对 QT 间期有较大影响，这类药物主要作用为延长 QT 间期。同时复极速度减慢，促进早后除极和触发活动，进而增加 TdP 和其他多形性室性心动过速风险。

4. **钠 - 钾 ATP 酶阻滞剂**   强心苷属于此类药物，作用于钠 - 钾 ATP 酶。该通道被抑制后，细胞内钙离子浓度增加，发挥正性肌力作用，增加自律性。这些药物也可增加迷走神经张力抑制房室结传导，这一作用可在临床实践中用于治疗特定疾病。在前文中已对地高辛对心电图的影响（病例 3：从心电图到临床）和相关心律失常进行了阐述。

5. 影响自主神经系统的药物　这类药物种类众多，可被分为交感神经抑制剂、拟交感神经药、抗胆碱药和拟胆碱药。

最为人熟知的交感神经抑制剂为 β 受体阻滞剂，作用于 β 肾上腺素受体引起窦性心动过缓。在药物中毒时可出现各种不同程度的缓慢心律失常（房室传导阻滞、交界性心律、心脏停搏）。一些 β 受体阻滞剂如索他洛尔还可影响钾离子流向延长 QT 间期，增加心动过缓依赖性 TdP 风险。

拟交感神经药通常为违禁药品，可导致窦性心动过速、房性心动过速，少数情况下也可导致恶性室性心律失常。上述心律失常也可由其他机制诱发，如可卡因滥用造成心肌缺血。

抗胆碱药通常引起窦性或房性心动过速，在药物中毒时也可出现室性期前收缩。

拟胆碱药引起的心电图改变随时间演变：首先出现的表现可能为由于烟碱受体激活引起的窦性心动过速，随后毒蕈碱受体激活引起窦性心动过缓，更严重时出现房室传导阻滞、房性和室性缓慢心律失常甚至心脏停搏。QT 间期延长和继发的 TdP 也有报道（表 13.1）。

心血管医生和内科医生可能遭遇治疗剂量或中毒剂量的心血管药物或非血管药物引起的诸多心电图改变。这些心电图改变由药物对细胞膜离子通道和自主神经系统的影响引起，可逆性因素（低氧血症、低血压、心肌缺血、电解质紊乱和酸中毒）、基础心脏

表 13.1　药物对心电图影响的简明分类

机制	药物		心电图改变
抑制快钠通道	I A 类抗心律失常药物	丙吡胺、奎尼丁、普鲁卡因	QRS 波增宽，类右束支传导阻滞图形，aVR 导联 R 波振幅增加，QRS 波电轴右偏 室性心动过速和心室颤动 宽 QRS 波心动过缓 心脏停搏
	I C 类抗心律失常药物	氟卡尼、普罗帕酮	
	抗精神病药物	三环类抗抑郁药（阿米替林、丙咪嗪、去甲阿米替林） 抗精神病药（硫利达嗪、美索达嗪） 其他抗抑郁药如卡马西平	
抑制慢钙通道	二氢吡啶类钙通道阻滞剂	硝苯地平、氨氯地平、乐卡地平	窦性心动过缓 反射性心动过速（如硝苯地平） 不同程度房室传导阻滞 窦性停搏、交界性逸搏 QRS 波增宽 ST/T 改变
	非二氢吡啶类钙通道阻滞剂	维拉帕米、地尔硫䓬	
抑制外向钾通道	I A 类抗心律失常药物	丙吡胺、奎尼丁、普鲁卡因	QT 间期延长或 U 波异常 室性前收缩继发 TdP
	I C 类抗心律失常药物	氟卡尼、普罗帕酮	
	III 类抗心律失常药物	胺碘酮、决奈达隆、索他洛尔	
	抗精神病药物	神经阻滞剂（氯丙嗪、氟哌啶醇、喹硫平、利培酮、齐拉西酮） 三环类抗抑郁药（阿米替林、丙咪嗪、去甲阿米替林） 其他抗抑郁药（西酞普兰、文拉法辛） 吩噻嗪类药物	
	抗菌药物和抗疟药	环丙沙星、加替沙星、左氧氟沙星、莫西沙星、斯帕沙星、克拉霉素、红霉素、喷他脒、氯喹	

（续表）

机制		药物	心电图改变
抑制钠-钾 ATP 酶		地高辛、洋地黄毒苷	兴奋性效应：期前收缩，房性心律失常 抑制性效应：窦性心动过缓，窦房阻滞，房室传导阻滞 复合性效应：房性心动过速合并房室传导阻滞
交感神经阻滞剂	β 受体阻滞剂	普萘洛尔、阿替洛尔、美托洛尔、奈必洛尔、比索洛尔、艾司洛尔、卡维地洛	窦性或交界性心动过缓，房室传导阻滞（通常为一度房室传导阻滞）。PR 间期、QTc 间期延长，心脏停搏（少见）
	其他药物	甲基多巴、哌唑嗪、可乐定	
拟交感神经药	药物	儿茶酚胺类、茶碱、β 受体激动剂（沙丁胺醇）	窦性心动过速，房性心动过速，心房颤动，室性期前收缩，室性心动过速，心室颤动 心肌缺血或心肌梗死
	违禁药品、毒物	可卡因、苯丙胺、麦角酸二乙胺、酒精、烃类溶剂	
抗胆碱药	药物	抗组胺药、阿托品、东莨菪碱、三环类抗抑郁药、神经阻滞剂（氯氮平、奥氮平、吩噻嗪）	窦性心动过速，房性心动过速，室性期前收缩
	毒物	颠茄、毒蝇伞	
拟胆碱药	药物	毒蕈碱受体激动剂（乙酰甲胆碱）、琥珀酰胆碱间接神经元烟碱受体激动剂（氯丙嗪、局麻药和挥发性麻醉药、氯胺酮）、抗胆碱酯酶药物（毒扁豆碱、溴吡斯的明、新斯的明）、中枢胆碱酯类抑制剂（利瓦斯的明）	窦性心动过缓，房室传导阻滞，窦性心动过速（早期由烟碱受体激活引起），QT 间期延长相关的室性心动过速，心脏停搏
	毒物	烟碱、毒蕈碱、有机磷和氨基甲酸酯类农药	

病或其他合并症可进一步加重这些改变。

（ Paolo Bonelli, Irene Giannini, Maria Vittoria
Matassini, Alessio Menditto 著
张瑞涛　陆浩平 译　刘　丹 审校）

参考文献

1. van Noord C, Eijgelsheim M, Stricker BHC. Drug- and non-drug-associated QT interval prolongation. Br J Clin. 2010;70(1):16–23.
2. Newton-Cheh C, Eijgelsheim M, Rice KM, et al. Common variants at ten loci influence QT interval duration in the QTGEN Study. Nat Genet. 2009;41(4):399–406.
3. Arking DE, Pfeufer A, Post W, et al. A common genetic variant in the NOS1 regulator NOS1AP modulates cardiac repolarization. Nat Genet. 2006;38(6):644–51.
4. Surawicz B, Knilans T. Chou's electrocardiography in clinical practice. 6th ed. Philadelphia: Saunders Elsevier; 2008.
5. Oreto G. Elettrocardiogramma: un mosaico a 12 tessere. 1st ed. Torino: Centro scientifico editore Edi-Ermes; 2009.
6. Funck-Brentano C, Jaillon P. Rate-corrected QT interval: techniques and limitations. Am J Cardiol. 1993;72(6):17B–22B.
7. Locati ET, Bagliani G, Padeletti L. Normal ventricular repolarization and QT interval. Card Electrophysiol Clin. 2017;9(3):487–513.
8. Glassman AH, Bigger JT. Antipsychotic drugs: prolonged QTc interval, torsade de pointes, and sudden death. Am J Psychiatry. 2001;158(11):1774–82.
9. AIFA. Cardiotossicità dell'aloperidolo. Le basi scientifiche delle disposizioni regolatorie. Farmacovigilanza. 2007.
10. Drolet B, Rousseau G, Daleau P, et al. Pimozide (Orap®) prolongs cardiac repolarization by blocking the rapid component of the delayed rectifier potas-

sium current in native cardiac myocytes. J Cardiovasc Pharmacol Ther. 2001;6(3):255–60.

11. Woosley RL, Heise CW, Romero K. CredibleMeds. org: what does it offer? Trends Cardiovasc Med. 2017;17:30114–7.

12. Crijns HJ, Van Gelder IC, Lie KI. Supraventricular tachycardia mimicking ventricular tachycardia during flecainide treatment. Am J Cardiol. 1988;62:1303–6.

13. Nabar A, Rodriguez LM, Timmermans C, Smeets JL, Wellens HJ. Radiofrequency ablation of "class IC atrial flutter" in patients with resistant atrial fibrillation. Am J Cardiol. 1999;83:785–7.

14. Falk RH. Proarrhythmia in patients treated for atrial fibrillation or flutter. Ann Intern Med. 1992;117:141–50.

15. McNamara RL, Tamariz LJ, Segal JB, Bass EB. Management of atrial fibrillation: review of the evidence for the role of pharmacologic therapy, electrical cardioversion, and echocardiography. Ann Intern Med. 2003;139:1018–33.

16. Crijns HJGM. Clinical manifestations of use- and reverse-use dependence. In: Crijns HJGM, editor. Changes of intracardiac conduction induced by antiarrhythmic drugs: importance of use- and reverse use-dependence. Groningen: Knoop; 1993. p. 38–105.

17. Wiesfelda ACP, Ansinkb JM, van Veldhuisena DJ, van Gelde IC. Broad complex tachycardia during treatment of atrial fibrillation with a 1c antiarrhythmic drug: ventricular or supraventricular proarrhythmia?

Int J Cardiol. 2006;107:140–1.

18. Echt DS, Liebson PR, Mitchell LB, et al. Mortality and morbidity in patients receiving encainide, flecainide, or placebo. The cardiac arrhythmia suppression trial. N Engl J Med. 1991;324:781–8.

19. De Paola AA, Horowitz LN, Morganroth J, et al. Influence of left ventricular dysfunction on flecainide therapy. J Am Coll Cardiol. 1987;9:163–8.

20. Anno T, Hondeghem LM. Interactions of flecainide with guinea pig cardiac sodium channels. Importance of activation unblocking to the voltage dependence of recovery. Circ Res. 1990;66:789–803.

21. Hilliard FA, Steele DS, Laver D, et al. Flecainide inhibits arrhythmogenic Ca^{2+} waves by open state block of ryanodine receptor Ca^{2+} release channels and reduction of Ca^{2+} spark mass. J Mol Cell Cardiol. 2010;48:293–301.

22. Zipes DP, Libby P, Bonow RO, Braunwald E. Braunwald's heart disease: a textbook of cardiovascular medicine. 10th ed. Oxford: Elsevier; 2014.

23. Holstege CP, Eldridge DL, Rowden AK. ECG manifestations: the poisoned patient. Emerg Med Clin North Am. 2006;24(1):159–77.

24. Hohnloser SH, Halperin JL, Camm AJ, et al. Behalf of the PALLAS Investigators interaction between digoxin and dronedarone in the PALLAS trial. Circ Arrhythm Electrophysiol. 2014;7:1019–25.

第 14 讲 电解质对除极/复极的影响

14.1 病例 1

72 岁女性，因意识丧失就诊于急诊科。患者 5 年前因缺血性心脏病（ACS-NSTEMI）对右冠状动脉行经皮冠状动脉腔内成形术（percutaneous transluminal coronary angioplasty，PTCA）治疗并植入支架。患者的危险因素包括高血压、血脂异常和 2 型糖尿病。血压 75/45 mmHg。实验室检查提示白细胞（WBC 10.76×10^9/L）和中性粒细胞增多，肌酐为 1.44 mg/dl，血钾为 6.9 mmol/L。

随后患者出现少尿、无尿等急性肾衰竭征象，肌酐为 1.9 mg/dl。

14.1.1 心电图分析

图 14.1 心电图显示：交界性心律，心率 36 次/分，电轴左偏，T 波对称而高尖，QTc 411 ms。这是典型的高钾血症的心电图表现。

患者在接受了静脉注射葡萄糖酸钙、胰岛素、葡萄糖、生理盐水和口服聚苯乙烯磺

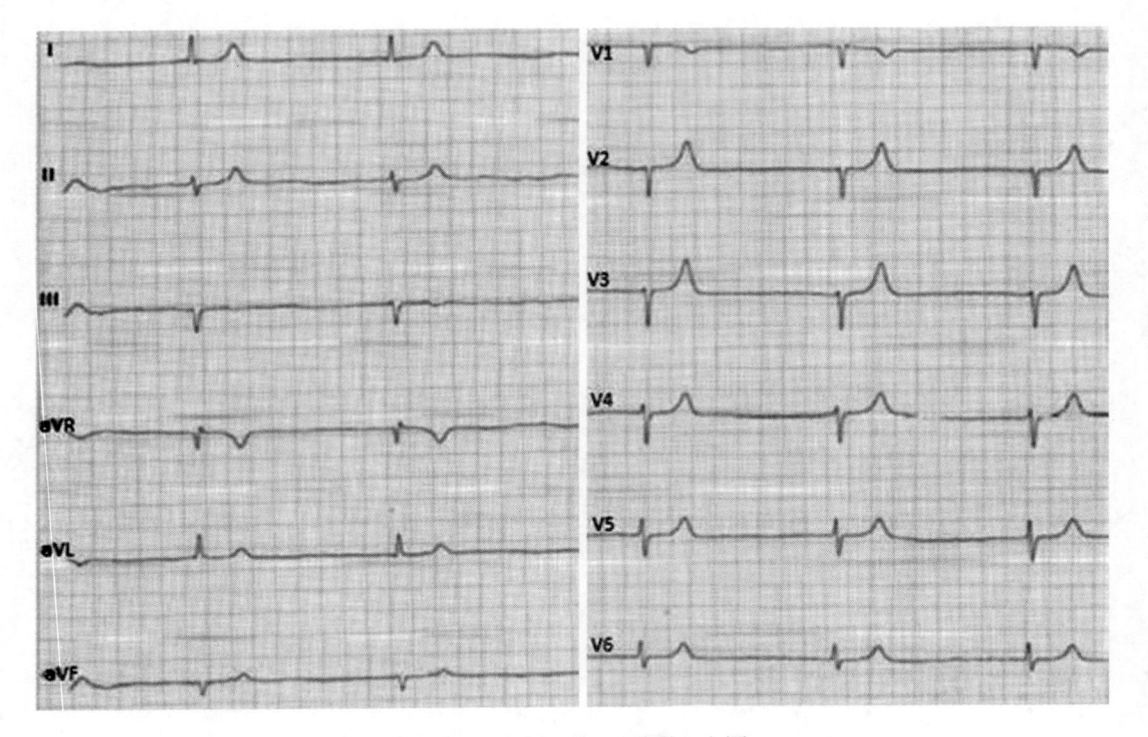

图 14.1 病例 1 的 12 导联心电图

酸钠等治疗后，血钾浓度逐渐下降，心电图也恢复正常（窦性心律，心率 55 次 / 分，复极正常）（图 14.2）。在应用抗生素治疗尿路感染后，肾衰竭的情况也逐渐好转。血压为 105/60 mmHg。最终诊断为高钾血症引起的交界性心律和尿路感染引起的急性肾衰竭。

14.2　病例 2

89 岁女性，患有糖尿病、血脂异常、慢性肾衰竭和慢性阻塞性肺疾病，既往有心力衰竭发作史。患者女儿因患者突发晕厥拨打急救电话；在急救人员到达现场时，护士记录了心电图。

14.2.1　心电图分析

宽 QRS 波心动过速，心率 150 次 / 分，房室分离，QRS 电轴偏移，左束支传导阻滞形态。心电图诊断为多形性室性心动过速（ventricular tachycardia，VT）（尖端扭转型 VT）（图 14.3 和图 14.4）。

在静脉注射利多卡因（70 mg）后，心动过速转变为单形性并随即终止（图 14.5）。但随即出现心房颤动（atrial fibrillation，AF）（心率 85 次 / 分），伴频发多形性室性期前收缩（premature ventricualr contraction，PVC）。QRS 电轴为 -30°，左前分支传导阻滞，QRS 时限 100 ms，伴继发性复极异常，QTc 476 ms（图 14.6 和图 14.7）。

实验室检查：血红蛋白 112 g/L，肌酐 6 mg/dl（GFV 6 ml/min），INR 9，血糖 15.6 mmol/L，Na^+ 128 mmol/L，K^+ 3 mmol/L，P 6.9 mmol/L，Cl^- 84 mmol/L，Ca^{2+} 3.85 mmol/L。

患者被送入 ICU，诊断为慢性阻塞性肺疾病伴呼吸性 / 代谢性酸中毒、急性肾衰竭和电解质紊乱引起的室性心动过速。

几天后（图 14.8），患者恢复窦性心

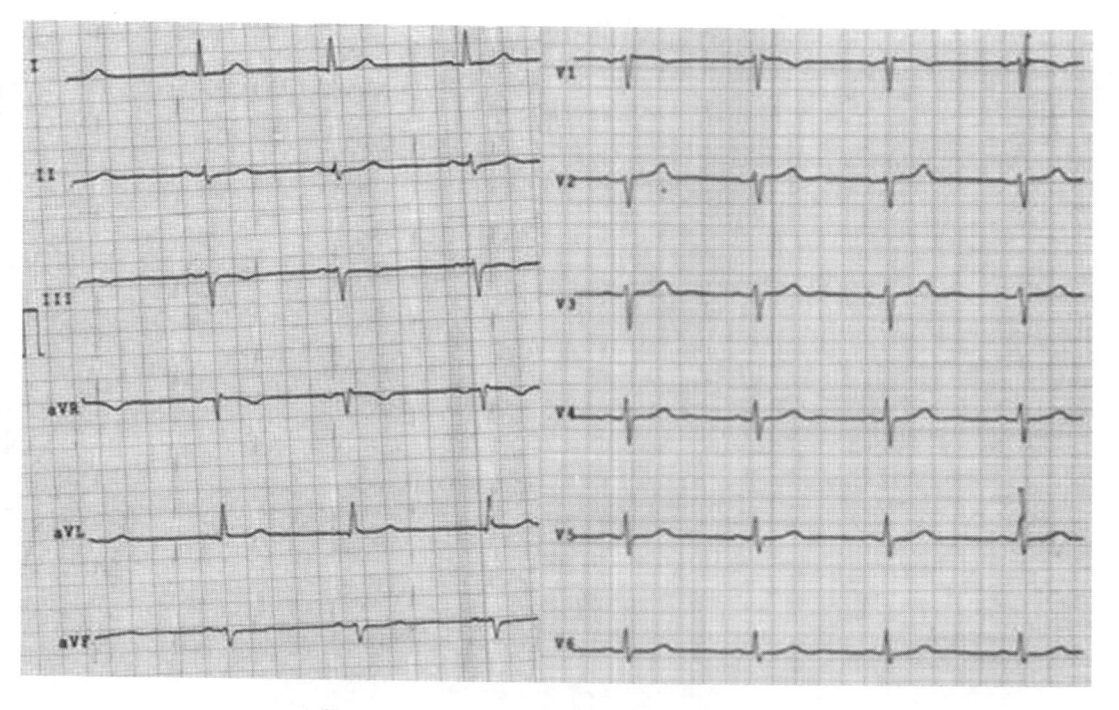

图 14.2　病例 1 降钾治疗后的 12 导联心电图

律，心率 60 次 / 分，PR 间期 200 ms，QRS 电轴 -30°，表现为左前分支传导阻滞形态，QRS 波时限 100 ms，QTc 380 ms。

K^+ 和酸碱平衡之间存在重要的相互作用。发生代谢性酸中毒时，半数以上的氢离子向细胞内转移，而细胞内的钾转移到细胞外液，以此维持电荷平衡。在一些患者中，其净效应是血钾水平明显升高；但在钾缺乏的患者中，血钾水平可以维持正常甚至仍然偏低。心电图的变化受 K^+ 水平的影响。

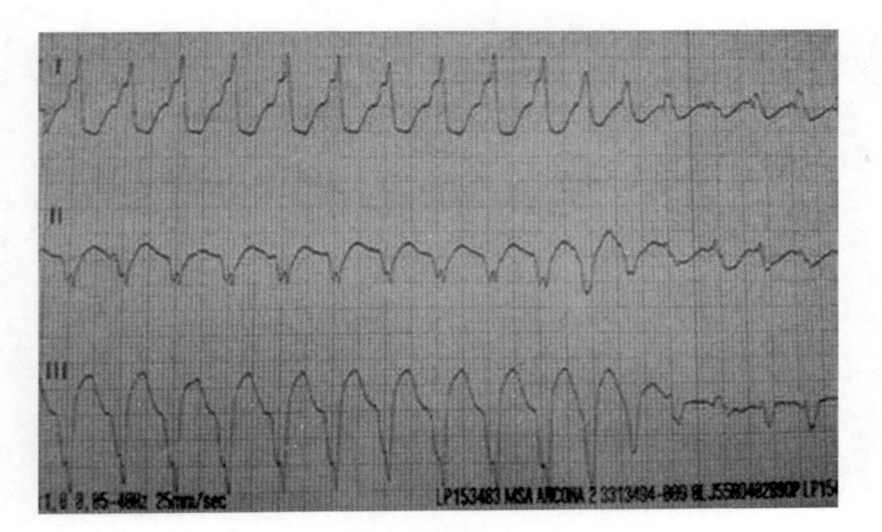

图 14.3　病例 2 的心电图 1

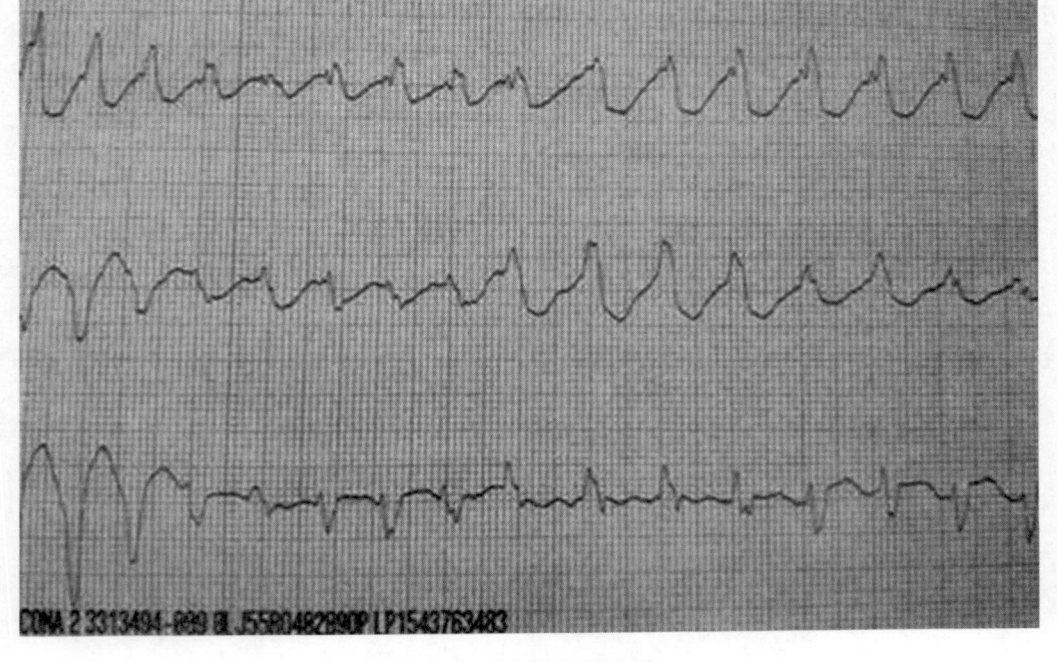

图 14.4　病例 2 的心电图 2

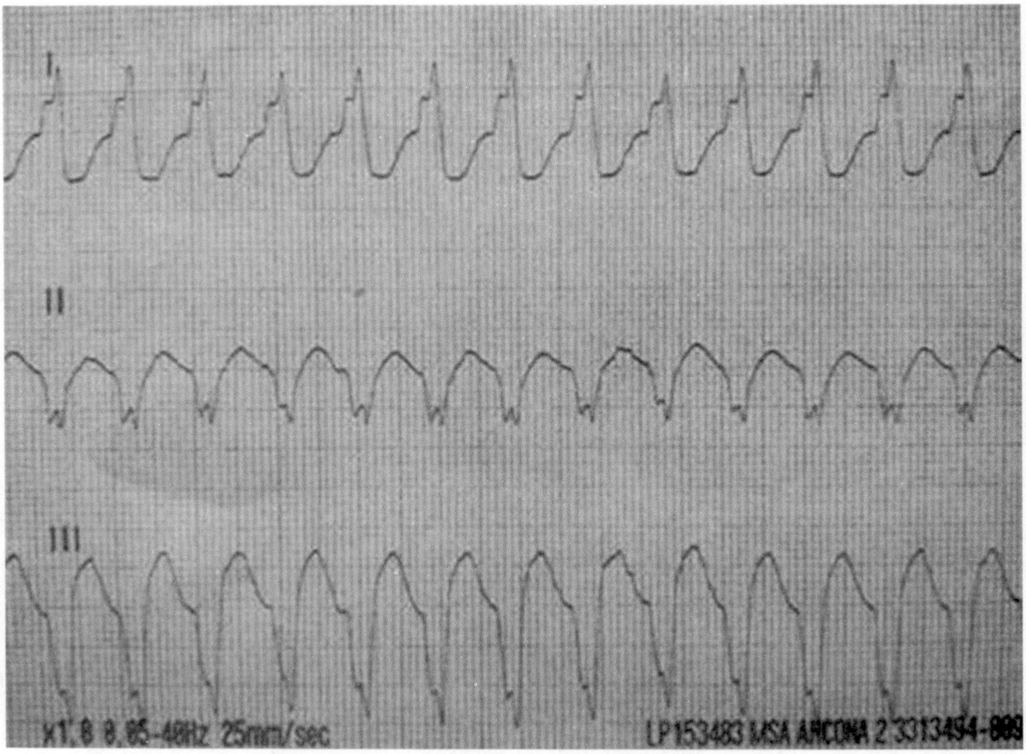

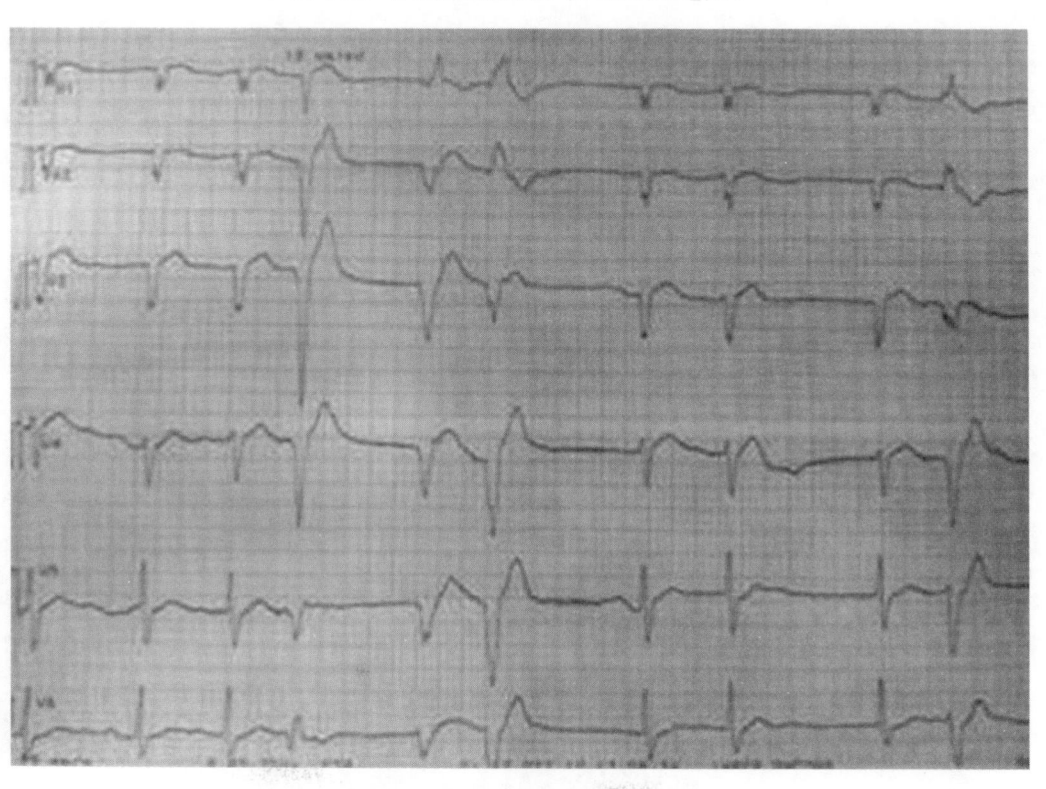

图 14.5 病例 2 应用利多卡因后的心电图 1

图 14.6 病例 2 应用利多卡因后的心电图 2

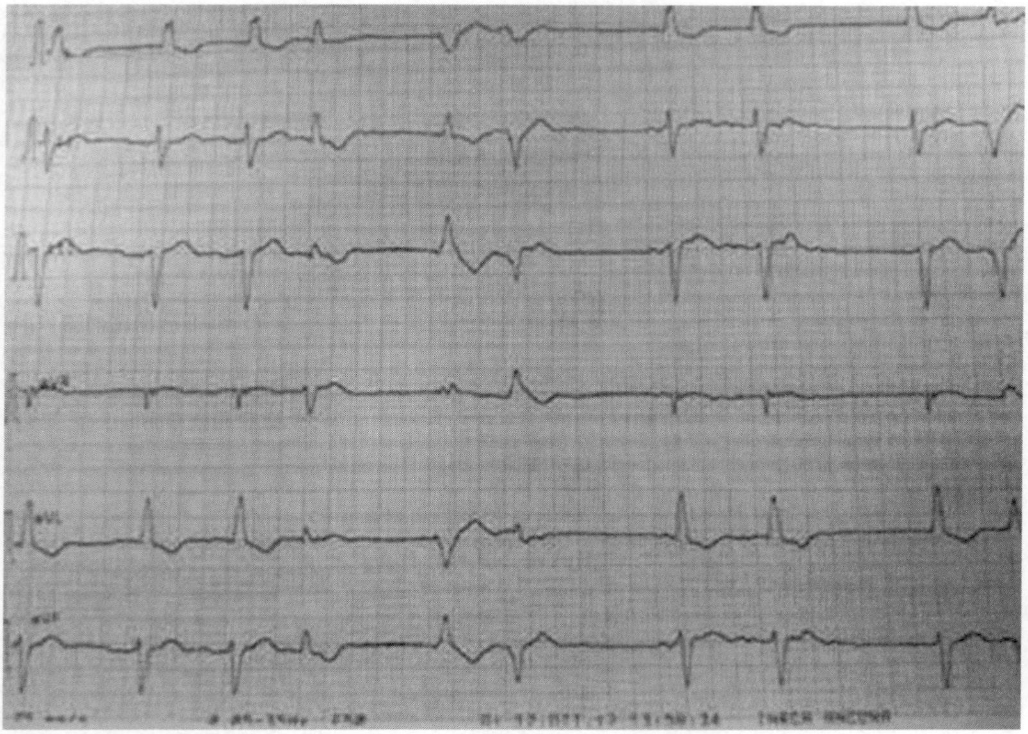

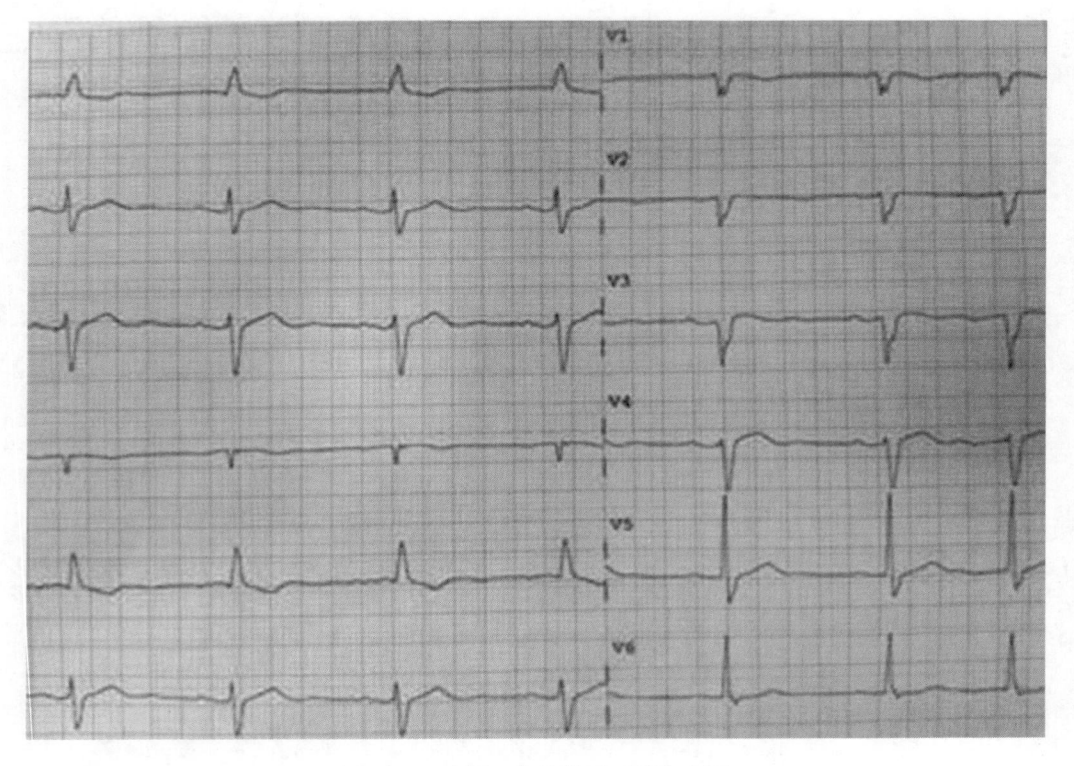

图 14.7　病例 2 应用利多卡因后的心电图 3

图 14.8　病例 2 住院数天后的心电图

14.3　病例 3

75 岁女性，有高血压和结肠癌手术史，近期肾功能恶化，肌酐为 1.6 mg/dl。家庭用药包括：阿司匹林、坎地沙坦、多沙唑嗪、曲唑酮和坎利酸钾。近 2 周内，患者共住院 4 次，第一次是因为意外摔倒，随后 3 次住院是由于嗜睡和疲倦。患者的右腹部可触及一个结节状包块。

14.3.1　心电图分析

图 14.9：窦性心动过速，心率 110 次 / 分，房室传导正常（PR 160 ms），室内传导正常，QRS 电轴 +30°，QRS 时限 80 ms，Ⅱ、Ⅲ、aVF、V4、V5 和 V6 导联 ST 段水平 - 上斜型压低 1 mm，QTc 378 ms。

实验室检查：
- 最近 4 个月内，血红蛋白从 140 g/L 下降到 81 g/L

- 血钙高达 3.85 mmol/L
- 血钾低至 2.4 mmol/L

由于高钙血症，患者的认知能力迅速恶化。由于存在腹部肿块，患者需要尽快完善检查以明确诊断。蛋白质电泳显示 γ 区存在单克隆条带。患者最终诊断为多发性骨髓瘤。

多发性骨髓瘤是一种由于浆细胞恶性增殖而导致单克隆免疫球蛋白异常增多的疾病。浆细胞在骨髓中增殖，导致骨骼破坏。贫血是多发性骨髓瘤患者最常见的临床表现；由于心肌供氧与需氧之间的不平衡，还会出现心电图可逆性 ST 段压低和心动过速。

多发性骨髓瘤肾衰竭的病理生理机制通常由多种因素共同参与，但最主要的是免疫球蛋白游离轻链的高排泄。多发的破坏性骨骼病变导致高钙血症；本例患者高钙血症合并低钾血症，心电图显示 T 波低平，随后出现明显的 U 波。此类患者 QTc 可能较短或正常。

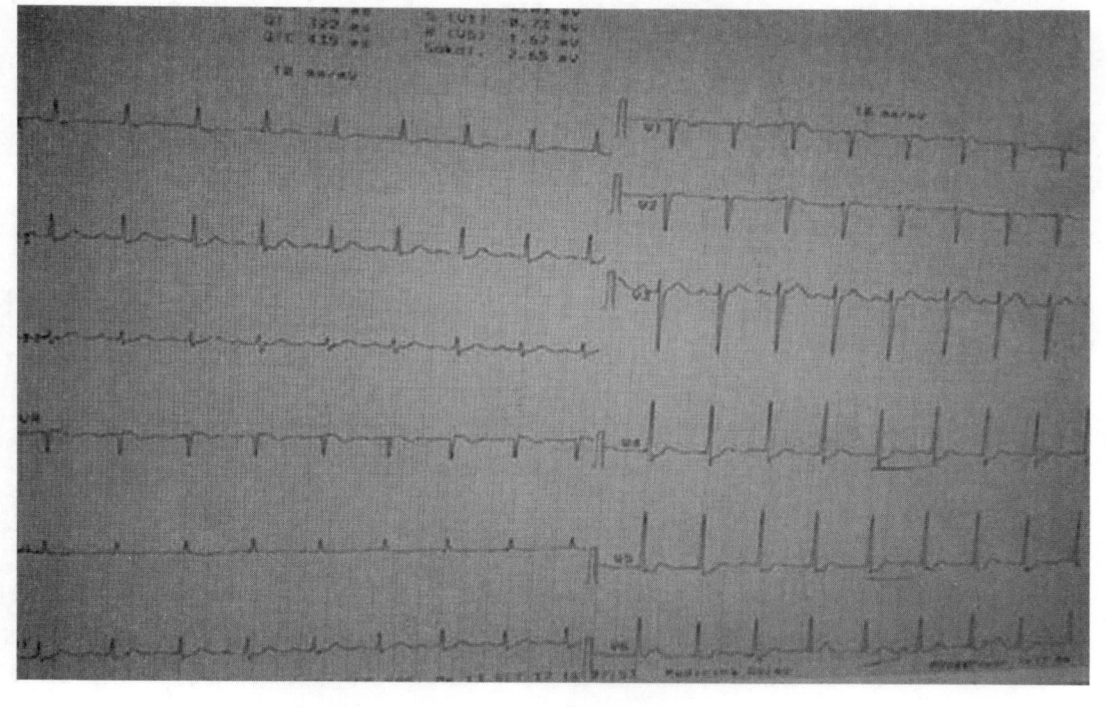

图 14.9　病例 3 的 12 导联心电图

14.4　病例 4

83 岁男性，患有高血压和慢性肾衰竭，每周进行 3 次透析。在肾内科就诊时，患者突发晕厥，随后意识恢复。医生为其记录了心电图。

心电图分析

窦性心律，心率 75 次 / 分，高度房室传导阻滞（大多数 P 波不能传导至心室），QRS 波时限 160 ms，呈完全性右束支传导阻滞形态，QRS 电轴 +75°，V2、V3、V4 导联 T 波高尖，QTc 537 ms（图 14.10、图 14.11、图 14.12 和图 14.13）。符合高钾血症的心电图表现。

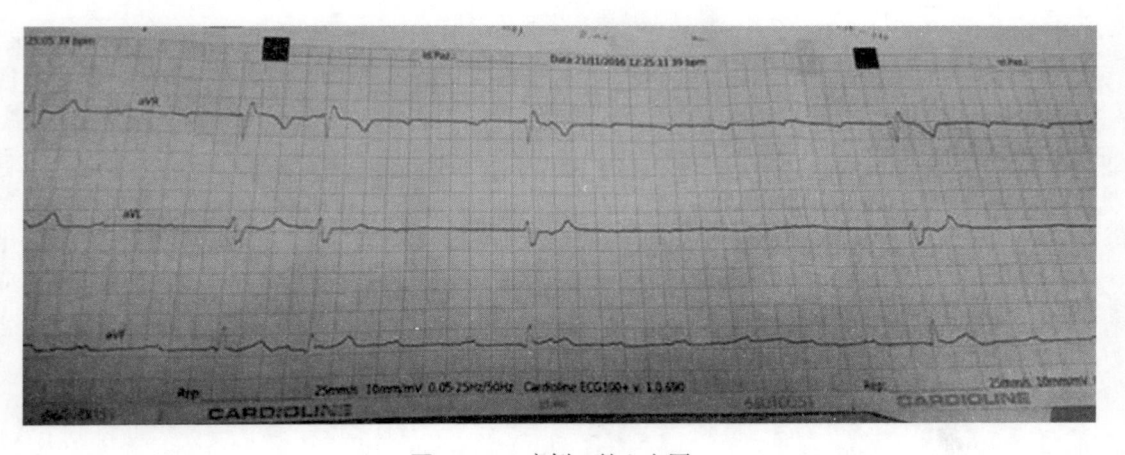

图 14.10　病例 4 的心电图 1

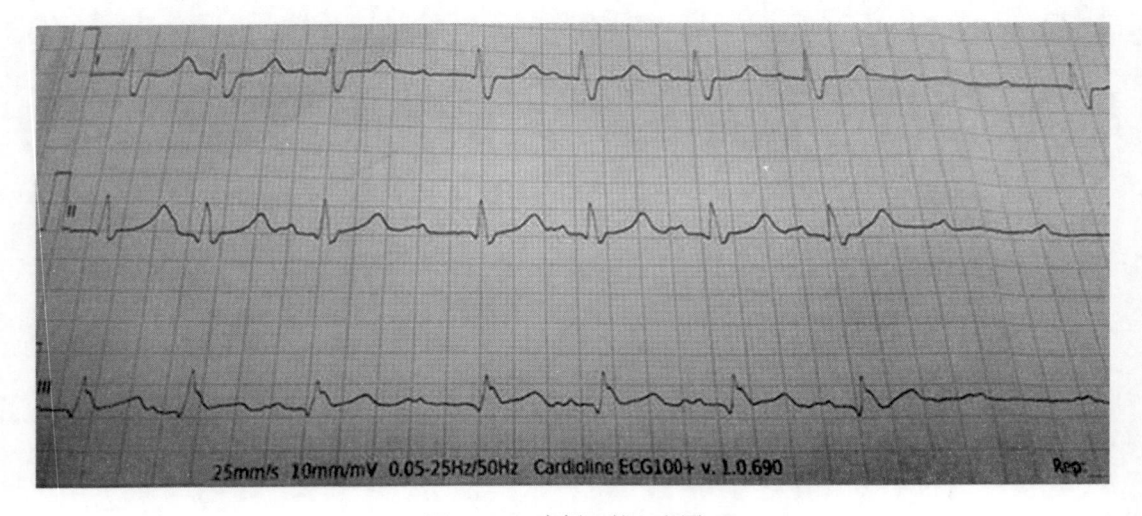

图 14.11　病例 4 的心电图 2

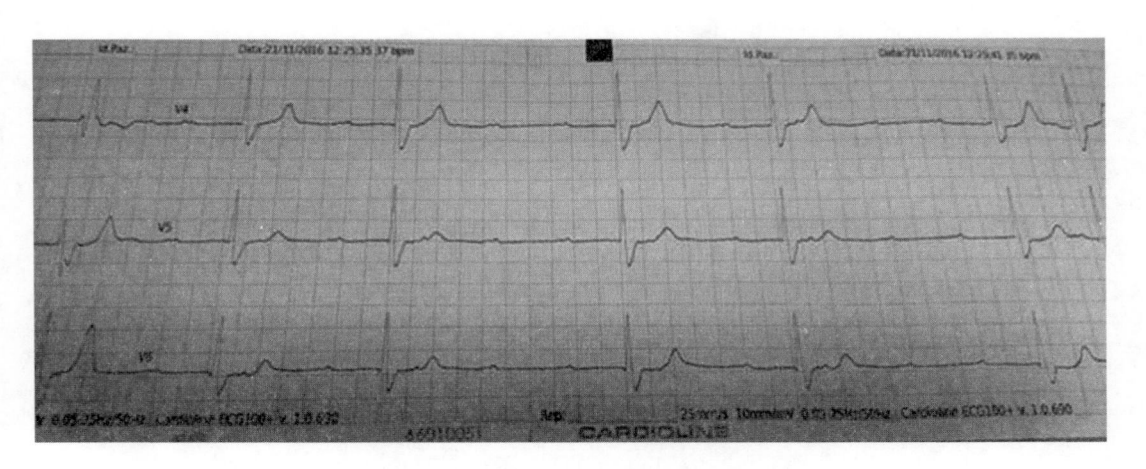

图 14.12　病例 4 的心电图 3

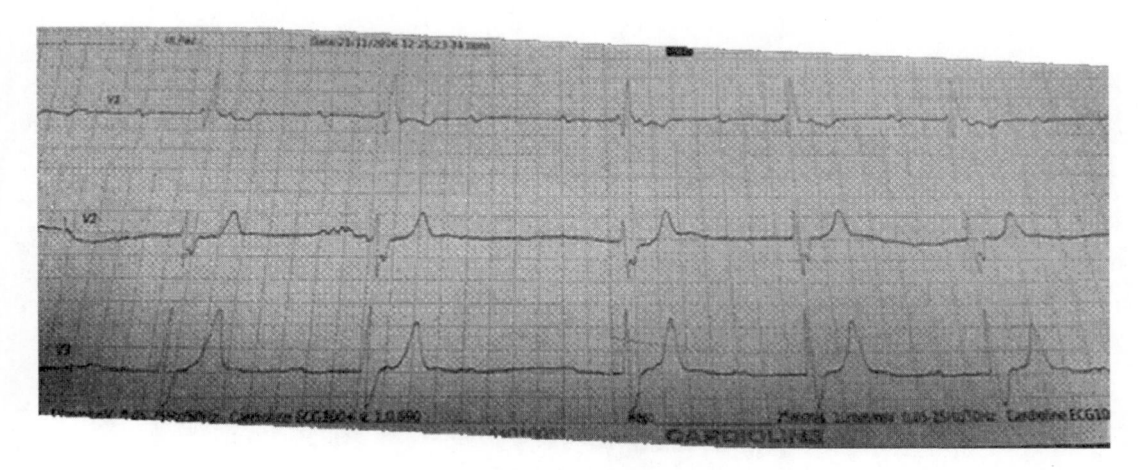

图 14.13　病例 4 的心电图 4

14.5　病例 5

　　86 岁女性，患有高血压、糖尿病和慢性肾衰竭，并定期进行透析。患者因异常而持续的乏力就诊。

心电图分析

　　心电图结果如下：窦性心动过缓（P 电轴 +60°），心率 50 次 / 分，房室传导正常（180 ms），QRS 电轴右偏（+135°），QRS 时限 180 ms，呈右束支传导阻滞形态，T 波高尖伴电压增高（高钾血症），QTc 447 ms（图 14.14）。

　　血液透析后，心电图出现变化（图 14.15）：窦性心动过缓，心率 50 次 / 分，房室传导正常，QRS 时限 120 ms，右束支传导阻滞，QRS 电轴 +15°，T 波电压降低，QTc 402 ms。

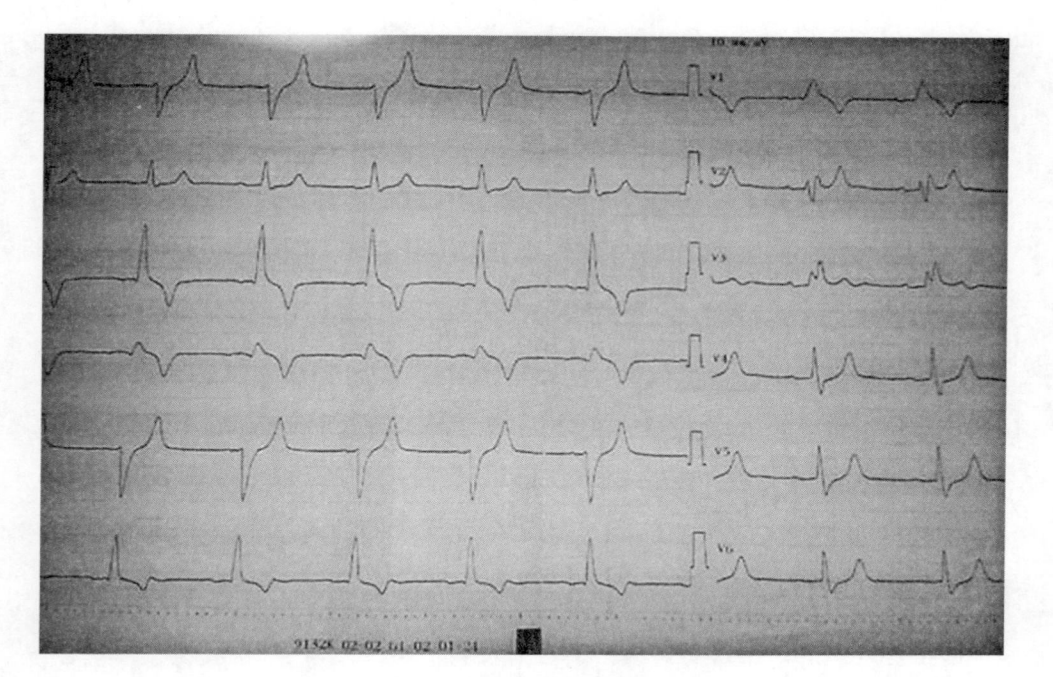

图 14.14 病例 5 的 12 导联心电图

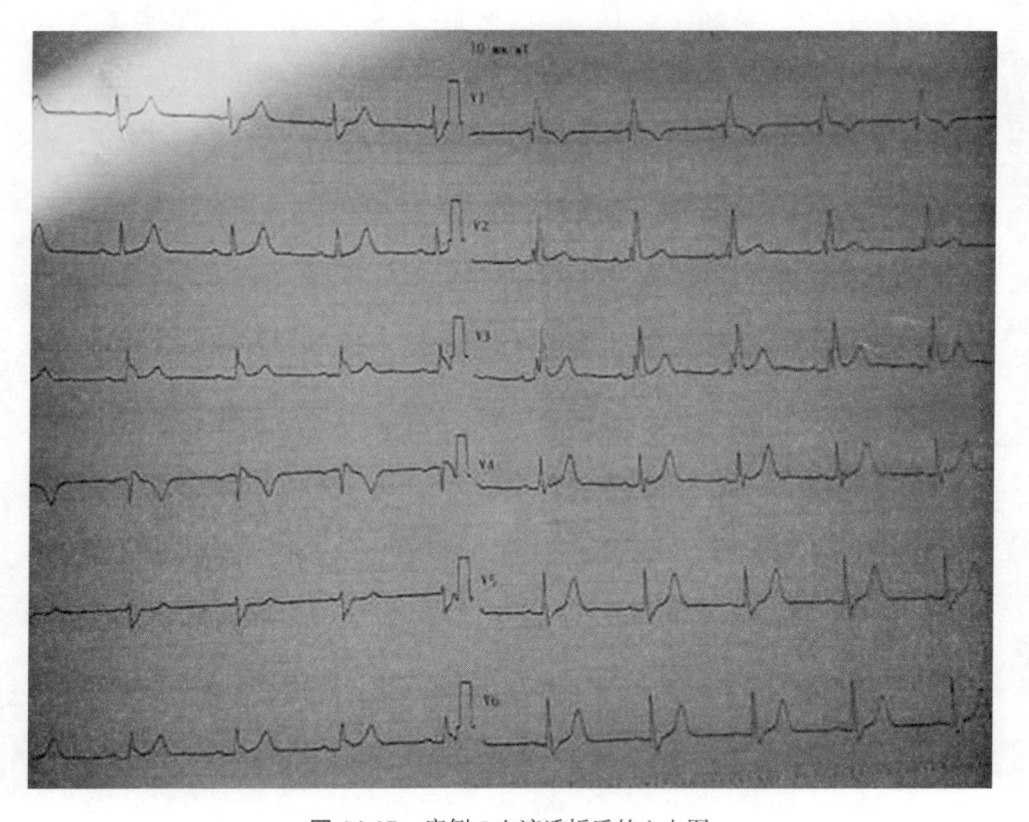

图 14.15 病例 5 血液透析后的心电图

14.6　病例 6

82 岁女性，因静息时呼吸困难就诊。因患有高血压和骨质疏松症而进行家庭治疗。

实验室检查：Ca^{2+} 3.5 mmol/L，K^+ 3.3 mmol/L，Na^+ 143 mmol/L。

心电图分析

窦性心律，心率 87 次 / 分，房室传导正常（180 ms），QRS 时限 120 ms，QRS 电轴 -30°，右束支传导阻滞伴左前分支传导阻滞，QTc 494 ms（图 14.16 和图 14.17）。

14.7　电解质紊乱与心电图

由于细胞内外电解质浓度的变化，电解质紊乱会影响正常的心脏动作电位。心电图可作为评估电解质紊乱严重程度并判断是否存在危及生命的心律失常风险的一种方法[1-3]。

14.7.1　高钾血症

高钾血症是指成人血清钾浓度高于 5.0 ~ 5.5 mmol/L。

高钾血症通常由多种原因引起，最常见的原因是肾功能异常、药物和高血糖。一般来说，高钾血症的原因包括：

- **钾排泄受损**：急性肾损伤 / 慢性肾脏病、药物、远端肾血流量减少、低醛固酮血症和原发性肾小管缺陷
- **跨细胞膜转移**：胰岛素缺乏 / 抵抗、酸中毒、高渗、药物、细胞破裂 / 渗漏和高钾性周期性麻痹
- **摄入增加**：钾补充剂、输注红细胞、高钾食物、含钾盐替代品、蛋白质热量补充剂、

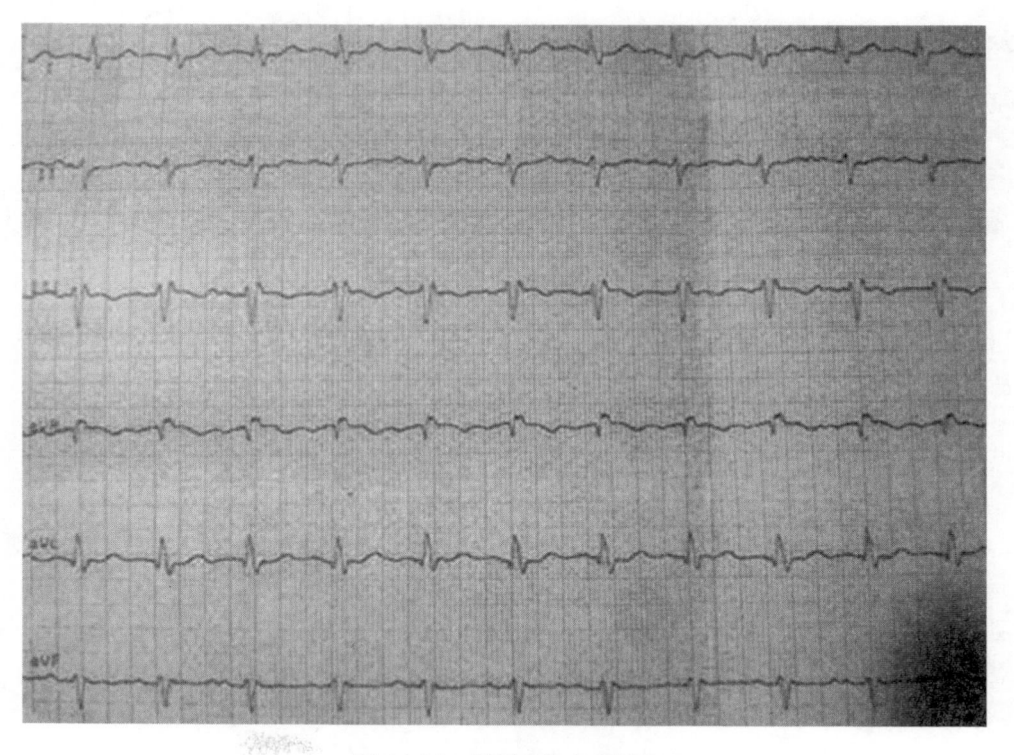

图 14.16　病例 6 的心电图 1

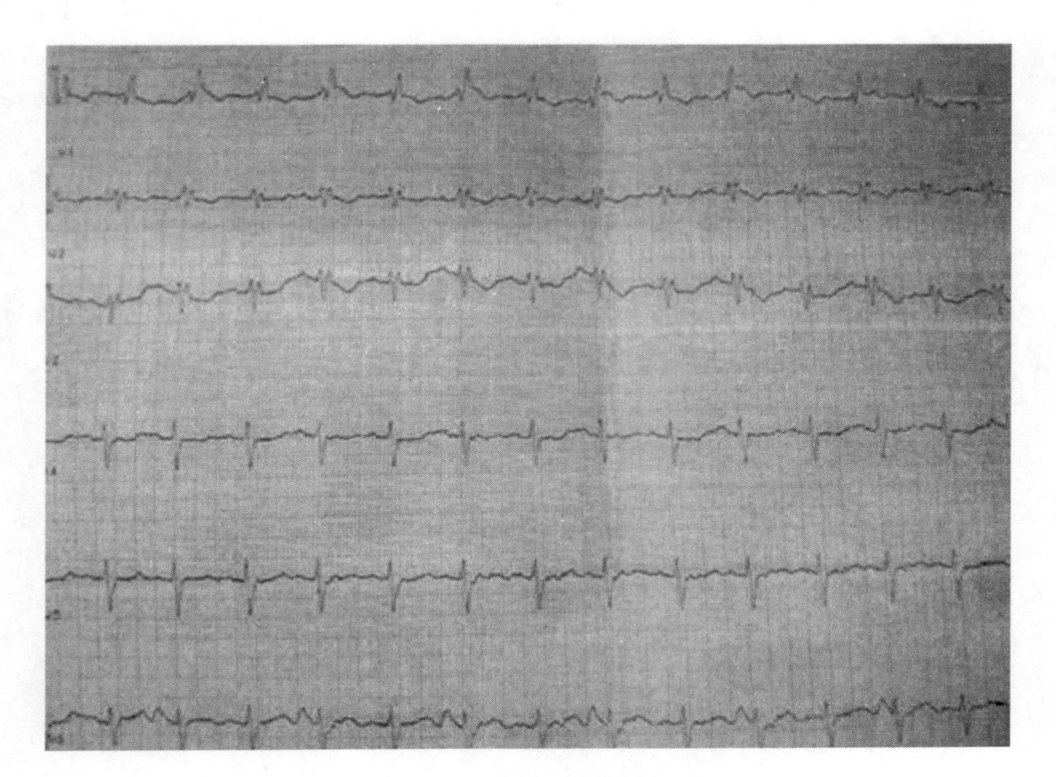

图 14.17　病例 6 的心电图 2

青霉素 G 钾和异食癖（某些形式）

- **假性高钾血症**：溶血、血样冷却、静脉输注含钾液体、细胞增生和家族性假性高钾血症

　　高钾血症通常没有任何症状。但在严重高钾血症时，可以出现一些非特异性症状，如乏力、疲劳、心悸、感觉异常、恶心或呕吐和上行性麻痹。

　　正确的诊断有赖于实验室检查。重复测量血清钾水平有助于排除假性高钾血症（常见于血液样本采集过程中或之后，钾从细胞内移出）。

　　高钾血症时，动作电位时程缩短；心肌细胞动作电位的 3 相斜率变得陡直，因此持续时间缩短。心肌细胞膜的极化不足使 Na 通道部分失活，导致 0 相的 V_{max} 和振幅降低。当血钾超过 6 mmol/L 时，可能出现典型的心电图变化。

　　当血钾水平在 6.0～7.0 mmol/L 时，心

电图可以出现以下特征：

- **T 波高尖，基底窄**，顶端突出或尖锐，在胸导联最为明显。心电图 T 波高尖的鉴别诊断包括急性透壁性心肌梗死，但 ST 段抬高型心肌梗死（STEMI）的 T 波通常较宽（与高钾血症的窄基底 T 波形成对比）[4]
- **QT 间期正常或轻度缩短**

　　当血钾水平为 7.0～8.0 mmol/L 时，心电图常出现以下特征：

- **T 波尖**
- **P 波振幅降低**
- **PR 间期延长**（一度房室传导阻滞）
- **窦房、房室和心室内传导阻滞**，出现逸搏心律
- **QRS 波增宽**（由于动作电位的 0 相减慢，发生非特异性室内阻滞）：宽 QRS 波常类似右束支传导阻滞（RBBB）伴电轴左偏，少数情况下类似左束支传导阻滞

（LBBB）；实际上，在高钾血症时，传导延迟不只发生在 QRS 波初始或末端部分，而是贯穿整个 QRS 波

- **QT 间期似乎正常或延长**（由于 QRS 波群增宽）

- **ST 段抬高**（较少见）：在 V1 ~ V3 导联中更为明显，可能类似心肌梗死（称为"假性心肌梗死"图形）或 Brugada 综合征。最近提出的术语"Brugada 拟表型"是指由各种其他原因导致的心电图与 Brugada 综合征相同的临床疾病。代谢性疾病，尤其是高钾血症，就是其中一种病因 [5-8]

当血钾水平高于 8.0 mmol/L 时 [9]，心电图显示以下特征：

- **P 波消失**。该现象由窦室传导所致，相当于窦性冲动不激动心房而直接传导到心室。此时心房处于不可激动的状态，因此窦性冲动经结间束到达房室结

- **QRS 波逐渐增宽**（>200 ms）。逐渐增宽的 QRS 波可以与 T 波融合，形成典型的正弦波。随后可能出现心室颤动或心搏骤停

14.7.2　低钾血症

低钾血症是指血钾水平低于 3.5 mmol/L，在临床上很常见。最常见的原因包括：
- 胃肠道钾丢失（腹泻、应用泻药、胃肠吻合术）
- 肾脏钾丢失（排钾利尿剂、醛固酮增多症、严重高血糖、羧苄西林、青霉素钠、两性霉素 B）
- 钾向细胞内转移（碱中毒、胰岛素过量）
- 钾摄入不足（营养不良、食欲减退、全肠外营养）

轻度低钾血症的症状包括乏力、疲劳、瘫痪、呼吸困难、便秘、麻痹性肠梗阻和腿部肌肉痉挛；严重的低钾血症可能会改变心脏的兴奋性和传导性，从而危及生命。实际上，心肌对低钾极其敏感，由于低钾血症打

破了跨细胞膜离子电流的平衡，导致动作电位时程的延长（复极储备丧失）[1]。最终结果是室性心律失常的风险增加，尤其是对于已经存在心肌缺血、束支传导阻滞、心室起搏、地高辛治疗或心力衰竭的患者，发生室性心律失常的风险更高。然而，即使对于结构正常的心脏，动作电位时程变化和传导减慢的不均匀分布，也构成了折返环路，从而形成了产生心律失常的基础 [10]。严重钾缺乏还可能导致无脉电活动或心脏骤停。

低钾血症与心电图变化之间存在明确关联，心电图变化的程度与血钾的降低程度平行。随着血钾水平下降，我们可以看到逐渐加重的 ST 段压低、T 波低平和倒置、U 波振幅增加。低钾血症的典型心电图表现最常见于 V3、V4 和 V5 导联，ST 段和 T 波的方向与增高的 U 波方向相反，其形状类似于侧卧的字母"S"[12]（图 14.18 和图 14.19）。

心电图显示窦性心动过缓，心率 58 次 / 分，PR 间期 200 ms，QRS 时限 80 ms，QRS 电轴 −30°。注意观察轻度压低的 ST 段，平坦的 T 波和 V4-V5-V6 导联中最容易观察到显著的 U 波。QTc 492 ms（Bazett 公式）。血清 K^+ 为 3.2 mmol/L。

具体来说，低钾血症的心电图特征包括以下几点 [11-13]：

低钾血症心电图变化	
P 波	时限和振幅增加
PR 间期	延长（一度房室传导阻滞）
ST 段	压低
T 波	低平或倒置，低振幅
U 波	明显（深而宽），T/U＜1；方向不受影响
QT 间期	表面上延长（长 QU 间期伴 T 波和 U 波融合）

如果存在由心肌梗死的损伤电流导致的显著 ST 段和 T 波改变、同时使用抗心律失常药物或地高辛、心动过速或 PR 间期

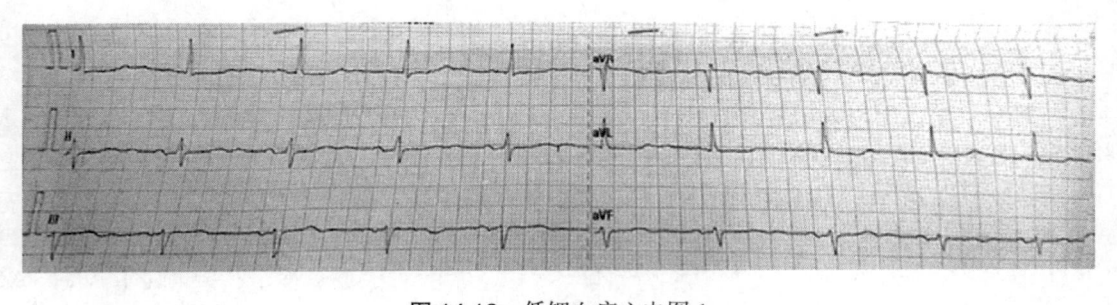

图 14.18　低钾血症心电图 1

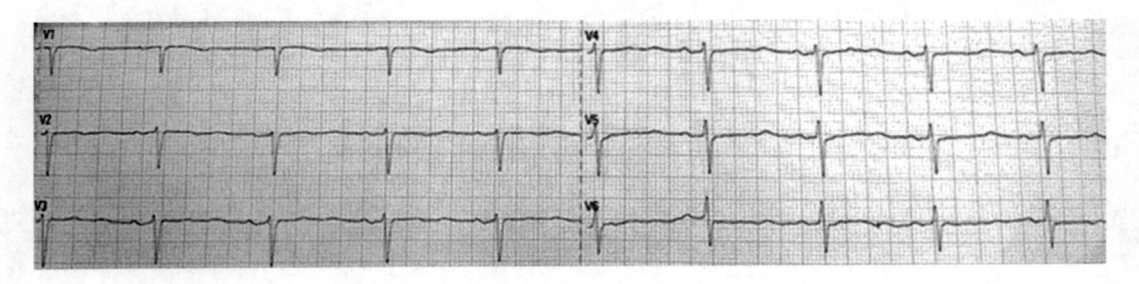

图 14.19　低钾血症心电图 2

延长导致 P 波与 U 波融合，此时通过心电图来识别低钾血症就变得非常困难[12]（图 14.20）。

14.7.3　钙失调

高钙血症和低钙血症主要影响动作电位时程：细胞外钙浓度增加通过缩短 2 相来缩短心室肌动作电位时程；相反，低钙血症延长 2 相及不应期。钙失调对 3 相没有显著影响。

14.7.4　高钙血症

高钙血症是指血清总钙浓度＞10.5 mg/dl（或离子化钙＞4.8 mg/dl）。高钙血症最常见

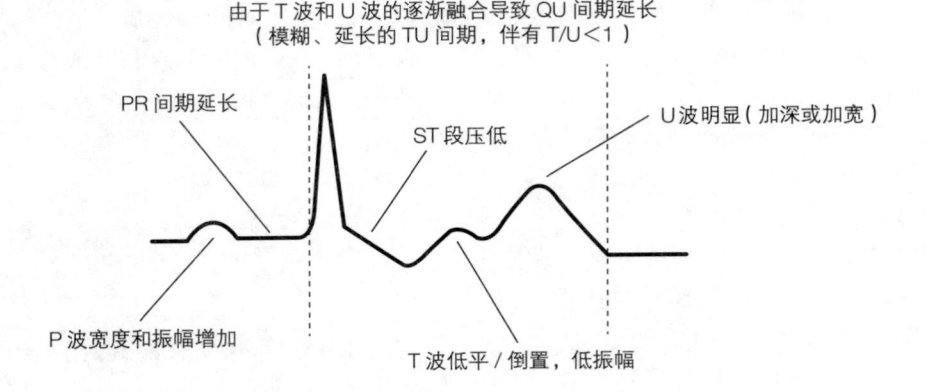

图 14.20　导致低钾血症识别困难的心电图改变

的原因是原发性甲状旁腺功能亢进症和伴有骨转移的恶性肿瘤（占报告病例的 90% 以上）。维生素 D 中毒也可能是高钙血症的原因之一。

高钙血症患者会出现以下症状：

- 神经系统：抑郁、乏力、疲劳、意识模糊（较低水平时）、幻觉、定向障碍、肌张力减低、癫痫发作和昏迷（较高水平时）
- 胃肠道：吞咽困难、便秘、消化性溃疡和胰腺炎
- 肾脏：尿液浓缩功能下降，大量排尿，导致钠、钾、镁和磷酸盐的丢失

高钙血症对心血管系统的影响取决于其升高的程度。

当血钙水平 <15 mg/dl 时，心肌收缩力可能增加，而高于此水平时则会发生心肌抑制。高钙血症缩短不应期，具有促心律失常的作用；若同时合并低钾血症则可能增加致命性心律失常的风险。

高钙血症典型的心电图特征是 QT 间期缩短，ST 段几乎消失。后者是由于 T 波直接从 QRS 波起始，因此在右胸导联中可见 RSr' 波。此外，ST 段还可能出现轻度抬高。如果这两种情况同时出现在 V1 和 V3 导联，则可能类似 Brugada 现象。在高钙血症时，T 波通常呈现低电压，但若血钙显著升高（ >16 mg/dl ），T 波会延长并倒置；QRS 波的振幅也会增加[14]。

高钙血症引起的心电图变化包括：

- QT 间期缩短
- QRS 时限延长
- 心动过缓
- 各种程度的房室传导阻滞
- 窦房结功能障碍和心动过速 - 心动过缓综合征
- 室性心动过速、心室颤动和尖端扭转型室性心动过速

14.7.5　低钙血症

低钙血症是指血清总钙浓度 <8.5 mg/dl（或离子化钙 <4.2 mg/dl）。

低钙血症最常见的原因是甲状腺手术、血镁异常和肿瘤溶解综合征（快速的细胞更替导致高钾血症、高磷血症和低钙血症）。低钙血症的症状通常在离子化钙水平降至 2.5 mg/dl 以下时才出现，包括感觉异常、肌肉痉挛、手足痉挛、手足搐搦、喘鸣和癫痫发作。临床中典型体征包括 Chvostek 征、Trousseau 征和反射亢进。心电图可以有效协助诊断严重低钙血症。尽管体表心电图只能识别心室复极的改变，但事实上，低钙血症通过延长动作电位 2 相而同时显著影响心房和心室的复极。低钙血症的心电图特征是 QT 间期延长，准确地说是 Q-0T 间期延长：仅表现为 ST 段延长，而对 T 波持续时间没有显著影响。QT 间期的延长通常不会超过正常值上限的 140%。

低钙血症引起的心电图变化[15]：

- QT 间期延长
- QRS 波时限缩短
- 房室传导阻滞
- 窦性心动过缓
- 窦房阻滞
- 尖端扭转型室性心动过速和心室颤动并不常见

一名严重甲状旁腺功能减退症患者的心电图（图 14.21 和图 14.22 ）显示：窦性心动过缓，心率 52 次 / 分，PR 间期 160 ms，QRS 时限 100 ms，非特异性复极化。QTc 465 ms（ Bazett 公式），其延长是由于 Q-0T 间期延长（ ST 段延长，而 T 波持续时间并未改变 ）。血清 Ca^{2+} 为 4.4 mg/dl。

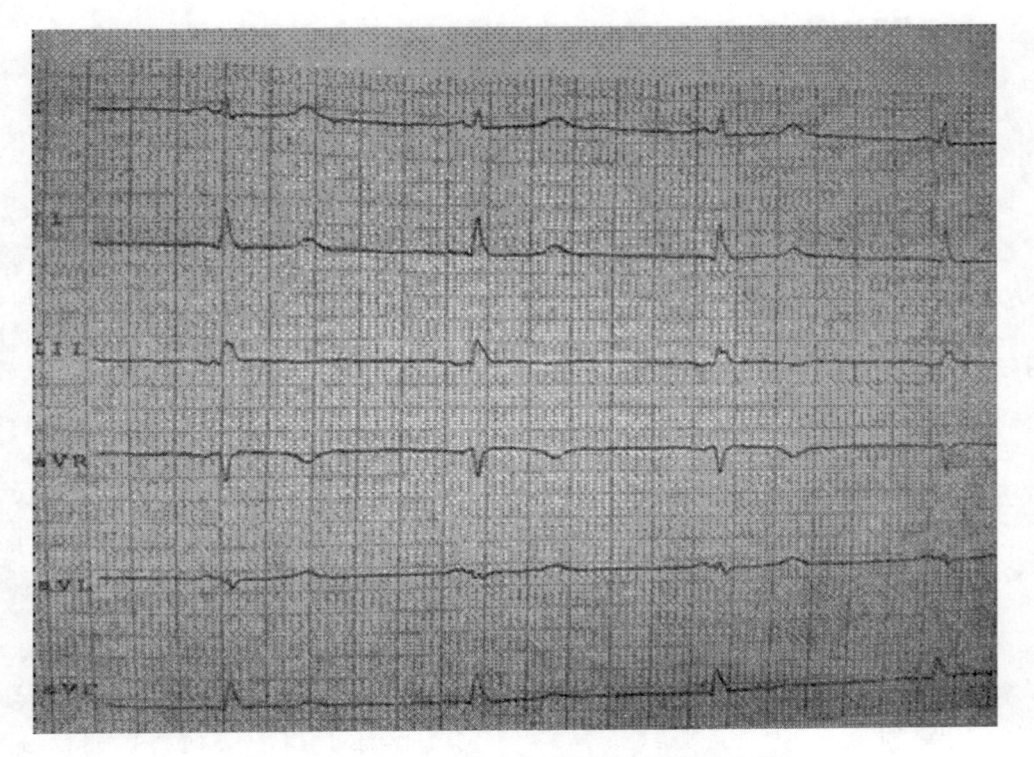

图 14.21　一名严重甲状旁腺功能减退患者的心电图 1

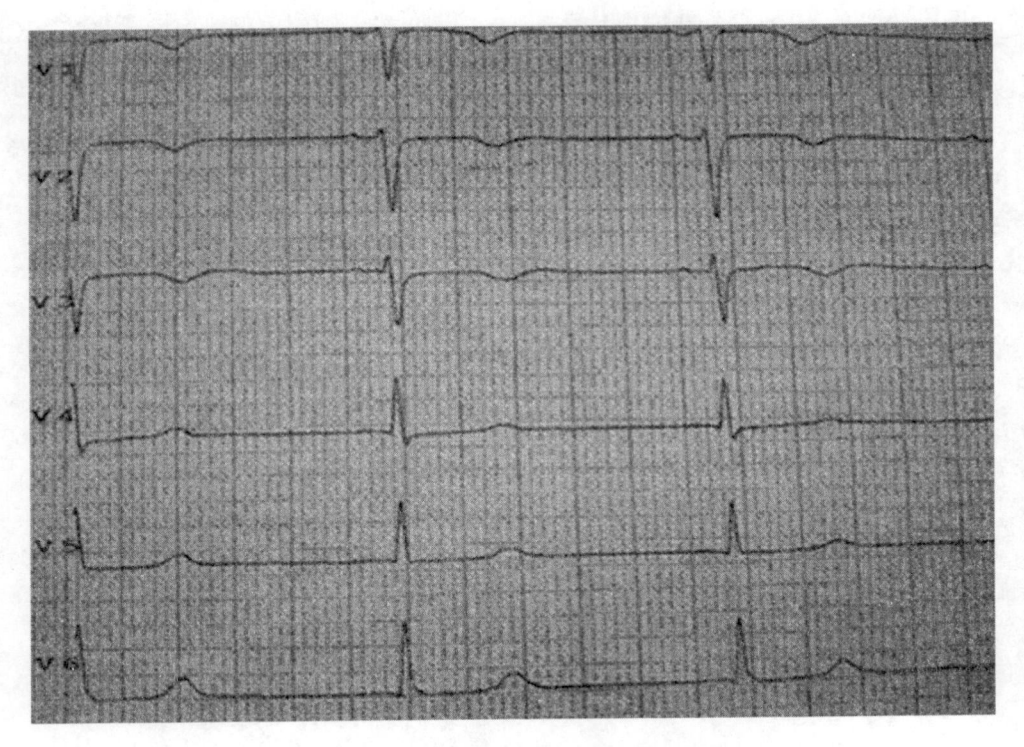

图 14.22　一名严重甲状旁腺功能减退患者的心电图 2

14.7.6　镁失调

如果血清钙和钾的水平均正常，仅有血清镁水平的改变不会对心电图产生显著影响。

低镁血症通常伴有低钙血症或低钾血症，并且可能出现某些地高辛中毒性心律失常。已有病例报道，低镁血症引起 QT 间期延长的患者可出现尖端扭转型室性心动过速。然而，仅个别病例并不足以在低镁血症、QT 间期延长和心律失常之间建立可靠关联。只有在钙和镁的浓度低至无法维持生命时，低镁血症才会增强低钙血症的电生理效应。

严重的高镁血症通过延长窦房结恢复时间和减慢房室及室内传导，引起房室和心室内传导障碍，最终导致完全性房室传导阻滞和心脏骤停（Mg^{2+} 水平＞7.5 mmol/L）。

（ Claudio Cupido, Giulia Enea, Agnese Fioranelli,
Jenny Ricciotti 著　范勇兵　汪羚利 译
何立芸 审校 ）

参考文献

1. AHA. Part 10.1: life-threatening electrolyte abnormalities. Circulation. 2005;112:IV.121–5.
2. Oreto G. L'elettrocardiogramma: un mosaico a 12 tessere. Milano: Edi Ermes; 2008.
3. Oreto G. I disordini del ritmo cardiaco. Torino: Centro scientifico editore; 1997.
4. Levis JT. ECG diagnosis: hyperacute T waves. Perm J. 2015;19(3):79.
5. Sims DB, Sperling LS. Images in cardiovascular medicine. ST-segment elevation resulting from hyperkalemia. Circulation. 2005;111(19):e295–6.
6. Hanna EB, Glancy DL. ST-segment elevation: Differential diagnosis, caveats. Cleve Clin J Med. 2015;82(6):373–84. https://doi.org/10.3949/ ccjm.82a.14026.
7. Hunuk A, Hunuk B, Kusken O, Onur OE. Brugada phenocopy induced by electrolyte disorder: a transient electrocardiographic sign. Ann Noninvasive Electrocardiol. 2016;21(4):429–32.
8. Dendramis G, Petrina SM, Baranchuk A. Not all ST-segment elevations are myocardial infarction: hyperkalemia and brugada phenocopy. Am J Emerg Med. 2017;35(4):662.e1–2.
9. Durfey N, Lehnhof B, Bergeson A, Durfey SNM, Leytin V, McAteer K, Schwab E, Valiquet J. Severe hyperkalemia: can the electrocardiogram risk stratify for short-term adverse events? West J Emerg Med. 2017;18(5):963–71. https://doi.org/10.5811/ westjem.2017.6.33033.
10. Faggioni M, Knollmann BC. Arrhythmia protection in hypokalemia: a novel role of Ca2+-activated K^+ currents in the ventricle. Circulation. 2015;132:1371–3.
11. Huth EJ, Squires RD. The relation of cardiovascular phenomena to metabolic changes in a patient with chronic hypokalemia. Circulation. 1956;14:60–71.
12. Surawicz B, Lepeschkin E. The electrocardiographic pattern of hypopotassemia with and without hypocalcemia. Circulation. 1953;8:801–28.
13. Weaver WF, Burchell HB. Serum potassium and the electrocardiogram in hypokalemia. Circulation. 1960;21:505–21.
14. Guimard C, Batard E, Lavainne F, Trewick D. Is severe hypercalcemia immediately life-threatening? Eur J Emerg Med. 2017;25(2):110–3. https://doi.org/10.1097/MEJ.462.
15. Bechtel JT, White JE, Harvey Estes E. The electrocardiographic effects of hypocalcemia induced in normal subjects with edathamil disodium. Circulation. 1956;13:837–42.

第15讲 非心脏病患者的危重心电图

15.1 病例1

30 岁孕妇，应产科要求行心电图（图 15.1）和其他检查并请心内科评估。患者合并妊娠期糖尿病，孕 33 周胎儿发育正常，主诉只有轻微心悸。无心血管疾病的既往史或家族史。

15.1.1 心电图分析

窄 QRS 波心动过速（110 次 / 分），周期恒定且规律；QRS 波电轴为 +70°；R 波在胸导联递增正常。在肢体导联中 QRS 波前有清晰的 P 波，但其形态在前 3 次心搏之间有变化。P 波在下壁导联和 I 导联中正向，在 aVR 导联中负向，在 aVL 导联中为双向，符合窦房结或窦周区域的心房激动。随后心房波与心室波的早期波形融合。在最后一次心搏中 P 波形态完全不同，电轴向上，在下壁导联为负向，aVR 和 aVL 导联为正向，I 导联为双向。侧壁导联 ST 段轻度抬高。

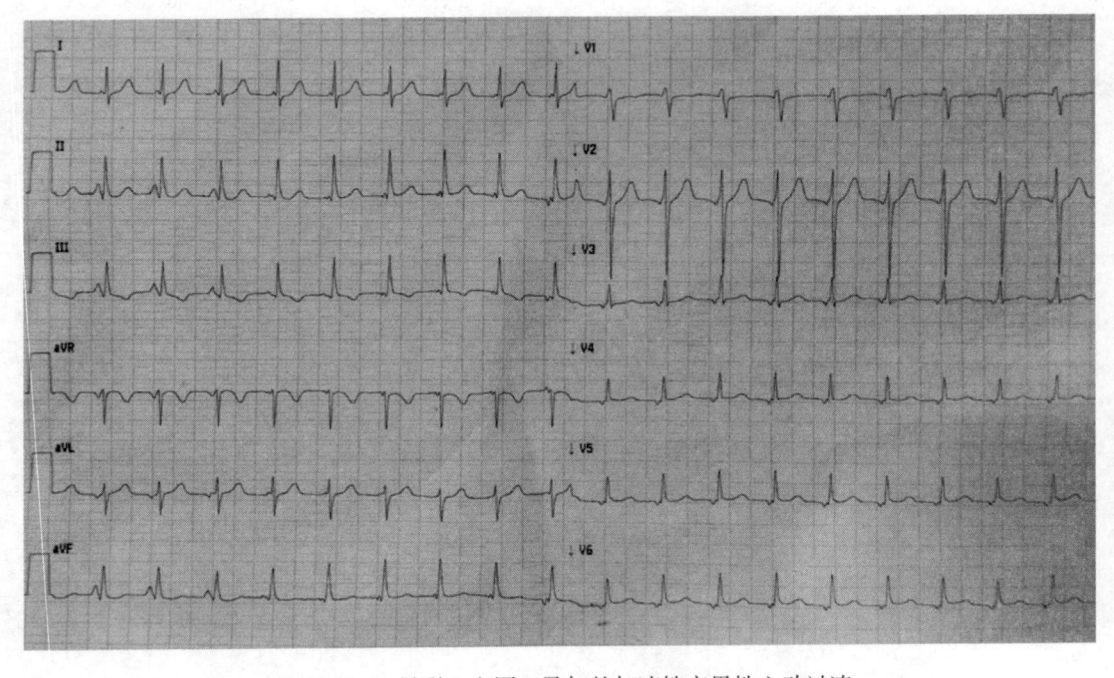

图 15.1 12 导联心电图：孕妇的加速性交界性心动过速

15.1.1.1　诊断

加速性交界性心动过速伴房室分离。

15.1.2　从心电图到临床

妊娠期间可能发生快速性室上性心律失常，主要发生在妊娠晚期（ 20% ~ 44% ）[1]。其机制可能是妊娠引起的容量负荷增加、循环中儿茶酚胺水平增加和肾上腺素能受体敏感性增加[2]。妊娠期间的心脏重塑可能会导致心腔扩大，尤其是左心房，通常在分娩后2 周即可恢复正常[3]。在本病例中，心电图前 3 个搏动的 P 波高大可以提示心房扩大。

妊娠期间心率会生理性加快，并且在主诉心悸的孕妇中自主神经增强并不少见[4]。当交界区自主心率超过窦性心率或其他主导心率时出现加速性交界性心动过速；当窦房结激动频率增加超过交界区时，加速性交界性心动过速终止。这就是为什么在本病例中窦性 P 波逐渐消失在 QRS 内，并随后出现交界性 P 波。

加速性交界性心动过速也可能继发于地高辛中毒。文献中报道的不伴有心脏结构改变的孕妇出现加速性交界性心动过速多预后良好。这种室上性心动过速往往呈持续性且药物治疗效果不佳。该患者对心律失常的耐受很好。她在静脉注射美托洛尔 5 mg 治疗后无效，1 小时后又重复注射了 5 mg 美托洛尔成功终止心律失常。

众所周知，由于在妊娠期间血容量增加以及肝肾清除率升高，需要更高的药物剂量才能达到有效治疗的血浆浓度。而腺苷例外：腺苷的标准剂量（ 6 ~ 12 mg，静脉注射）产生的作用即可转复特定的室上性心律失常，并且不会对胎儿造成任何风险[5]。

美托洛尔和普萘洛尔在妊娠期间也是安全有效的[6]；指南建议在腺苷和迷走神经刺激均失败的情况下使用该类药物。

当 β 受体阻滞剂无效时，建议使用维拉帕米和地尔硫䓬，并且由于维拉帕米对血压影响较小，建议优先使用维拉帕米[7]。

由于心律失常不仅会对孕妇和胎儿的血流动力学产生影响，还可能增加宫内生长障碍、早产等风险并诱发心力衰竭，孕妇必须转复心律失常。

15.2　病例 2

44 岁男性，既往吸烟史，因突发胸痛收入急诊室，胸痛坐位时略缓解。近期无发热或上呼吸道感染病史。心电图见图 15.2。

15.2.1　心电图分析

窦性心律，心率 62 次 / 分，QRS 波电轴为 +60°，房室传导和室内传导正常，PR 间期 140 ms，QRS 波 80 ms。在下壁导联中看到 PR 段明显压低。复极的特点是在 Ⅰ、Ⅱ、aVL、aVF 导联和 V3 ~ V6 导联中广泛的 ST 段弓背向下型抬高（最大抬高1.5 mm），伴 T 波高尖（帐篷型）。

该心电图高度提示急性心包炎。在排除电解质紊乱的情况下，超出单个冠状动脉供血区域的广泛导联 ST 段异常可以除外其他诊断。

15.2.1.1　诊断

年轻、心血管危险因素少、PR 段压低有助于诊断急性心包炎。如果出现 ST 段抬高要排除急性心肌梗死。在本病例中，心脏标志物在几个小时后没有升高排除了急性心肌梗死和急性心肌炎。在入院几小时后，患者的胸痛转移到腹部（右上腹），超声检查提示急性胆囊炎，虽然患者既往无胆囊结石。

根据最后这些证据我们推测，该患者急性心包炎的心电图变化继发于急性胆囊炎发作。

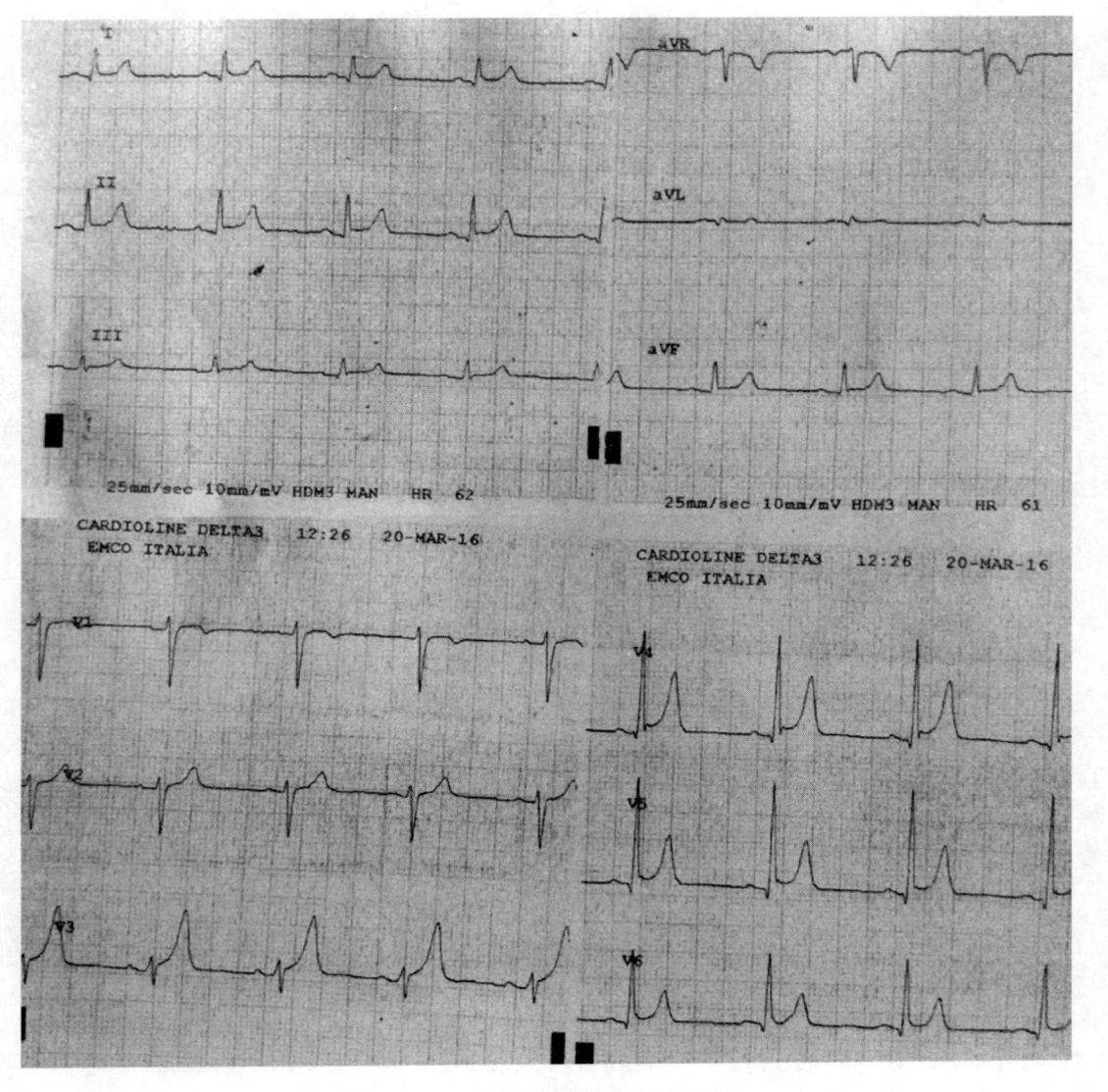

图 15.2　12 导联心电图：急性胆囊炎

15.2.2　从心电图到临床

　　ST 段抬高可能会在除心肌缺血以外的以下几种临床情况中遇到：胆囊炎、胃扩张、胰腺炎、急性脑卒中、蛛网膜下腔出血、肿瘤侵犯心肌和低体温等 [8]。其机制尚不清楚，有趣的是这些变化通常在手术后消失 [9]。

　　其他研究表明，急性胆囊炎时心电图可能出现 T 波倒置和 ST 段压低，极少情况下会出现 ST 段抬高 [10]。既往动物实验表明，胆囊扩张可能导致心率、血压和循环肾素水平升高，从而影响冠状动脉循环并导致心电图急性改变 [11]。近期的假说认为，腹部疾病导致的脱水和电解质紊乱也可能在患者的心电图急性期改变中起着重要作用 [12]。

　　该心电图显示的明显的复极异常，无肌钙蛋白升高或心脏受累的超声心动图征象，不符合任何心脏缺血的病理机制，本身不是胆囊切除术的禁忌证[13]。本病例中，最可能的假设是胆囊炎引起的心包炎症反应。

即使存在"令人不放心的心电图"（not reassuring ECG），接诊该患者的外科医生为避免出现腹部并发症毫不犹豫地为他进行了手术。随后患者症状消失并且心电图恢复正常。

15.3　病例 3

78 岁男性，既往合并高血压、糖耐量异常、前列腺切除术后和十二指肠溃疡病史，因纳差、嗜睡、排尿困难入急诊室；上述症状出现 2 周前患者有过流感病史。患者家属诉上述症状在 1 个月前进行开腹手术后出现。患者神志清楚，体温正常，血压为 130/70 mmHg，心率 105 次 / 分。动脉血气分析：pH 7.49，SpO_2 93%，PCO_2 28 mmHg（呼吸性碱中毒）。心电图见图 15.3。

15.3.1　心电图分析

窦性心动过速，心率 105 次 / 分，Ⅱ、Ⅲ导联存在高电压的"肺性 P 波"，房室传导在上限范围内；QRS 波顺钟向转位，伴不

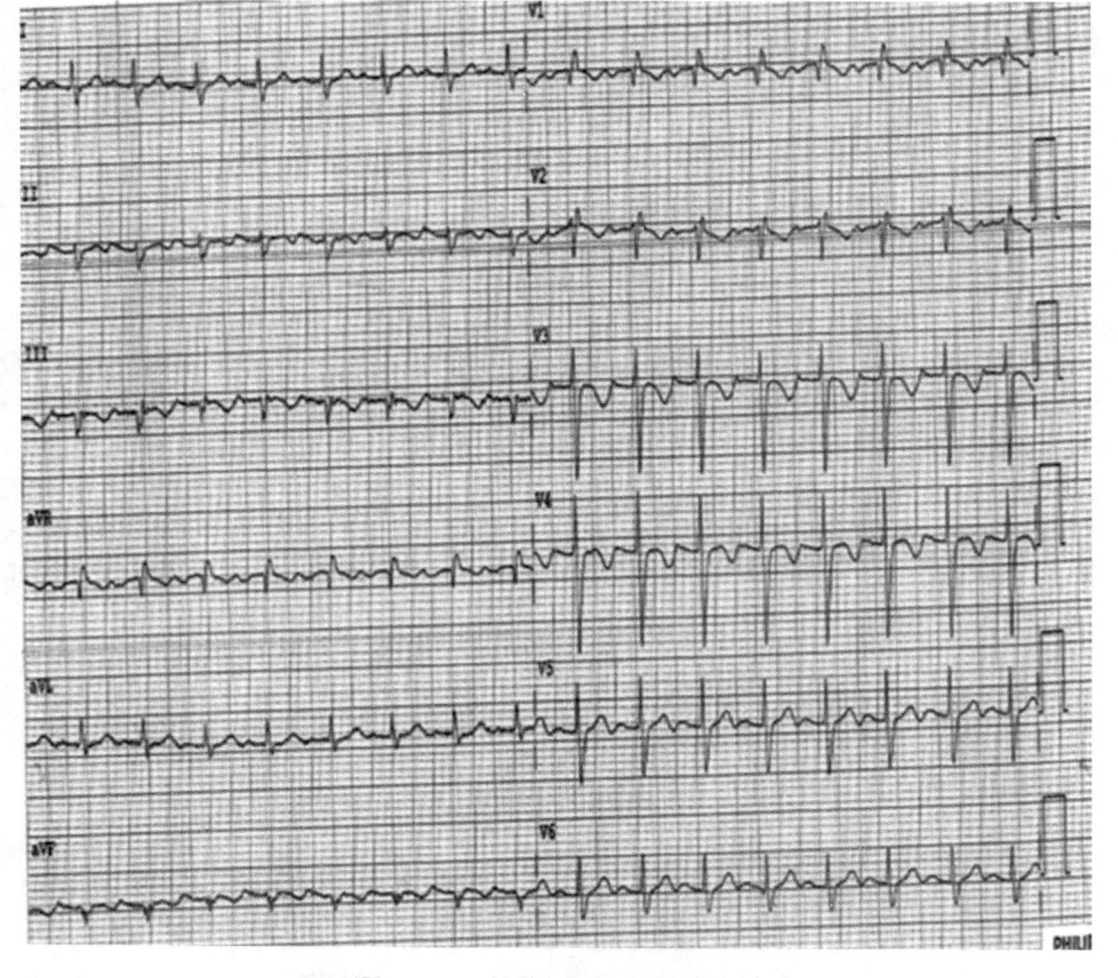

图 15.3　12 导联心电图：急性肺栓塞

完全右束支传导阻滞。Ⅲ 导联和 aVF 导联有明显 Q 波，前壁（V1～V4）和下壁导联 T 波倒置，Ⅰ 导联有 S 波（典型的 S1/Q3 征）。

15.3.1.1 诊断

疑诊肺栓塞。

肺动脉 CTA 明确了这一诊断，显示肺动脉主要分支存在血栓栓塞性质的充盈缺损，证实了巨大的肺栓塞导致急性右心室负荷过重，可在心电图中看到肺栓塞的间接征象。

15.3.2 从心电图到临床

该心电图符合急性肺栓塞。

1935 年 McGinn 和 White 首次描述了肺栓塞的典型 S1Q3T3 征[14]。Ⅰ 导联 S 波、Ⅲ 导联 Q 波伴 T 波倒置。然而这种心电图征象的特异性并不高，因为在下壁心肌梗死的患者中也可以观察到 Ⅲ 导联的 Q 波和负向 T 波。但是，在下壁心肌梗死患者中的 Q 波通常也同样出现在 Ⅱ 导联中。此外，窦性心动过速可能是另一种敏感但特异性差的心电图指标，有助于肺栓塞的诊断。而在下壁心肌梗死的情况下由于可能存在窦房结或房室结受累，可以观察到正常心率甚至心动过缓[15]。其他提示肺栓塞的心电图线索包括：
- 新发不完全/完全右束支传导阻滞和右胸导联 ST 段抬高伴 T 波直立，尤其是 V1 导联[16]。
- 胸导联中的 T 波倒置。这也可能出现在急性冠脉综合征，但肺栓塞中不存在对应导联的 ST 段压低，可以鉴别。此外，随后的 T 波正常化也可能是急性肺栓塞血栓溶解的标志[17]。
- 心脏顺钟向转位和肢体导联低电压并不是肺栓塞的特异性征象，它们也可能存在于其他疾病中，如慢性阻塞性肺疾病、气胸、

肺气肿、胸腔或心包积液、肥胖、浸润性心肌病、缩窄性心包炎、低体温和甲状腺功能减退等[18]。
- 肺性 P 波（至少一个下壁导联中 P 波高尖，电压 >0.25 mV），通常是由于压力负荷过重导致右心房扩大所致[19]。
- 右心室扩大导致的电轴右偏可能与新发房性心律失常（如心房颤动或心房扑动）同时出现[20]。

15.4 病例 4

80 岁女性，因在洗手间意识丧失被送往急诊室。患者的心血管危险因素是肺动脉高压、2 型糖尿病和血脂异常。既往无心血管事件。入急诊的格拉斯哥昏迷评分为 9 分；血压 150/90 mmHg。脑部 CT 扫描显示为颅内动脉瘤破裂导致的蛛网膜下腔出血。记录 12 导联心电图见图 15.4。

15.4.1 心电图分析

患者心电图提示 RR 间期规律，心率为 90 次/分（RR 间期 680 ms）。每个 QRS 波之前均有 P 波，且 Ⅱ 导联正向、aVR 导联负向、V1 导联双向，提示为窦性心律。P 波最大振幅为 0.20 mV，时限为 80 ms。P 波电轴为 +60°，PQ 间期为 160 ms。QRS 波为 80 ms，QRS 波电轴为 +60°（aVL 电轴等电位）。Ⅰ 导联和 aVF 导联 ST 段抬高 1 mm，Ⅱ、Ⅲ 导联和 V5～V6 导联 ST 段抬高 1.5 mm。QT 间期为 400 ms，QTc 为 489 ms。

实验室检查显示 TnI 升高（0.16 ng/ml）。

15.4.1.1 诊断

对于这些心电图征象，应考虑如下几种不同的鉴别诊断：
- 心肌疾病：
  - ST 段抬高型急性冠脉综合征

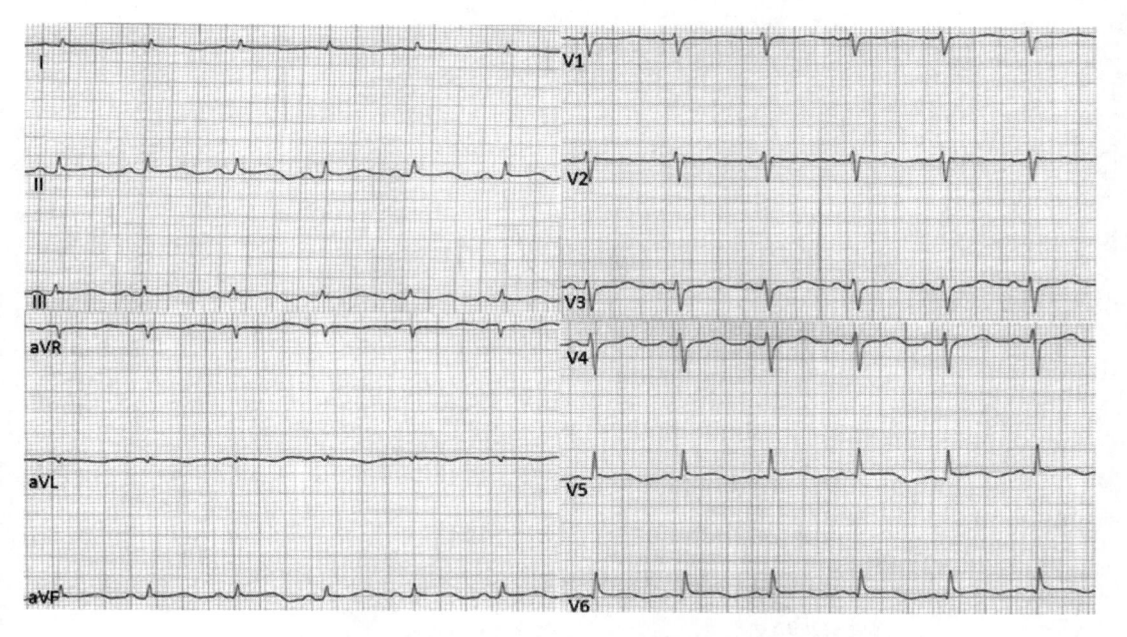

图15.4　12导联心电图：蛛网膜下腔出血患者出现应激性心肌病

- 冠状动脉痉挛
- 应激性心肌病（Takotsubo综合征）
- 心肌炎、心包炎和心肌心包炎
- 心脏瓣膜病，如重度主动脉瓣狭窄或主动脉瓣关闭不全
- 主动脉疾病，如主动脉夹层
- 急性脑血管疾病

15.4.2　从心电图到临床

经常有急性脑卒中后出现心电图变化的报道。尤其是蛛网膜下腔出血（subarachnoid haemorrhage，SAH）可能有多种心电图异常同时出现，其中一些心电图异常与严重心肌缺血和（或）梗死发作期间所见的心电图异常不易区分[21]。1947年首次报道了SAH患者的心电图异常[22]，但其发生率、特征和预后意义尚未明确。据报道，SAH患者心电图异常的发生率为27%～100%[23]。

最常见的卒中相关心电图异常是T波异常、QTc间期延长和随之而来的心律失常，

但也可能发生其他改变，如随后新出现的Q波、ST段压低或抬高，以及异常U波等。心电图异常似乎与脑血管疾病的类型及其定位有关[24]。

该患者的超声心动图显示左心室心尖和中段扩张，由于心尖和中段运动减低以及心脏基底段代偿性运动增强，导致心脏整体收缩功能严重降低。用Simpson法测得的射血分数为30%。患者心包和主动脉正常，无明显瓣膜疾病表现。

超声心动图显示室壁运动异常（心尖和中段运动减低以及心脏基底段代偿性运动增强，也称为"心尖气球样变"）是应激性心肌病（Takotsubo综合征）的典型表现，但在行冠脉造影前也不能排除急性心肌梗死或冠状动脉痉挛。

接下来几天的心电图演变更加符合Takotsubo综合征的特点。随后出现了深倒的T波和QTc延长，这些心电图演变在几天内完全恢复正常（图15.5）。

我们还观察到血清心脏生物标志物逐

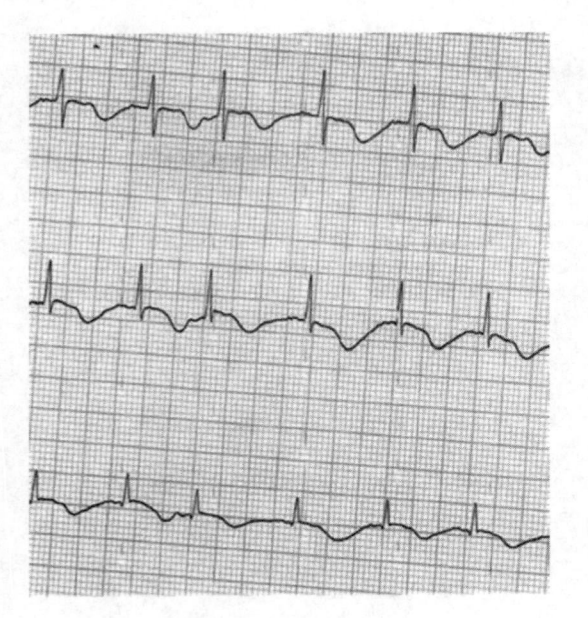

图 15.5　心室复极的细节

渐降低直至正常（肌钙蛋白 I 的最大值为 6 ng/ml），最后超声心动图提示收缩功能逐渐恢复。

　　同时出现的身体或情绪应激（本病例为 SAH）伴有心电图改变、血清心脏生物标志物轻度升高，以及心室功能严重障碍，可能提示 Takotsubo 心肌病的诊断[25]。该综合征的心电图改变包括 ST 段抬高、明显的前壁导联 T 波倒置和 QT 间期延长，并且这些改变会在几天内逐渐恢复[26-28]。

　　该病例冠脉造影显示冠脉无阻塞或痉挛，证实了 Takotsubo 综合征的诊断。许多学者阐述了 Takotsubo 综合征与 SAH 以及其他神经系统疾病，如癫痫、电休克治疗、头部外伤、卒中和焦虑或抑郁等之间的关联[29]。

（ Irene Giannini、Cristina Pierandrei、Alessia Quaranta 著　刘　徽　吴　超译　刘　丹审校）

参考文献

1. Zipes DP, Camm AJ, Borggrefe M. ACC/AHA/ESC 2006 guidelines for management of patients with ventricular arrhythmias and the prevention of sudden cardiac death—executive summary: a report of the American College of cardiology/American Heart Association Task Force and the European Society of Cardiology Committee for Practice Guidelines (Writing Committee to Develop Guidelines for Management of Patients with Ventricular Arrhythmias and the Prevention of Sudden Cardiac Death) Developed in collaboration with the European Heart Rhythm Association and the Heart Rhythm Society. Eur Heart J. 2006;27:2099–140.

2. Ghosh N, Luk A, Derzko C, et al. The acute treatment of maternal supraventricular tachycardias during pregnancy: a review of the literature. J Obstet Gynaecol Can. 2011;33(1):17–23.

3. Fujitani S, Baldisseri MR. Hemodynamic assessment in a pregnant and peripartum patient. Crit Care Med. 2005;33:S354–61.

4. Thornburg KL, Jacobson SL, Giraud GD, et al. Hemodynamic changes in pregnancy. Semin Perinatol. 2000;24(1):11–4.

5. Kuo PH, Wang KL, Chen JR, et al. Maternal death following medical treatment of paroxysmal supraventricular tachycardia in late gestation. Taiwan J Obstet Gynecol. 2005;44:291–3.

6. Kron J, Conti JB. Arrhythmias in the pregnant patient: current concepts in evaluation and management. J Interv Card Electrophysiol. 2007;19:95–107.

7. Blomstrom-Lundqvist C, Scheinman MM, Alio EM, et al. ACC/AHA/ESC guidelines for the management of patients with supraventricular arrhythmias—executive summary. J Am Coll Cardiol. 2003;42:1493–531.

8. Pollack ML. ECG manifestations of selected extracardiac diseases. Emerg Med Clin North Am. 2006;24:133–43.

9. Doorey AJ, Miller RE. Get a surgeon, hold the cardiologist: electrocardiogram falsely suggestive of myocardial Infarction in acute cholecystitis. Del Med J. 2001;73:103–4.

10. Ryan ET, Pak PH, DeSanctis RW. Myocardial infarction mimicked by acute cholecystitis. Ann Intern Med. 1992;116:218–20.

11. Vacca G, Battaglia A, Grossini E, et al. Tachycardia and presser responses to distention of the gallbladder in the anesthetized pig. Med Sci Res. 1994;22:697–9.

12. Rubio-Tapia A, Garcia-Leiva J, Asensio-Lafuente E, et al. Electrocardiographic abnormalities in patients with acute pancreatitis. J Clin Gastroenterol. 2005;39(9):815–8.

13. Lowenstein L, Hussein A. Transient ischemic ECG changes in a patient with acute cholecystitis without a history of ischemic heart disease. Harefuah. 2000;138(6):449–50.

14. McGinn S, White PD. Acute cor pulmonale resulting from pulmonary embolism. JAMA. 1935;104(17):1473–80.

15. Kosuge M, Kimura K, Ishikawa T, et al. Electrocardiographic differentiation between acute pulmonary embolism and acute coronary syndromes. Am J Cardiol. 2007;99(6):817–21.

16. Petrov DB. Appearance of right bundle branch block in electrocardiograms of patients with pulmonary embolism as a marker for obstruction of the main pulmonary trunk. J Electrocardiol. 2001;34(3):185–8.

17. Ferrari M, Imbert A, Chevalier T, et al. The ECG in pulmonary embolism. Predictive value of negative T waves in precordial leads-80 case reports. Chest. 1997;111(3):537–43.

18. Stein PD, Dalen JE, McIntyre KM, et al. The electrocardiogram in acute pulmonary embolism. Prog Cardiovasc Dis. 1975;17(4):247–57.

19. Yoshinaga T, Ikeda S, Shikuwa M, et al. Relationship between ECG findings and pulmonary artery pressure in patients with acute massive pulmonary thromboembolism. Circulation. 2003;67(3):229–32.

20. Sreeram N, Ceriex EC, Smeets JL, et al. Value of the 12-lead electrocardiogram at hospital admission in the diagnosis of pulmonary embolism. Am J Cardiol. 1994;73(4):298–303.

21. Sommargren CE. Electrocardiographic abnormalities in patients with subarachnoid hemorrhage. Am J Crit Care. 2007;11:48–56.

22. Byer E, Ashman R, Toth LA. Electrocardiograms with large, upright T waves and long QT intervals. Am Heart J. 1947;33(6):796–806.

23. Catanzaro JN, Meraj PM, Zheng S, et al. Electrocardiographic T-wave changes underlying acute cardiac and cerebral events. Am J Emerg Med. 2008;26(6):716–20.

24. Dogan A, Tunc E, Ozturk M, et al. Electrocardiographic changes in patients with ischaemic stroke and their prognostic importance. Int J Clin Pract. 2004;58(5):436–40.

25. Komamura K, Fukui M, Iwasaku T, et al. Takotsubo cardiomyopathy: pathophysiology, diagnosis and treatment. World J Cardiol. 2014;6(7):602–9.

26. Looi JL, Wong CW, Lee M, et al. Usefulness of ECG to differentiate Takotsubo cardiomyopathy from acute coronary syndrome. Int J Cardiol. 2015;199:132–40.

27. Guerra F, Giannini I, Capucci A. The ECG in the differential diagnosis between takotsubo cardiomyopathy and acute coronary syndrome. Expert Rev Cardiovasc Ther. 2017;15(2):137–44.

28. Guerra F, Rrapaj E, Pongetti G, et al. Differences and similarities of repolarization patterns during hospitalization for Takotsubo cardiomyopathy and acute coronary syndrome. Am J Cardiol. 2013;112(11):1720–4.

29. Lee VH, Connolly HM, Fulgham JR, et al. Tako-tsubo cardiomyopathy in aneurysmal subarachnoid hemorrhage: an underappreciated ventricular dysfunction. J Neurosurg. 2006;105:264–70.

第 **16** 讲　心电图起搏信号的评价

近年来，全球心脏植入式电子设备（cardiac implantable electronic devices, CIEDs）的数量不断增加[1]。同时，这些设备的功能和算法也越来越复杂。因此，临床医生将越来越频繁地遇到起搏器心电图及不常见的设备异常心电图，特别是当它们类似假性故障时。本章将展示一些具有挑战性的心电图示例，旨在指导临床医生如何仅通过分析心电图就得出（或至少考虑到）准确诊断。

16.1　病例 1

一名 82 岁的男性患者，有高血压病史，曾因二度房室传导阻滞植入双腔永久起搏器，现因怀疑起搏器故障被转诊至我院。患者无症状。心电图见图 16.1a 和图 16.1b。

16.1.1　心电图分析

心电图显示规律出现的不规则节律，表现为重复出现长 RR 间期。当 RR 间期规则时，平均心室率为 95 次 / 分。乍一看时，没有明显的起搏信号，但 P 波形态相同，PP 间期是规则的。P 波在 I 导联和 II 导联中直立，在 aVR 导联中倒置，形态、时限和电轴（±0°）正常。因此，这是窦性心律。

大多数 QRS 波前都存在明显的 P 波，PR 间期恒定为 160 ms。这些 QRS 波增宽（120 ms），呈左束支传导阻滞图形（I 导联和 aVL 导联中 R 波增宽，V1 导联中有深 S

波），电轴轻度左偏（-15°）。出现在长 RR 间期之后的其他宽大的 QRS 波具有不同的形态（左束支传导阻滞，电轴指向下方）。这些 QRS 波群前存在 P 波，PR 间期长达 400 ms。两种 QRS 波群后的 ST 段和 T 波方向不同。QT/QTc 间期正常，分别是 350 ms 和 440 ms。

因此，该心电图显示正常的窦性心律，心率为 95 次 / 分。

正常 PR 间期后的 QRS 波形态不符合右室心尖部起搏（通常 QRS 波更宽且电轴左偏更明显，所有下壁导联均为 QS 波，aVR 导联的 QRS 波直立）或右室间隔部起搏（通常电轴指向下方）。长 PR 间期后的 QRS 波符合右室流出道间隔部起搏的特点（I 导联为 QR 型，aVL 导联为 QS 型）。这些 QRS 波也较宽（120 ms），但其电轴向下（接近 +75°）。这些 QRS 波群在 P 波后规律出现，不符合交界性逸搏。事实上，在 III 导联中 QRS 波前有一个几乎不可见的"钉样信号"。PR 间期的突然增加并以起搏的心室搏动结束，诊断为二度 II 型房室传导阻滞，也称莫氏二型房室传导阻滞。这种类型的房室传导阻滞的特征是没有 PR 间期逐渐延长，但会出现某个 P 波突然脱落不能下传到心室。

如图 16.2 所示，起搏器在延迟 400 ms 后进行起搏。相关机制有以下两个方面：

- 房室延迟间期固定为感应到 P 波后的 400 ms（这应是一个过长且非最优的编程间隔，目前已经很少使用了），或者，起

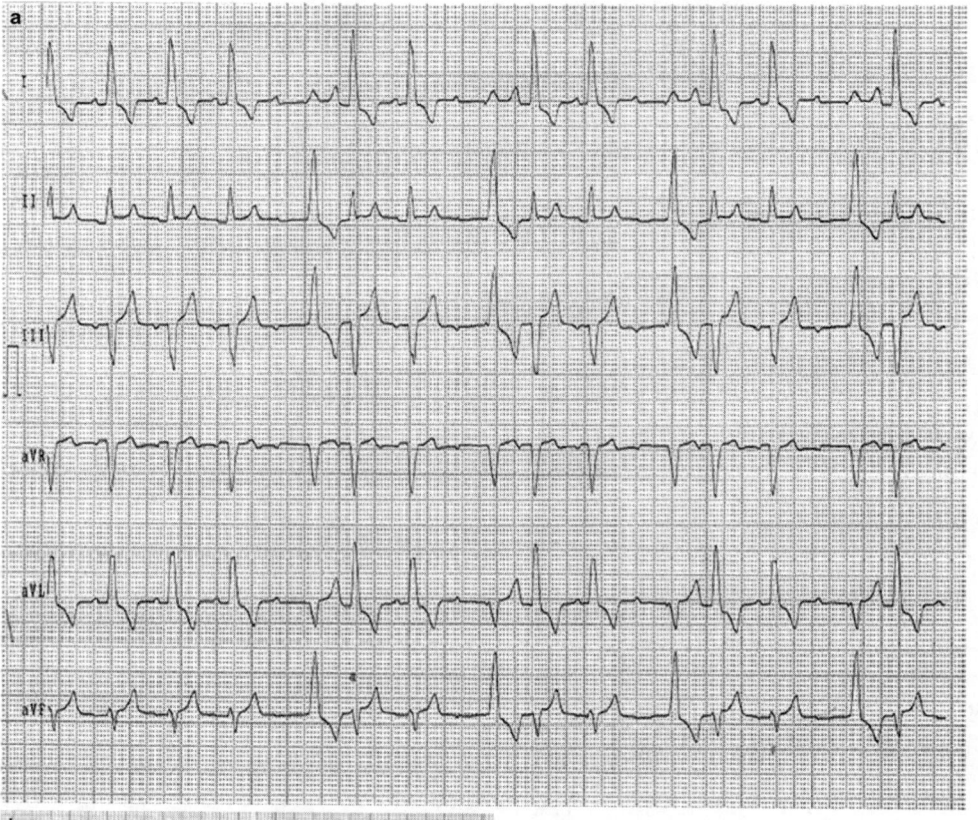

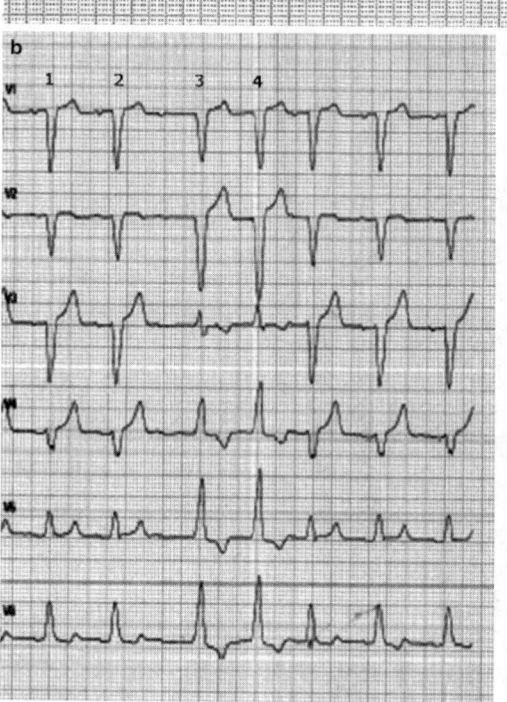

图 16.1　（a）病例 1 心电图：肢体导联。（b）病例 1 心电图：胸导联（非同时记录）

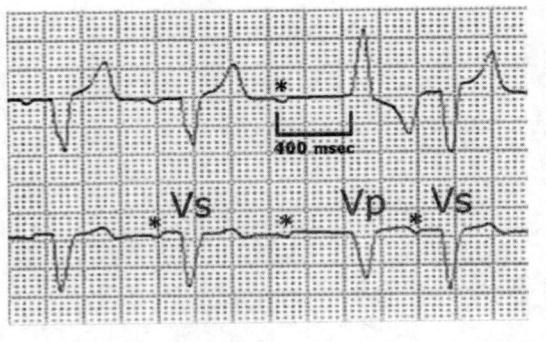

图 16.2　图 16.1a 的详图。心室感知的心搏（Ventricular sensed beat，*Vs* ）。心室起搏的心搏（Ventricular paced beat，*Vp* ）。P 波（星号）

搏器正在遵循一种房室间期延长算法，在尽可能长的范围内维持心脏自身的房室传导。最后，每次心室起搏后的 QRS 波幅较高，仅仅是因为心室充盈时间较长

- 起搏器检查显示，当时正在执行房室延迟算法，房室延迟呈程序性延长至最长400 ms，以促进自身房室传导。当发生房室传导阻滞时，起搏器在最多 5 个心动周期内继续应用延长的房室延迟（在图 16.1b 中，可以看到第 3 次和第 4 次搏动为起搏搏动，P 波与前一个 T 波融合，出现在第4 次搏动前 400 ms ），如果自身传导没有恢复，起搏器将切换回默认的房室延迟

　　总之，这份心电图显示起搏器功能正常。

16.1.2　减少心室起搏的策略

　　右室心尖部起搏的不良影响已在多项研究中得到证实[2]。双腔起搏器开发了相关算法以尽可能减少不必要的右室起搏。任何心电图报告者都必须牢记这一点。

　　事实上，主要有两大类算法：一类依赖于房室间期的周期性延长，称为房室延迟；另一类则在 DDD 和 AAI 模式之间自动切换[3]。

　　具体来说，房室间期滞后有三种类型[4]：

- **房室延迟**：其中最简单的形式是指在检测到一次心室信号后，在可程控的一定时间内，延长基本房室起搏间期。这种较长的房室间期将保持不变，直到心室起搏恢复为止
- **房室重复延迟**：与简单房室延迟不同，在失去自主传导后，会在程控设定的几个周期内保持延长的房室起搏间期
- **房室搜索延迟**：通过周期性地延长短的基本房室起搏间期，来检测自主房室传导的存在

　　在最新类型的起搏器中，这些不同的特性通常组合在一个单一的房室延迟组合中。

　　因此，即使没有程控仪的帮助，观察到较长且间歇性的房室延迟可能也有助于排除故障。

　　相反地，在 AAI-DDD 模式中，起搏器尽可能在 AAI（R）模式下起搏，在未检测到心室事件时切换回 DDD 模式。在这种情况下，允许出现单个未传导的 P 波（例如，二度 I 型房室传导阻滞）。当然，当发生更严重的房室传导阻滞时，设备会恢复到双腔起搏，直到自发性房室传导恢复。

　　通过回顾动态心电图记录中的心电图波形，发现在起搏器正常工作时出现单个未下传的 P 波也并不少见：一个提示起搏器功能正常的可靠线索是在每个"脱落"的心房搏动后，都有非同寻常的短房室延迟的心室起搏事件[5]。

　　了解正常的起搏器算法很有必要。

16.2　病例 2

　　一名 1 岁的男性患者因罕见的病态窦房结综合征（sick sinus syndrome，SSS）植入临时心外膜单腔 AAI 起搏器。在住院期间，因拟行扁桃体切除术，患者被转到医院的另一个病房并持续心电监护。心电监护记录

到了下面的心电图波形（图 16.3），基于此，我们怀疑患者的起搏器功能异常。然而，患者没有任何不适症状。

16.2.1　心电图分析

心电图提示节律匀齐，心率 100 次 / 分。图中可见两种不同的 QRS 波形：一种之前有起搏的 P 波，另一种则没有。尽管是由起搏器起搏的，P 波仍保持正常形态。当 P 波可见时，房室传导正常（PR 间期为 120 ms）；心室内传导也正常（QRS 波时长为 90 ms），QRS 波电轴为 +75°。T 波与

QRS 波电轴一致，且形态正常。QT 间期为 320 ms，QTc 为 410 ms。由 P 波下传产生的 QRS 波形态符合患者年龄较小的特点，表现为生理性右室占优势（下壁导联中 S 波及 aVR 导联中 R 波较窄）。心电图的中间部分的另一种 QRS 波，尽管电轴相似，但形态则明显不同。这些 QRS 波紧随起搏器发出的脉冲后出现，宽度约为 120 ms，且前面没有明显的 P 波。在 QRS 波的起始部分可见顿挫，可能含有隐藏的 P 波。较宽 QRS 波后的复极也与较窄的 QRS 波不同。

该心电图提示起搏器可能存在故障。第一种节律（窄 QRS 波之前有起搏 P 波），主

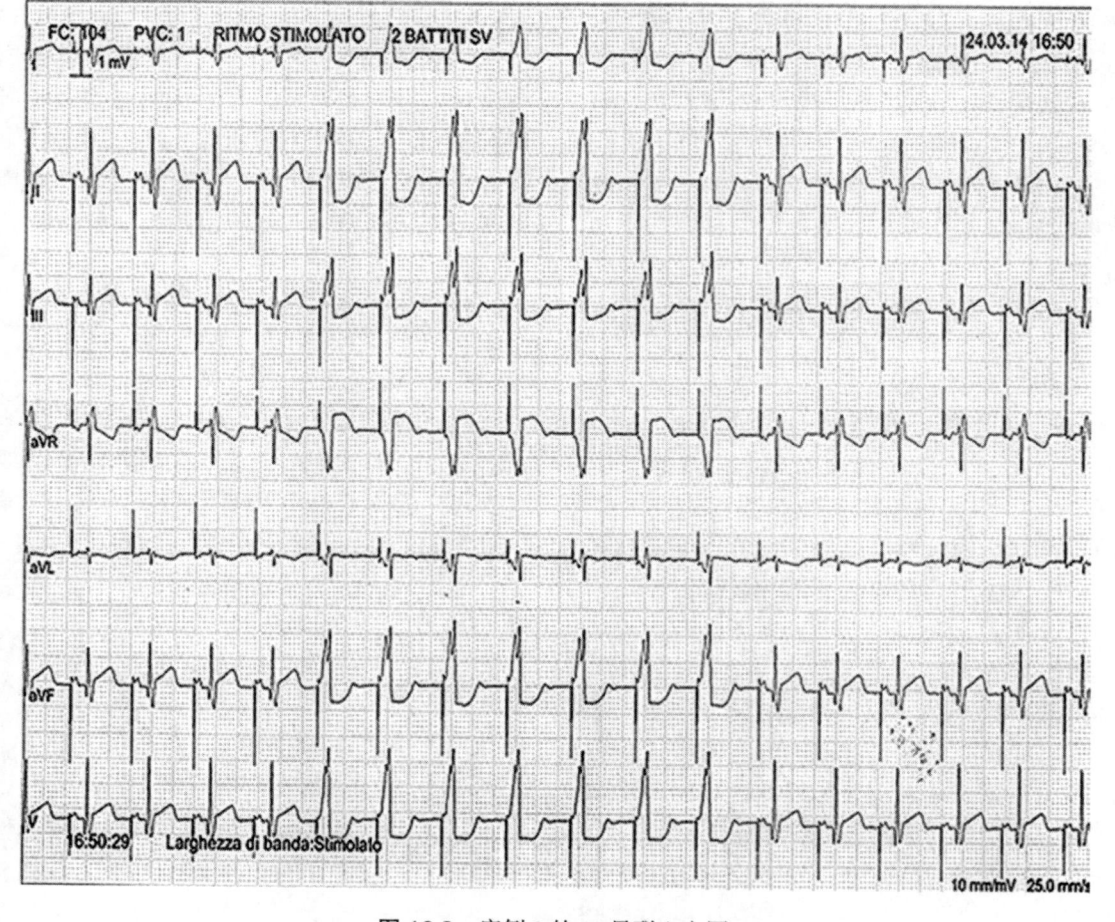

图 16.3　病例 2 的 12 导联心电图

要出现在心电图的开始和结束部分，符合房室传导正常患者的 AAI 起搏。第二种 QRS 波的形态仍需讨论。

这部分心电图的心率几乎是恒定的，说明起搏器脉冲一直能够起搏心肌。其次，P 波可能隐藏在 QRS 波起始部分。在心室预激中也可发现类似的 P/QRS 融合。该患者一直无症状，之前的心电图也未见预激（Δ波）或心动过速发作的迹象。

该患者在植入起搏器前进行了心脏电生理检查，确认房室传导正常，诊断为 SSS。最后但同样重要的是，应排除临时起搏器位置不当和（或）起搏器参数设置不当的可能性。患者进行了胸部 X 线检查，确认起搏器导线位置正常。在询问中，患者的母亲表示曾无意间调动了临时起搏器的电压旋钮，但很快将其恢复原位。由于患者的心脏很小，起搏器电流输出的短暂升高导致同时夺获心房和心室的心肌，从而改变了 QRS 波形。在本病例中，最终诊断是临时 AAI 起搏的假性功能故障，类似电极移位表现。

16.2.2　临时心脏起搏的注意事项

婴儿心室预激已知是 QRS 波增宽伴短 PR 间期的一个不应该被忽视的原因[6]。熟悉既往病史可以很好地帮助临床医生。儿童心电图筛查在临床中越来越普遍[7]；然而，在这一领域还需要更多研究以明确其真正的临床优势。临时起搏器导线位置不当很常见，尤其是在急诊中[8]。在遇到有心外膜起搏器的患者时，必须始终考虑到位置不当（电极导线或发生器）的可能[9]。

当怀疑起搏器位置不当时，首先应检查设备。在等待植入永久起搏器过程中，需定期测试感知和起搏阈值（最好每日程控）[10]。此外，必须通过降低起搏频率来评估患者潜在的自主心律。同时，应选择适当的输出电流，以避免激动邻近结构和刺激膈神经，尤其在使用心外膜临时起搏器时。

当怀疑位置不当时，建议进行胸部 X 线检查。此外，必须设置为锁定模式，即使这是看起来非常简单而往往被视为理所当然的事。这一简单措施可以防止因患者（或其父母）无意碰触而引起的起搏器错误和故障。最后，为了防止其他形式的假性故障，消除患者静电也很重要。

建议所有参与诊疗的医护人员在接触患者、导线、电极或起搏器之前触摸大型导电金属来释放静电。医护人员必须遵循这些注意事项，因为起搏器导线是通往心脏的低阻抗通路[11]。

16.3　病例 3

一名 76 岁男性，因间歇三度房室传导阻滞植入双腔起搏器，患者同时合并高脂血症和高血压。患者在门诊就诊时主诉头晕。在完善体表心电图（图 16.4）检查后，因怀疑起搏器功能异常，患者被转诊到心内科。

16.3.1　心电图分析（另见图 16.5）

16.3.1.1　P 波和节律

心电图显示心律不规则，不能清晰地看到 P 波。在某些窄 QRS 波之前，可以观察到心房起搏（Ap）钉样信号，但 Ap 钉样信号到 QRS 的间期不恒定。首先可以假设，这可能是因为房室结固有传导的变异。在接受起搏器治疗的患者中，低平的 P 波并不罕见。

16.3.1.2　QRS 波和 Vp 钉样信号

大部分的 QRS 波群（第 1、2、4、6、8、9、10 个）是窄而自发传导的，电轴正常（+75°），过渡相正常。然而，第 3 个和第 7 个 QRS 波是增宽的，显然是起搏的心室波，电轴左偏（-75°），表现为左束支传导阻滞

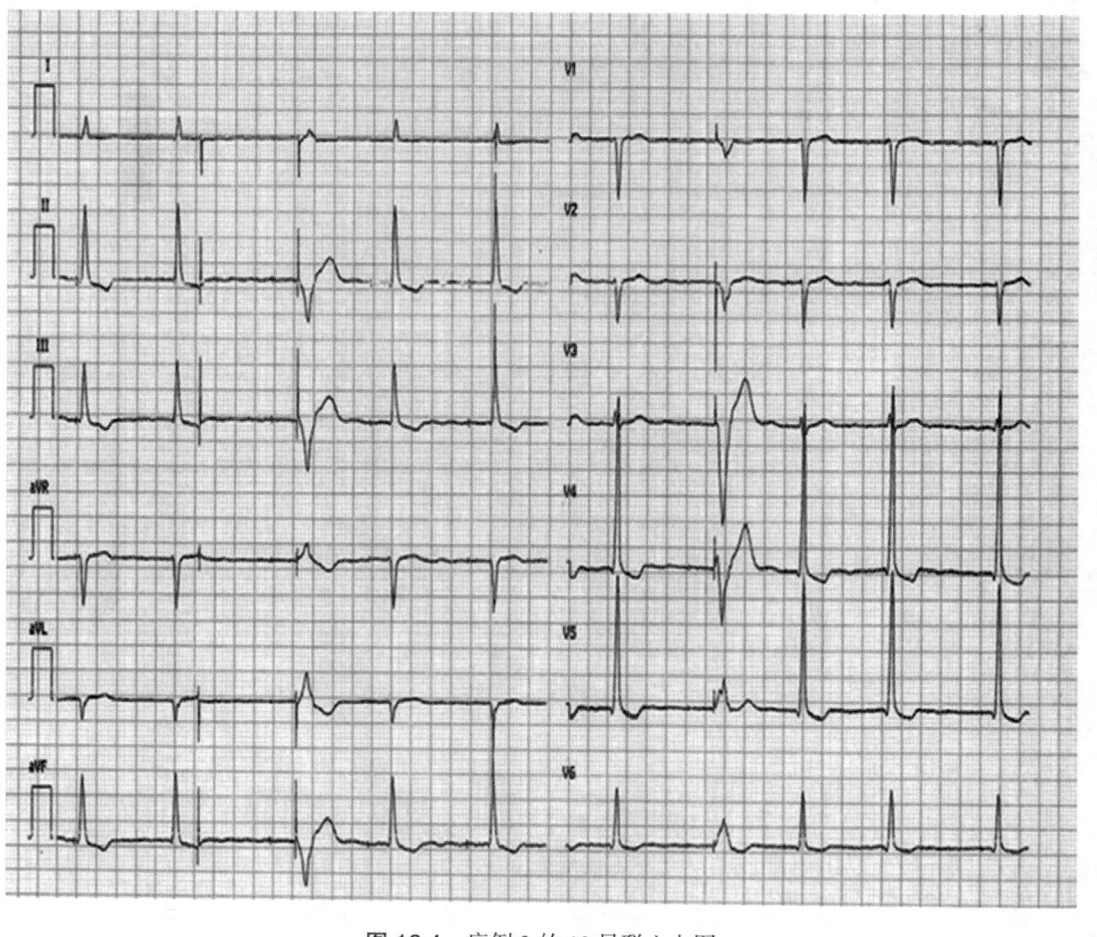

图 16.4 病例 3 的 12 导联心电图

（LBBB）的形态，这符合右室心尖部起搏的特征。第 5 个 QRS 波是一个假性融合波，由心室刺激信号干扰了自身 QRS 波所产生，但由于刺激落在心室有效不应期（ERP）内，因此不能使心室除极。第 2 个 QRS 波群后跟随着一个心室起搏（Vp）钉样信号，它落在了 T 波的中间。

患者出现了新发心房颤动，由于设备未能检测到心房颤动，因此设备没有从 DDD 模式切换到 VVI 模式。实际上，仔细观察第 3 个和第 7 个 QRS 波，我们可以发现，起搏器以 DDD 模式工作，设定的起搏下限频率为 60 次/分，房室延迟为 260 ms。

由于心房颤动，心房起搏信号后未见到清晰的 P 波（第 3 次和第 4 次心搏）。

观察第 2 个自身的心室波时，我们注意到一个心室起搏信号落在 T 波上（即 "spike-on-T" 现象），这一情况乍看可能与 R 波感知不良有关。起搏信号不能有效刺激心室心肌收缩，因为它落在了心室的有效不应期内。然而，如果我们看到第 5 个心室波，我们发现另一个特殊现象，即起搏信号与 QRS 波叠加在一起（即假性融合波）。

这两种现象均由心房颤动期间不适当的起搏模式所导致（而不是由某种导线故障导致的 R 波感知不良）。

心房后心室空白期（post ventricular atrial blanking，PAVB）是预先设置的每次心房刺

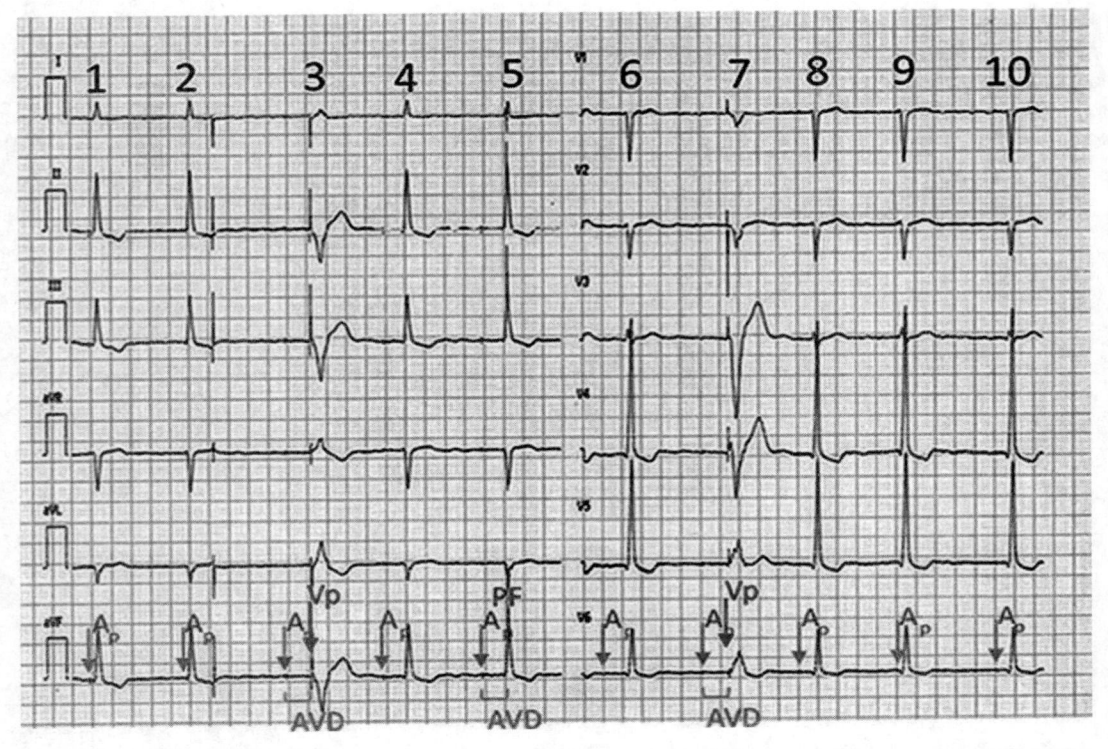

图 16.5 带标记的病例 3 的心电图。AVD，房室延迟；Ap，心房起搏的心搏；Vp，心室起搏的心搏

激后的时间间隔，当 R 波落在 PAVB 内，就会出现第 2 个 QRS 波后的"spike-on-T"现象。如果一个自身的 R 波紧跟在心房刺激后不久，落在 PAVB 内，设备将不会感知到该 R 波，随后将会在心房刺激后按照预先设置好的延迟（即房室延迟）发放心室刺激信号。

第 5 个 QRS 心室假性融合波则是由于心房刺激后自身的 QRS 波出现较晚。设备无法在房室延迟内感知到自身的 R 波；因此，它发放了一个"不适当"的心室刺激信号，这导致假性融合波的产生。

16.3.2 自动模式转换和不应期

患者的头晕症状并不是由于首份心电图提示的可疑起搏器失夺获引起的，而是与新发心房颤动有关。

在这个病例中，起搏器故障确实是由于心房颤动感知不良引起的。

在这种情况下，事件的因果链是：

心房颤动感知不良

↓

没有转换到 VVI 模式

↓

持续不适当的房室 DDD 顺序起搏

16.3.2.1 心房颤动感知不良

心房颤动主要的电生理学机制之一是由微折返环引起的，这些折返环混乱地使心肌细胞除极。这种激活模式降低了心房信号的振幅。当心房颤动波低于设置的感知阈值时，将会出现心房感知不良。

16.3.2.2 没有转换到 VVI 模式

自动模式转换（automatic mode switch,

AMS）是一种可以程控的功能，当出现室上性快速型心律失常时，起搏器自动将起搏模式从房室同步模式转换为没有心房跟踪的模式，以避免在 DDD（R）模式中出现非生理性的高心率。

如果起搏器对快速房性心律失常感知不良，那么起搏器无法从房室顺序起搏（即DDD）转换到单腔起搏（即 VVI 或 VVIR）。

心房颤动期间心房起搏没有意义，这就是我们在体表心电图中看到 Ap 刺激信号的原因。

16.3.2.3　持续不适当的房室顺序起搏

在双腔起搏中，如果起搏器在同一房室延迟内未检测到自发的心室波，那么紧随房室延迟后起搏器就会发放一次心室刺激。

正如前面所解释的，持续不恰当的房室顺序起搏会导致诸如"spike on T"现象（第2 个波群）和假性融合现象（第 5 个波群）等。

什么是假性故障呢？

起搏器不应期是指起搏器在感知自身心律或起搏事件后的一段时间间期，在此期间，任何感知信号都无法启动激动或计数器。

在空白期内感知到的事件可能会被完全忽略；另外，起搏器可能仅在特定算法（例如高心房率的模式转换）中考虑这些信号[12]。空白期的时长通常少于 100 ms，并且有助于防止错误的交叉感知、远场信号或起搏抑制[12]。

PAVB 是指紧随心房起搏（而不是感知）信号之后的一小段时间内（一般小于60 ms），心室通道会转换为不感知任何信号。它可以防止心室通道不适当地感知心房起搏刺激。如果 PAVB 过长，那么在 Ap 后早期发生的室性期前收缩可能不会被感知，而且可能会在室性期前收缩的 T 波部分发放心室起搏信号，从而可能诱发室性心动速[12]。自发的第 2 个心搏落在 PAVB 内，因

此起搏器忽略了它，并在 260 ms 后（即房室延迟后）发出一个心室刺激信号，但这个信号不能有效夺获心肌，因为它位于心室的有效不应期内。

16.4　如何解读心脏起搏器心电图

这里有一个简单的起搏器心电图分步解读法，特别适用于急诊科患者怀疑有起搏器的情况下使用：

- **第一步**：识别起搏信号（以病例 1 为例）。现代数字化的心电图机通常都有低通道滤波，有时会使双极起搏信号非常难以识别，因为起搏信号是一个高频信号，所以需要改变滤波设置。相反，单腔起搏信号通常幅度更高，通常不需要关闭滤波来显示它们
- **第二步**：评估心率。与非起搏心电图一样，心率评估至关重要：在起搏和非起搏节律中，心率过慢几乎意味着起搏器故障（请记住，起搏器通常不会将起搏频率设定低于 40 次/分），而过快的起搏心率通常是起搏器对快速心房活动的正常反应。一个功能正常的起搏器通常不应该有窦性停搏或停搏期。然而，也有一些特殊情况。正如病例 1 中讨论的那样，现代设备的程序设置通常会尽量降低心室起搏负荷，在出现房室传导阻滞时通常会从 AAI 模式转换到 DDD 模式。然而，这种情况发生时，根据生产商设置的特定算法，可能观察到更长或更短的起搏暂停。绝不允许出现RR 间期长于 3s 的情况，否则应考虑起搏失败
- **第三步**：评估起搏刺激反应。确保在起搏信号后有随之出现的 P 波或 QRS 波至关重要，因为这表明刺激的能量超过了刺激阈值；如果没有发生，则必须考虑到夺获失败。该法则的一个特殊的例外是在自发

心室除极后稍晚出现起搏信号时；这是一种特殊的波形，称为"假性融合波"，这绝对不代表起搏器故障。在常规心电图中，常常很难看到心房夺获（例如病例 3），更高的电压对心电图记录有很大帮助

- **第四步：评估起搏刺激的时间**。如果起搏信号持续且随机地出现而没有刺激心腔，意味着起搏器没有感知到心肌除极，因此未能感知到自身节律（例如病例 3）
- **第五步：假性故障**。如果仍然怀疑设备故障，那么应该排除假性故障导致的心电图异常。假性故障被定义为不寻常的、意外的和古怪的心电图发现（关于后一种情况，参加病例 2）。它们的表现看上去像是设备故障，但实际上是正常的（表 16.1 列出了常见假性故障）[13]
- 表 16.2 列出了在面对临床实践中遇到的一些常见的起搏器故障时需要考虑的鉴别诊断以及处理措施

表 16.1 假性故障类别（请注意此列表并不详尽） [13, 14]

心率变化（最常见）	频率应答	起搏器调整起搏频率以适应代谢需求
	频率下调应答	起搏频率较高，以避免心脏抑制性晕厥期间的心率骤降
	频率滞后	起搏器允许自身的心跳低于最低频率
	模式转换	如果感知到房性心律失常，起搏器从跟踪模式转换到非跟踪模式
	自动起搏阈值测量	通常是每天在同一个时间
	主动设备干预算法	起搏器试图预防或终止房性心动过速
房室间期和不应期	房室间隔延迟和频率自适应性房室延迟	具体请看 16.1 部分。频率自适应性房室延迟功能模拟了 PR 间期对心率变化的生理反应
	功能性感知不良	以 16.3 部分为例
	安全起搏	在心房起搏事件后，经过很短的房室延迟，起搏器起搏心室（它的设计目的是防止交叉感知引起的抑制）
模式改变	模式转换	以 16.1.2 部分为例
	模式恢复	在电池耗竭的情况下，起搏器可以以更节省的模式运行

表 16.2　起搏器故障排除[15]

	鉴别诊断	处理
非起搏节律：心率 > 60 次 / 分 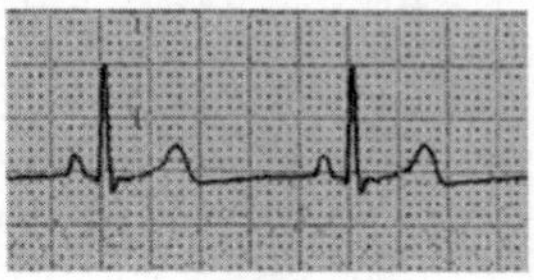	1. 设备功能正常：如果速率在 50 ~ 60 次 / 分之间，则考虑频率滞后	应用磁铁：在磁铁频率时可出现非同步起搏和夺获
起搏心律：心率过慢 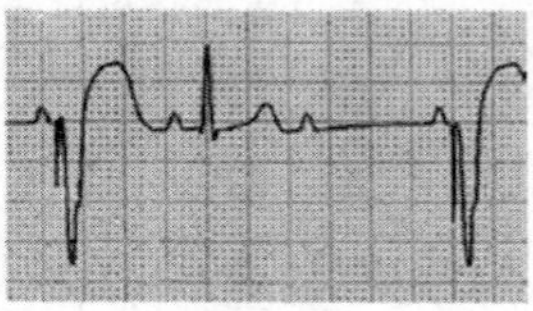	1. 无法夺获 / 起搏 2. 感知过度 3. 程控错误（如 VVI 模式和 2：1 房室传导阻滞）	起搏器咨询
起搏心律：心率过快 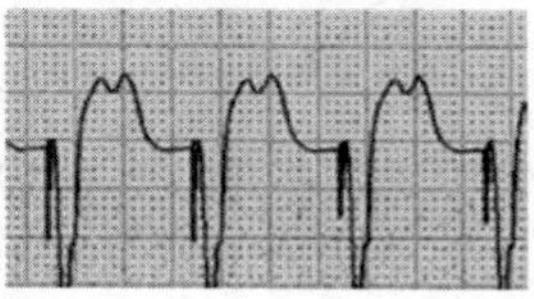	1. 起搏器跟踪窦性或房性心动过速 2. 起搏器介导的心动过速（通常由设备自身终止） 3. 传感器诱发的心动过速（频率适应性起搏） 4. 特殊功能（例如，心房起搏预防心房颤动）	应用磁铁：终端指出正常的起搏器行为
夺获失败 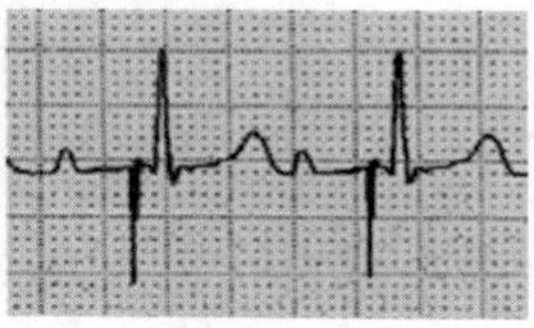	1. 导线断开、断裂或移位 2. 电池耗竭 3. 出口阻滞（电极附着位置刺激阈值增高） 4. 患者因素（电解质异常、药物、心肌梗死）	起搏器咨询
起搏失败 （无起搏信号和低频率） 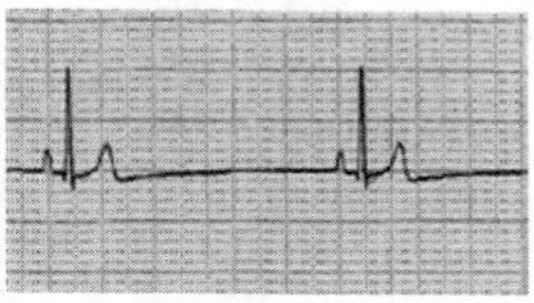	1. 硬件问题 2. 感知过度（电信号被不适当地感知为心脏活动）	起搏器咨询
感知失败 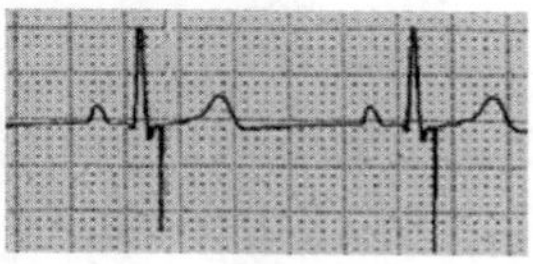	1. 硬件问题 2. 心内电压低振幅	起搏器咨询

（ Paolo Bonelli, Giorgio Guidotti, Enrico Paolini,

Giulio Spinucci 著　徐　媛 译　何立芸 审校）

参考文献

1. Arribas F, Auricchio A, Boriani G, et al. Statistics on the use of cardiac electronic devices and electrophysiological procedures in 55 ESC countries: 2013 report from the European Heart Rhythm Association (EHRA). Europace. 2014;16:i1–78.

2. DAVID Trial Investigators. Dual-chamber pacing or ventricular backup pacing in patients with an implantable defibrillator: the dual chamber and VVI implantable defibrillator (DAVID) trial. JAMA. 2002;288:3115–23.

3. Mulpuru SK, Madhavan M, Mcleod CJ, et al. Cardiac pacemakers: function, troubleshooting, and management. J Am Coll Cardiol. 2017;69(2):189–210.

4. Bastian D, Fessele K. Strategies and pacemaker algorithms for avoidance of unnecessary right ventricular stimulation. In: Roka A, editor. Current issues and recent advances in pacemaker therapy. London: InTech; 2012. https://doi.org/10.5772/48747. Available from https://www.intechopen.com/books/current-issues-and-recent-advances-in-pacemaker-therapy/strategies-and-pacemaker-algorithms-for-avoidance-of-unnecessary-right-ventricular-stimulation.

5. Lloyd MS, El Chami MF, Langberg JJ. Pacing features that mimic malfunction: a review of current programmable and automated device functions that cause confusion in the clinical setting. Cardiovasc Electrophysiol. 2009;20(4):453–60.

6. Hermosura T, Bradshaw WT. Wolff-Parkinson-White syndrome in infants. Neonatal Netw J Neonatal Nurs.

2010;29(4):215–23.

7. Gregg RE, Zhou SH, Dubin AM. Automated detection of ventricular pre-excitation in pediatric 12-lead ECG. J Electrocardiol. 2016;49(1):37–41.

8. Garg N, Moorthy N. Inadvertent temporary pacemaker lead placement in aortic sinus. Heart Views. 2013;14(4):182–4.

9. García-Bengochea J, Rubio J, Sierra J, Fernández A. Pacemaker migration into the pouch of Douglas. Texas Hear Inst J. 2003;30(1):83.

10. Reade MC. Temporary epicardial pacing after cardiac surgery: a practical review part 1. Anaesthesia. 2007;62(3):264–71.

11. Reade MC. Temporary epicardial pacing after cardiac surgery: a practical review part 2. Anaesthesia. 2007;62(4):364–73.

12. Timperley PL, Mitchell ARJ, et al. Oxford specialist handbooks in cardiology: pacemakers and ICDs. Oxford: Oxford University Press; 2008. p. 104–5.

13. Safavi-Naeini P, Saeed M. Pacemaker troubleshooting: common clinical scenarios. Tex Heart Inst J. 2016;43(5):415–8.

14. Haghjoo M. Pacing system malfunction: evaluation and troubleshooting. In: Das MR, editor. Modern pacemakers - present and future. London: InTech; 2011. ISBN: 978-953-307-214-2. Available from: http://www.intechopen.com/books/modern-pacemakers-present-and-future/pacing-system-malfunctionevaluation-and-troubleshooting.

15. Marx J, Walls R, Hockberger R. Rosen's emergency medicine: concepts and clinical practice. 7th ed. Philadelphia: Mosby/Elsevier; 2013. p. 1027–32.

第 **17** 讲　心电图和监控系统记录的 "陷阱" 和错误

17.1　病例 1

40 岁女性，因头晕和心悸就诊于急诊科。首份心电图为典型的房室结折返性心动过速（atrioventricular nodal re-trant tachycardia, AVNRT）（AVNRT，更多关于室上性心动过速的细节参见第 5 讲）。患者于我院住院进行射频消融（radio-frequency, RF）治疗。患者无既往病史，并且否认主要的心血管疾病危险因素。入院时进行了标准化评估（如体格检查、超声心动图），并在患者无症状时记录了一份静息心电图（图 17.1a、b）。

17.1.1　心电图分析

心电图显示：节律规则，心率 83 次/分。每个 QRS 波之前均有 P 波。P 波形态（Ⅱ导联为直立，aVR 导联为倒置）、电轴和时限正常（更多关于 P 波的信息参见第 1 章）。房室传导正常（PR 间期 160 ms）；室内传导也正常（QRS 时限 90 ms），QRS 轴正常（+75°）。胸导联 R 波递增良好。QT 间期（在Ⅱ导联测量，参见第 13 章）360 ms，QTc 426 ms。在 PR 段、ST 段和 T 波中存在着一种弥漫性的波形。在Ⅰ导联和 aVL 导联 PR 段抬高，而在其他大多数导联中 PR 段压低。ST 段在Ⅰ导联和 aVL 导联表现为压低，在其他大多数导联中表现为广泛性抬高（在 aVR 中也是如此）。T 波在大多数导联中

呈双向波，但以正向为主。在Ⅰ、aVL 和Ⅲ导联中，T 波呈现出不同寻常的正弦波图形。由于等电线难以确定，使得 TP 段难以识别。

17.1.1.1　"第一眼就有问题？"

我们观察到心律规整，P 波轴正常，每一个正常的 QRS 波之前均一个 P 波，为窦性心律。

PR 段压低伴有广泛导联 ST 段抬高且 aVR 导联 PR 段抬高、ST 段压低可能是急性心包炎的特征性表现[1]。

另一种可能的诊断是急性冠脉综合征（acute coronary syndrome, ACS）。在这种情况下，也会出现 ST 段抬高（详见第 9 章）。这份心电图中明显存在下壁导联 ST 段抬高（Ⅲ导联＞aVF 导联＞Ⅰ导联），因此可能提示右冠状动脉病变。V1 和 V2 导联没有典型的心电图改变，提示后壁并未受累。Ⅰ和 aVL 导联也出现 ST 段压低。我们是否可以将此视为镜像改变？

患者始终没有症状。没有出现胸痛、水肿、疲劳、心悸或其他心脏病症状。没有心包摩擦音。血液化验既没有提示心肌坏死，也没有炎症标志物的升高。患者在入院前没有出现过任何流感样症状。

二维超声心动图显示左心室射血分数正常，没有心包积液的征象。

在这个病例中，其他需要排除的原因包括电解质紊乱和特殊药物的影响。但是血液

化验并未检测到电解质紊乱，而患者在入院前也没有服用任何药物。

几分钟后复查了心电图，我们发现这些

改变是由于一些电极没有正确地放置在皮肤上导致的接触不良所致。

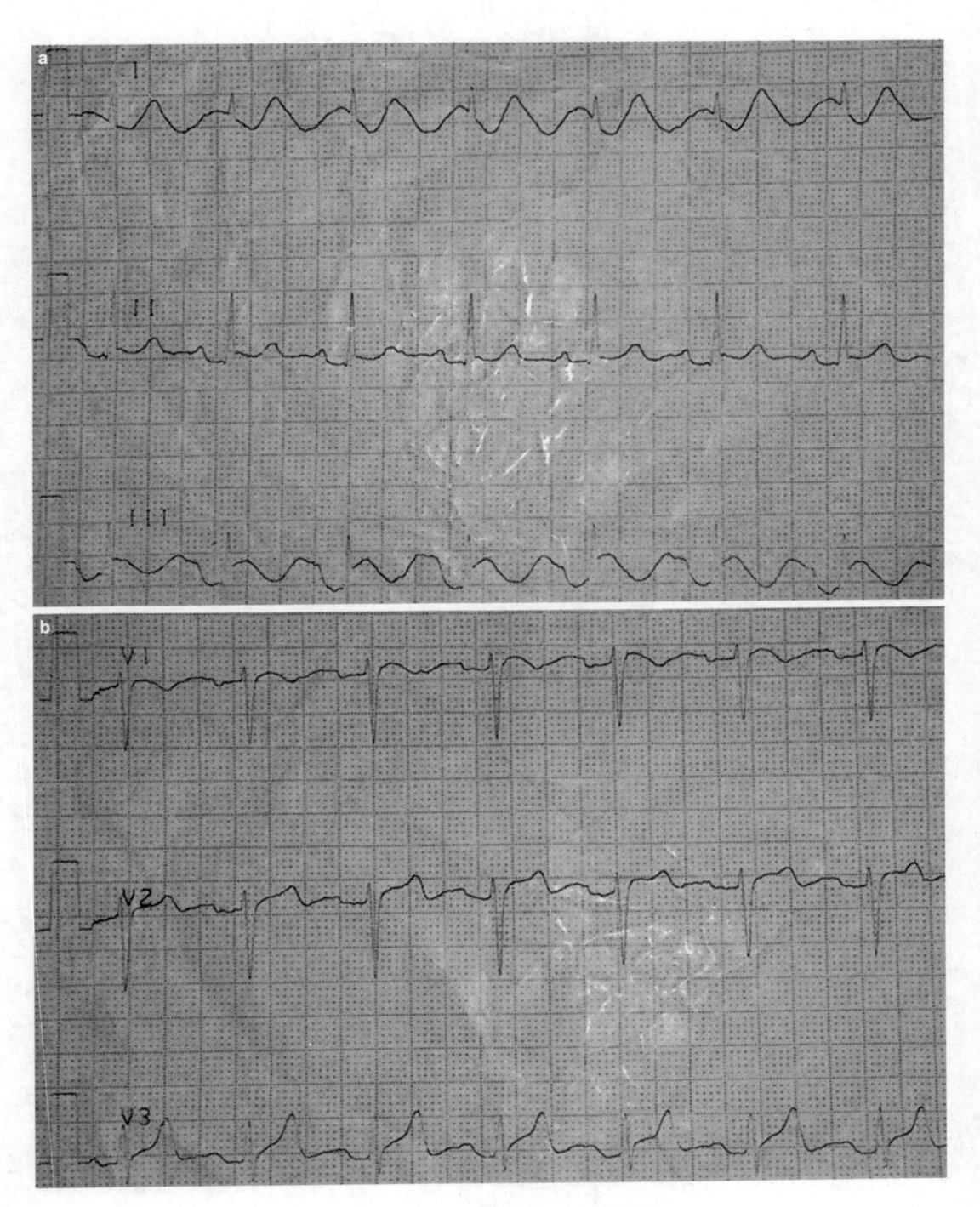

图 17.1　（a）肢体导联；（b）胸导联

17.1.1.2　这只是一个伪像！

上述病例出现问题 2 年之后，类似问题又出现在另一位患者身上（图 17.2a）。

心电图显示：心律规整，窦性心律，即 P 波位于 QRS 波之前，P 波电轴和持续时间正常（P 波在 Ⅱ、Ⅲ 和 aVF 导联中直立，在 aVR 导联中倒置）。

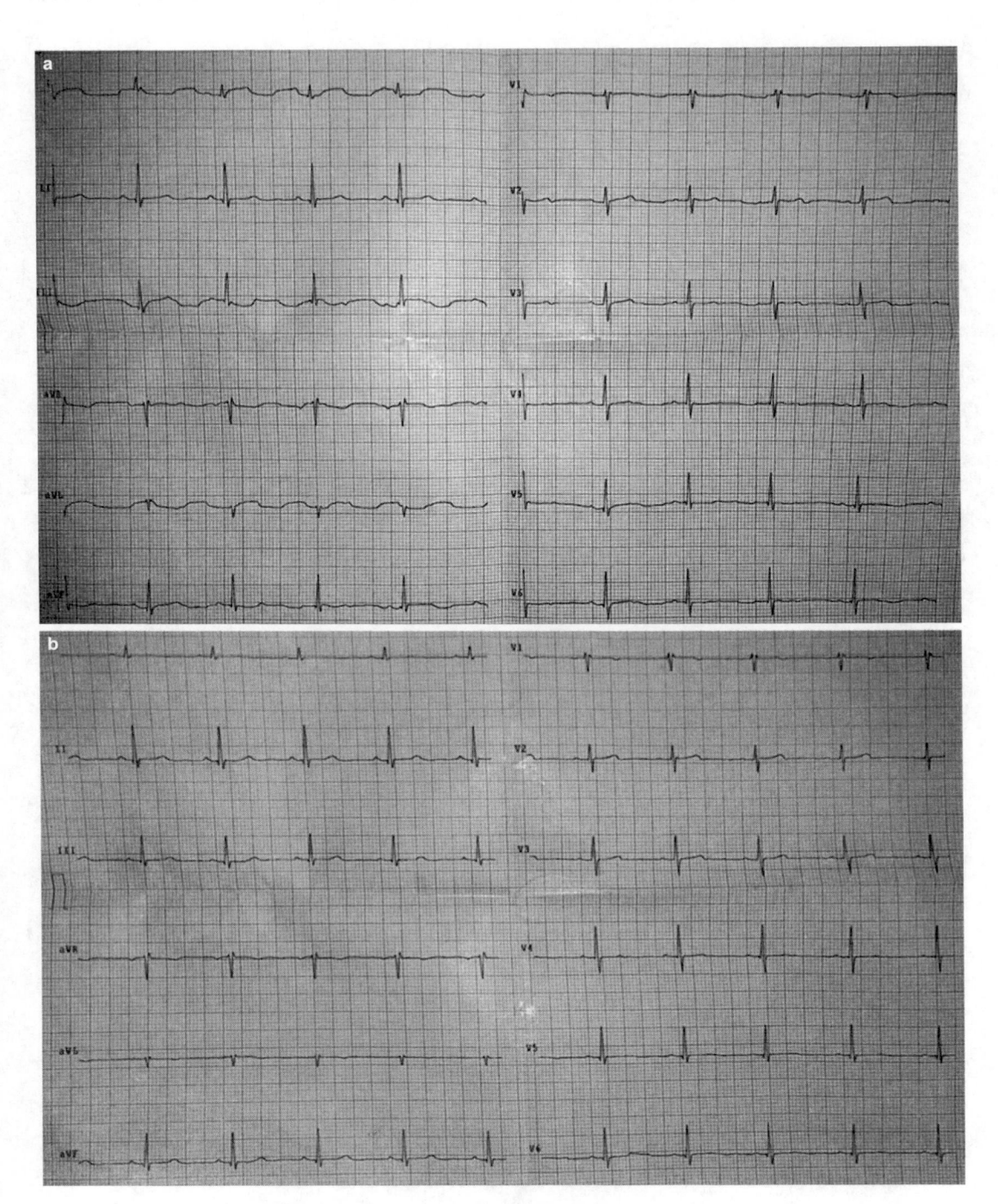

图 17.2　（a）由电极贴片未正确粘贴导致的典型的心电图伪像。（b）重新放置电极片后的心电图

在这个病例中，Ⅰ 和 Ⅲ 导联 PR 段压低；Ⅰ ~ Ⅲ 和 aVL 导联 ST 段抬高，T 波双向。存在类似于图 17.1 中所见的正弦曲线。我们必须分析 Ⅱ 导联和胸导联。在 Ⅱ 导联中，心电图清晰且正常，呈窦性心律。同样在这个病例中，在仔细重新放置电极后，心电图恢复正常（图 17.2b）。

当你看到正弦曲线样的等电位线时，请首先检查电极！

17.1.2　伪像解释

在 12 导联心电图中，伪像最常见的原因是导联位置放置错误和电极位置不当。辨别伪像的关键是 Ⅰ 和 aVR 导联中 P 波和 QRS 波的电轴和形态。"患者活动"也可能导致伪像，有时甚至类似于室性心动过速（见下文）或房性心动过速（如心房扑动）。有时（表 17.1），电极片过期或凝胶量不足可能会发生"电皮肤接触"不良，导致阻抗

表 17.1　伪像可能的来源分类

内部（生理性的）	• 患者活动：不允许滤波（大幅摆动，通常由表皮牵拉所致） • 肌肉活动：允许滤波（小尖峰）
外部（非生理性的）	• 电磁干扰（广泛的等电位线）：房间内的灯具、电烙铁、电器设备 • 电缆和电极故障、电极凝胶量不足、导线断裂、滤波设置不当、连接松动、导联位置放置错误、静电积累

不稳定，出现形态和幅度不同的锐波或钝波。等电位线受到干扰而变成正弦曲线。因此，每次记录心电图前，必须正确备皮：去除毛发并用异丙醇清洁皮肤，以去除脂质和杂质。

17.2　病例 2

床旁心电监护系统记录了这位 75 岁患者的心电图（图 17.3）。患者因晕厥入院，可能的病因为缺血性心脏病。

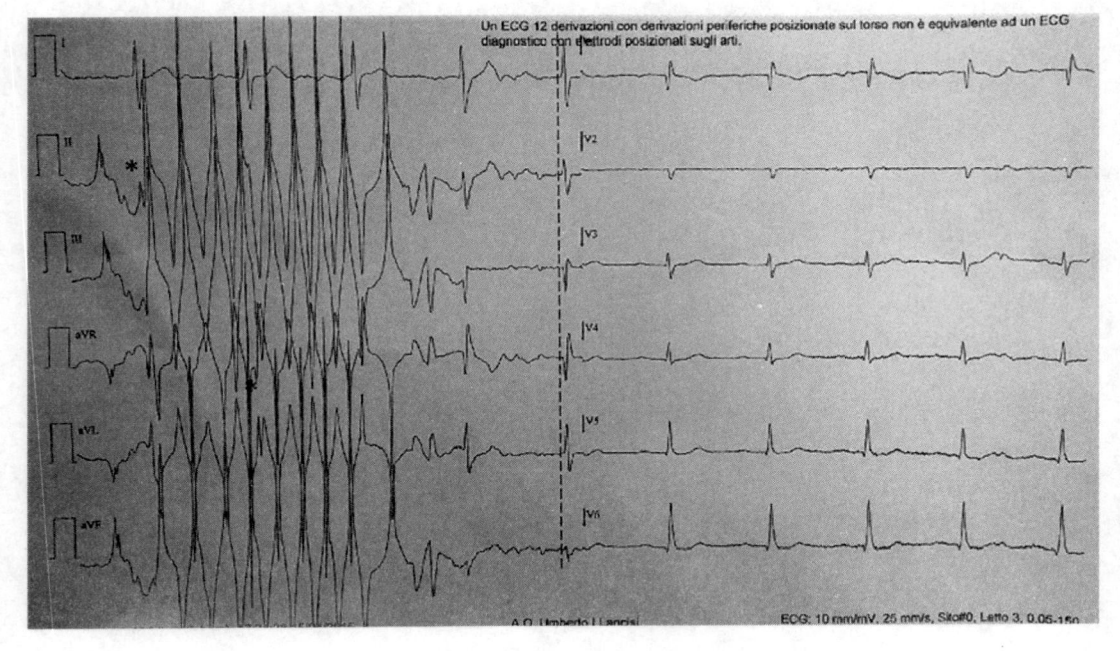

图 17.3　假性室性心律失常

17.2.1　心电图分析

在胸导联（右侧部分），节律规整，心率为 75 次 / 分。P 波可见，位于 QRS 波前，PR 间期延长至 260 ms，符合一度房室传导阻滞。QRS 时限为 100 ms，表现为不完全性右束支传导阻滞（V1 导联中的 R 波）。没有复极异常的表现，QT/QTc 间期正常（380/420 ms）。

在肢体导联（左侧部分），有一串宽 QRS 波的搏动，其初始上升段坡度非常陡峭。

这串宽 QRS 波心动过速存在温醒期，心率高达 300 次 / 分，结束于多形性心搏。最后两个 QRS 波较窄，似窦性起源；无法判断其电轴。

17.2.1.1　这是一种假性非持续性室性心动过速

通过比较肢体导联和胸导联（尤其是 I 导联），不难做出诊断。但如果使用单导联的床旁监测系统，辨别这种心电图改变则相当困难。

有一些特征可能有助于鉴别诊断："心动过速发作"前后的基线移动轨迹；假性室性心动过速末端部分的坡度过于陡峭，而真正的室性心动过速坡度通常相对平缓；过快的心率（高达 300 次 / 分）。这在室性心动过速中非常不同寻常。

17.2.2　伪像解释

Huang 等提出了用于由震颤所致伪像导致的假性室性心动过速（pseudo-VT）的诊断方法 [2,3]：

1. **窦性征**　如果一侧上肢没有震颤或活动，则额面导联（I、II 或 III）中的其中一个显示正常的 P 波、QRS 波和 T 波。
2. **切迹征**　本身的波群与伪像相交，产生明显的切迹，并且可以比较切迹 - 切迹间隔与基础节律的 RR 间隔（见图 17.3 中的星号）。
3. **尖峰征**　在假性室性心动过速的波群中可以看到微小的"尖峰"，这提示真实 QRS 波的存在。在图 17.4 的心电图中，除 III

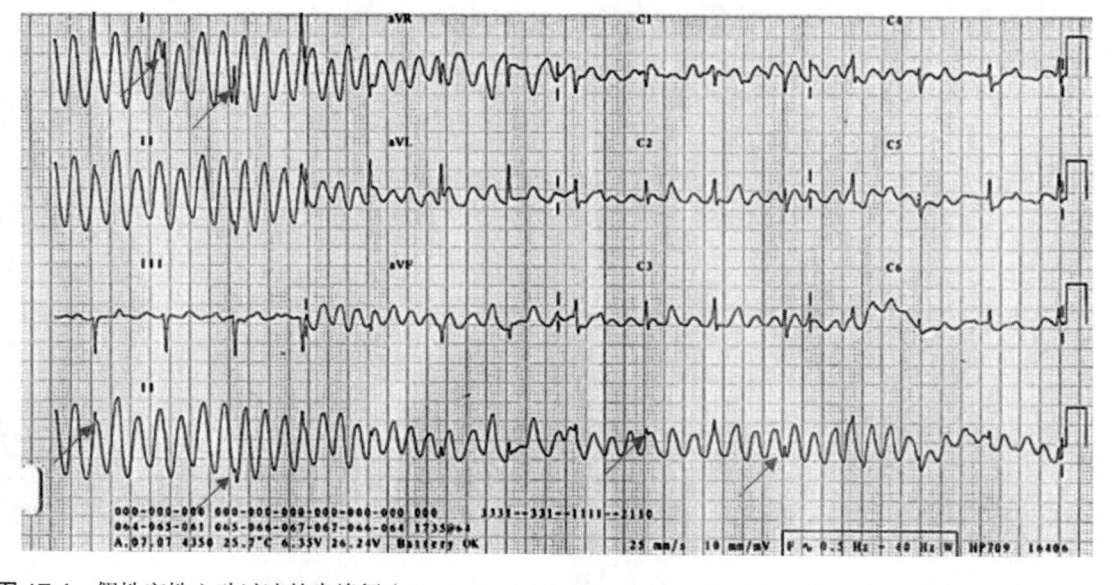

图 17.4　假性室性心动过速的尖峰征（reprinted with Springer permission from "Pseudo ventricular tachycardia: a case report" DOI: 10.1007/s11845-009-0387-4）

导联外的肢体导联显示出高达 300 次 / 分的快速且不规则的心率。QRS 波群的振幅、间期、形态和电轴出现显著变化，类似于尖端扭转型室性心动过速。在仔细分析 12 导联心电图后，不难看出这是一个假性室性心动过速，因为Ⅲ导联是正常的，并且在胸导联中可以看到正常周期的窄 QRS 波。此外，图中这些微小的"尖峰"（图中箭头所示）也有助于诊断，这些是融合在不稳定基线的窄 QRS 波，正好与其他导联的 QRS 波对应。

17.3　病例 3

51 岁患者，既往因头晕发作和猝死家族史植入循环记录仪（2017 年 1 月），此次因左额颞叶缺血性脑卒中住院。我们关注到患者的情况，怀疑此次病情发作可能由心源性栓塞引起，因此对循环记录仪进行了分析。

心电图上有许多发作被识别为心房颤动，但一眼看上去就能发现该诊断存在一些问题。参见图 17.5 所示心电图。

17.3.1　心电图分析

心律明显不规则，但 P 波均位于 QRS 波之前。在短短这段心电图中，PP 间期的时限不同：停搏后的 PP 间期较停搏前的长，且停搏时间短于停搏前 PP 间期的 2 倍。P 波、QRS 波和 T 波是由记录设备重建的，可能会受到个体胸部变异和植入位置的影响。

P 波的存在排除了心房颤动。另一种可能的解释是受夜间迷走神经张力增高的影响，年轻个体出现窦性心律不齐，但在鉴别诊断时也应考虑到二度窦房阻滞伴文氏现象。由于整个记录期间偶联间期变化很大，可以排除由窦房结周围病灶引起的室上性二联律。

17.3.2　伪像解释

心房颤动的特征是心室律绝对不齐。

第一代心脏事件循环记录仪通过分析 2 分钟内的 RR 间期变化来识别心房颤动，并在 Lorenz 图中报告连续 RR 间期的差异 [4]。

其他设备使用一种排除算法，可以忽

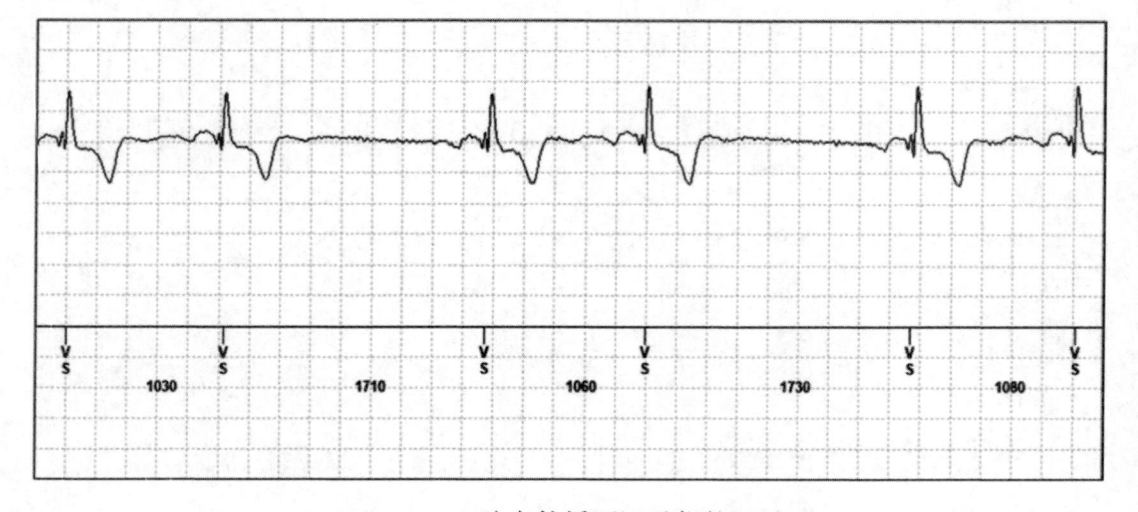

图 17.5　心脏事件循环记录仪的记录

略异位心搏，避免误诊为心房颤动[5]。还有一种算法结合了前面提到的算法，在两个 R 波之间寻找 P 波[6]。"智能房颤检测" 在这一领域的研究进展，减少了约 50% 的假阳性率，同时保持了 99.1% 的诊断敏感性[6]。该设备可以获取高质量信号，能够区分伪像（噪音）和真实的心电图信号。

多电极分析和多向量重建使心律失常的检测更加准确[7, 8]。现代的植入设备以稳定的感应器记录高振幅波，而不受呼吸测试或身体位置变化的影响，这对于准确分析心电图至关重要[9]。临床医生面临的主要挑战是在植入式心脏监测设备中找到可靠的算法来诊断心房颤动并量化其负荷[10]。对这份心电记录的正确解读避免了不必要的抗凝治疗。

17.4　从心电图到诊断

在许多临床场景中，心电监测中出现伪像十分常见（如 12 导联动态心电图、住院期间的遥感监测、心脏事件循环记录设备等）。尽管心电监测系统已经广泛应用于常规的临床实践中，但却很少有文献对其中可能的 "陷阱" 和错误进行描述。心电图的 "陷阱" 和错误在急诊科更为常见，常导致误诊和误治，因此具有更大的危害性[11]。为了避免可能的 "陷阱"，建议将伪像来源分为两大类：内部和外部来源伪像（见表 17.1）[12,13]。

Baranchuk 等还提出了一种可靠的法则来避免错误解读并可系统而仔细地分析心电图波形，即 REVERSE 法则（表 17.2）[12]。

应该避免患者颤抖并将心电图与临床表现相结合。当怀疑宽 QRS 心动过速时，解决诊断上的困境的一个非常简单而有效的方法就是标记假性心律失常之前的 RR 间期，并将这些标记延伸到宽 QRS 波内，由此来发现隐藏在内的自身的 QRS 波。

心电监测系统改变了医生的诊断模式。这些设备可以进行全程的心律监测，但有时需要特定的分析技巧才能得出正确的诊断。监测系统本身也可能会出现错误的分析结果。对于医生而言，这些设备只是一种协助诊断的工具。仅靠 "机器诊断" 可能会导致错误的医疗决策。临床实践应更多地引导工程研究去解决尚未攻克的问题，克服心电图解读中的 "陷阱"。我们应该治疗患者，而不是他们的心电图。

表 17.2　REVERSE 法则（modified from Baranchuk A. et al.[12]）

	关注点的发现	含义
R	aVR 导联 R 波为直立（P 波也直立）	可能是左右上肢电极接反
E	电轴极度（Extreme）偏移：QRS 电轴在 +180° 到 -90° 之间（Ⅰ 导联的 R 波为负向，aVF 导联 R 波直立）	可能是左右上肢电极接反
V	单个肢体导联的振幅非常低（Very low）（<0.1 mV）（单个 "平坦" 导联）	可能是左下肢与左上肢或右上肢电极接反
E	P 波振幅改变（Exchanged）（Ⅰ 导联 P 波振幅高于 Ⅱ 导联）	可能是上肢和左下肢电极接反
R	胸导联 R 波递增异常（V1 导联主波为 R 波，V6 导联主波为 S 波）	可能是胸导联电极接反（V1～V6）
S	怀疑（Suspect）右位心（Ⅰ 导联 P 波倒置）	可能是左右上肢电极接反
E	消除（Eliminate）噪声和干扰（伪像类似于心动过速或 ST-T 改变）	

（Paolo Bonelli, Irene Giannini, and Giorgio Guidotti 著　范勇兵　阮　珊 译　何立芸 审校）

参考文献

1. Adler Y, Task A, Members F, et al. 2015 ESC guidelines for the diagnosis and management of pericardial diseases. Eur Heart J. 2015;36(42):2921–64.
2. Cho YS, Kim JY, Kim KW, et al. Ventricular tachycardia-like electrocardiographic artifact on total thyroidectomy. Korean J Anesthesiol. 2013;65(6 Suppl):S10–1.
3. Huang CY, Shan DE, Lai CH, et al. An accurate electrocardiographic algorithm for differentiation of tremor-induced pseudo ventricular tachycardia and true ventricular tachycardia. Int J Cardiol. 2006;111(1):163–5.
4. Lian J, Wang L, Muessig D. A simple method to detect atrial fibrillation using RR intervals. Am J Cardiol. 2011;107:1494–7.
5. Hindricks G, Pokushalov E, Urban L, et al. Performance of a new leadless implantable cardiac monitor in detecting and quantifying atrial fibrillation: results of the XPECT trial. Circ Arrhythm Electrophysiol. 2010;3:141–7.
6. TruRhythm™ Detection Algorithms. Medtronic data on file. 2017.
7. Lauschke J, Busch M, Haverkamp W, et al. New implantable cardiac monitor with three-lead ECG and active noise detection. Herz. 2016;42(6):585–92.
8. Nölker G, Mayer J, Boldt LH, et al. Performance of an implantable cardiac monitor to detect atrial fibrillation: results of the DETECT AF study. J Cardiovasc Electrophysiol. 2016;27(12):1403–10.
9. Lacour P, Dang PL, Huemer M, et al. Performance of the new BioMonitor 2-AF insertable cardiac monitoring system: can better be worse? Pacing Clin Electrophysiol. 2017;40(5):516–26.
10. Sanders P, Pürerfellner H, Pokushalov E. Performance of a new atrial fibrillation detection algorithm in a miniaturized insertable cardiac monitor: results from the reveal LINQ usability study. Heart Rhythm. 2016;13(7):1425–30.
11. Rudiger A, Schöb L, Follath F. Influence of electrode misplacement on the electrocardiographic signs of inferior myocardial ischemia. Am J Emerg Med. 2003;21(7):574–7.
12. Baranchuk A, Shaw C, Alanazi H, et al. Electrocardiography pitfalls and artifacts: The 10 commandments. Crit Care Nurse. 2009;29(1):67–73.
13. Barake W, Baranchuk A, Pinter A. Pseudo-ventricular tachycardia mimicking malignant arrhythmia in a patient with rapid atrial fibrillation. Am J Crit Care. 2014;23(3):270–2.

第18讲 儿科心电图判读的基本原则

18.1 病例1

13 岁女性因活动时出现心悸、乏力就诊于儿科医生处，记录 12 导联心电图（图 18.1）。

18.1.1 心电图分析

窄 QRS 波心动过速，平均心率 200 ~ 250 次 / 分。RR 间期不规律。无清晰可见的 P 波。因此为心房颤动。

QRS 波电轴 -30°（左前分支传导阻滞），顺钟向转位。QRS 波初始向量（Q 波）代表了室间隔除极，在额面指向左上，在水平面指向左侧并轻度偏前。

V1 导联 QRS 波呈 QS 形，V6 导联 QRS 波呈 RS 形。右胸 V2 ~ V4 导联 QRS 波为 RS 形，与正常胸导联 QRS 波模式反转。

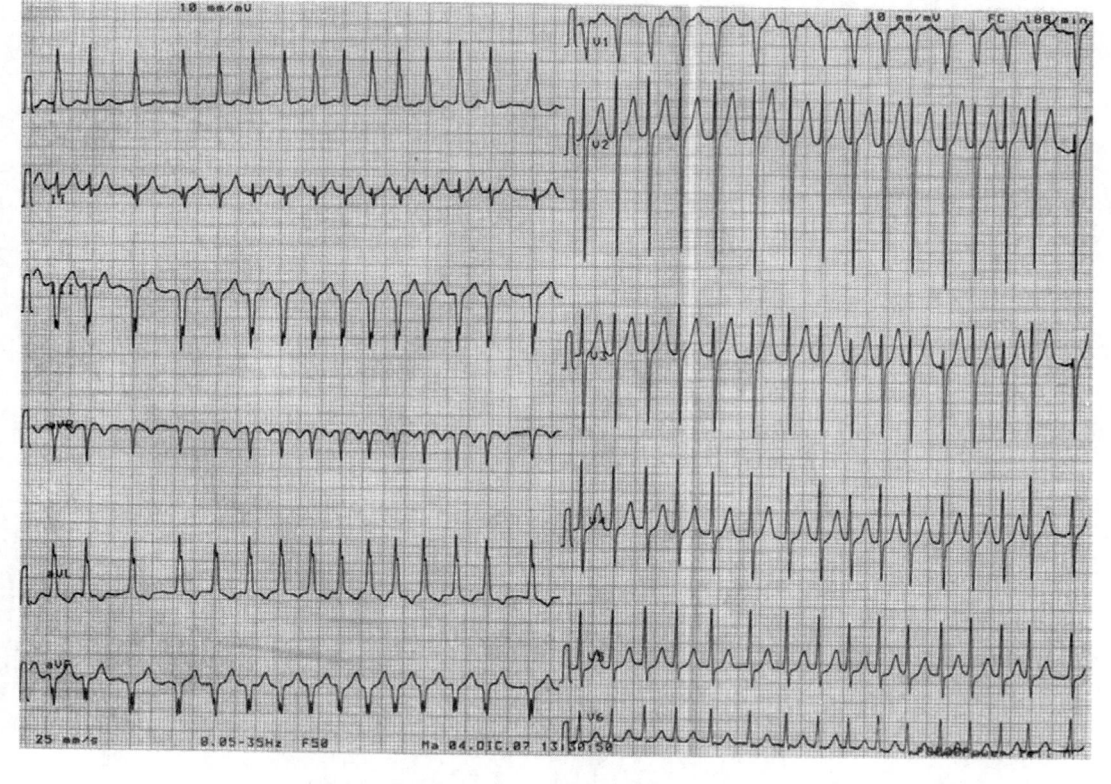

图 18.1 病例 1 的 12 导联心电图

QS 波也见于 Ⅲ 和 aVF 导联。QRS 波时限 80 ms。ST 段接近等电位线，在除 aVR 和 aVL 外的肢体导联 T 波直立，Ⅰ 导联 T 波双向。所有胸导联 T 波均为直立。T 波向量直向前下，轻度偏左（+85°）。V2 导联 T 波振幅 1.3 mv，V6 导联 T 波振幅 0.3 mV。

确立诊断的主要心电图表现为胸导联 QRS 波模式与正常反转，右胸导联出现 Q 波，Ⅱ、Ⅲ、aVF 导联 QRS 波为 QS 波或 QRS 波，肢体导联电轴左偏、T 波直立。这些征象均为矫正性大动脉转位（corrected transposition of the great arteries，CTGA）的典型表现[1]。超声心动图检查后确诊为该病（图 18.2）。胺碘酮静脉输液（5 mg/kg）2 小时内心律转复为窦性心律（图 18.3）。

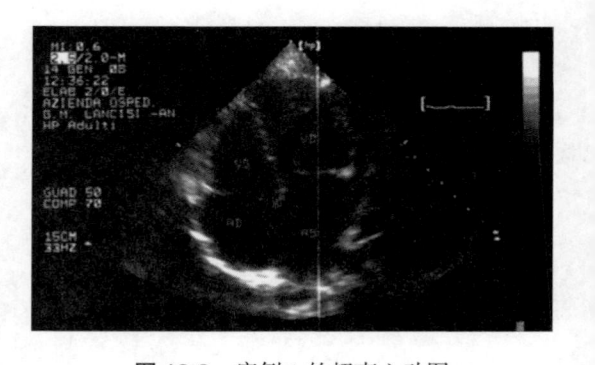

图 18.2　病例 1 的超声心动图

18.1.2　从心电图到病理

- **室间隔激动**：正常情况下心室除极始于室间隔心内膜面，形成指向前、右侧的心电向量。在 CGTA 患者，室间隔激动起始于

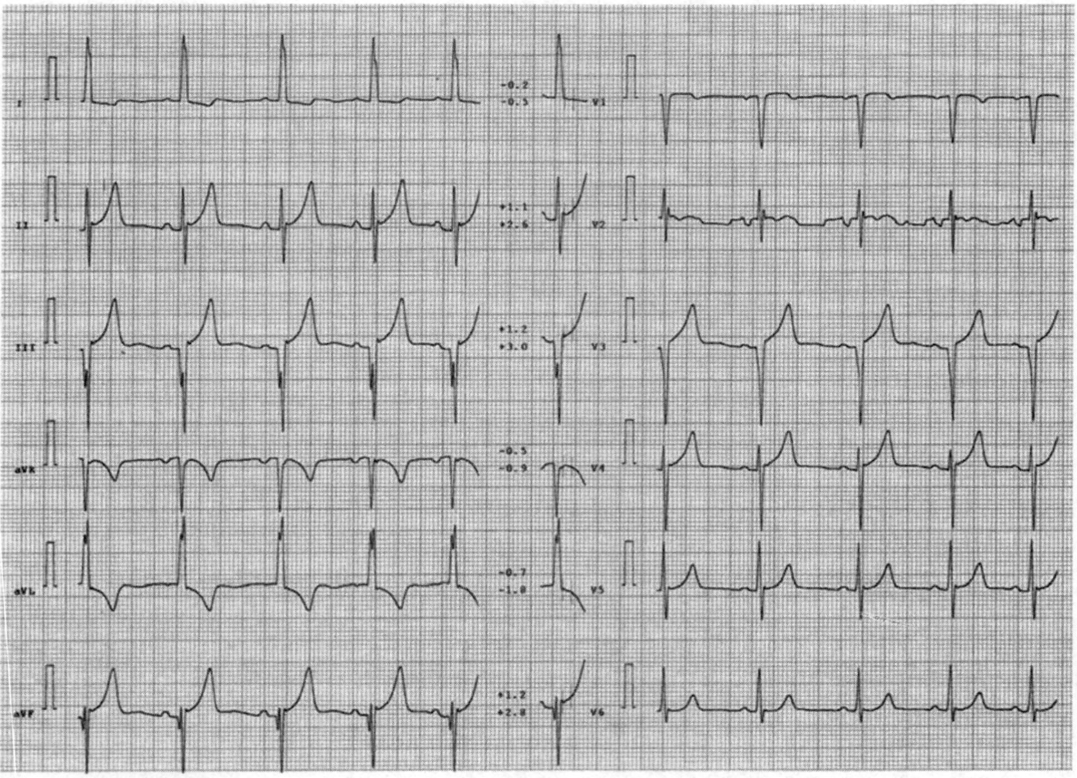

图 18.3　病例 1 静脉输注胺碘酮后的 12 导联心电图

解剖学意义上的左侧室间隔面，但因心室转位，实际空间位置位于右侧，从而形成与正常人相反的室间隔激动方向。CGTA 患者的室间隔激动向量指向左前方，几乎总是向上的。这解释了为何 CGTA 患者左胸、Ⅰ、aVL 导联没有生理性 Q 波，而在右胸导联出现生理性 Q 波。这与正常的 QRS 波模式相反 [1-3]

- **QRS 波电轴**：典型的 QRS 波电轴偏向左上。由于室间隔心电向量的偏转，Ⅲ、aVF 导联 QRS 波通常为 QR 或 QS 形。三尖瓣关闭不全导致解剖右心室容量负荷增加，进而引起电轴左偏。心电图模式提示可能存在解剖右心室肥大和扭转 [4]
- **T 波**。由于 T 波电轴指向前方，在 80% 的患者中所有胸导联 T 波直立，且 T 波振幅在右胸导联更高。T 波向量环的指向可能与解剖左心室的位置相关，其很大程度决定了 T 波向量环的方向 [3]
- **心律失常**。房室传导阻滞和房性心律失常比较常见。CGTA 患者的房室结组织存在异常且不稳定 [2]

CGTA 较为罕见，约占所有先天性心脏病的 0.5%。特征性改变为心房心室、心室动脉连接异常，并常伴随其他心血管畸形 [5-7]。通常体循环静脉和肺静脉分别引流到右心房和左心房。左心房通过三尖瓣与解剖右心室连接，解剖右心室进一步与主动脉连接。右心房通过二尖瓣与解剖左心室连接，解剖左心室进一步与肺动脉连接。心室几乎均为并排存在。可能伴随的心血管畸形包括室间隔缺损、解剖左心室流出道梗阻和三尖瓣畸形。

临床表现和起病年龄主要取决于伴随的心血管畸形。孤立的 CGTA 可无临床症状，可能因缓慢心律失常就诊。体格检查可闻及第二心音增强和心脏杂音。少数孤立性 CGTA 患者可能在老年阶段出现右心功能不全症状或三度房室传导阻滞进而被诊断 [8]

诊断通常依靠临床表现和超声心动图确立。心脏磁共振和心导管检查可以协助进行更清晰的解剖定义。手术方式包括修补合并的心血管畸形、大动脉或心房水平调转 [7]。预后取决于合并的心血管畸形、手术时机和方式。

18.2　病例 2

图 18.4 采集自一名出生 1 天的男婴，分娩时 40+4 周。因产检发现心动过速行剖宫产。分娩后出现心力衰竭表现。

18.2.1　心电图分析

窄 QRS 波心动过速，平均心率 300 次 / 分。RR 间期匀齐（200 ms）。所有导联 QRS 波前均未观察到明确的 P 波。肢体导联和 V1 导联 T 波存在切迹，可疑为 P 波。如果这些切迹为 P 波，RP 间期为 100 ms，QRS 波和 P 波为 1∶1 传导。QRS 波电轴右偏（+120°），时限 60 ms。前侧壁导联 ST 段压低，侧壁导联 T 波负向。这些复极改变继发于心动过速。

心电图诊断为 RR 间期匀齐的室上性心动过速，但具体机制是什么？鉴别诊断需要考虑以下情况：

- **心房扑动**（atrial flutter）。心房扑动时心房频率通常为 300 ~ 350 次 / 分，因此该病例可能为心房扑动伴 1∶1 房室传导。QRS 波前可见典型的 F 波，房室传导变异（2∶1；3∶1）也可产生不规整的 RR 间期。因此心房扑动为可能的机制
- **房性心动过速**（atrial tachycardia，AT）。房性心动过速通常心房频率小于 200 次 / 分，QRS 波前可见 P 波。因此，该病例不太可能为房性心动过速
- **交界性心动过速**（junctional tachycardia，JT）。该病例 RP 间期长、心率快，不支持该诊断。婴儿 JT 心率通常较低（200 ~

220 次 / 分），QRS 波前后 P 波清晰可见

- **房室结折返性心动过速**（atrioventricular nodal re-entrant tachycardia，AVNRT）。这一诊断不能完全排除，但仔细分析 P 波和 RP 间期不倾向于 AVNRT。该病例 RP 间期 100 ms，而典型 AVNRT 的 RP 间期 <70 ms。而且，AVNRT 的逆行 P 波电轴

通常为 -90°

- **房室折返性心动过速**（atrioventricular re-entry tachycardia，AVRT）。典型 AVRT 的逆行 P 波位于 QRS 波后，RP 间期 >70 ms。P 波电轴取决于房室旁路的位置[9]。该病例 T 波中可见 P 波，RP 间期 >70 ms，因 P 波形态无法准确观察，P 波电轴无法评

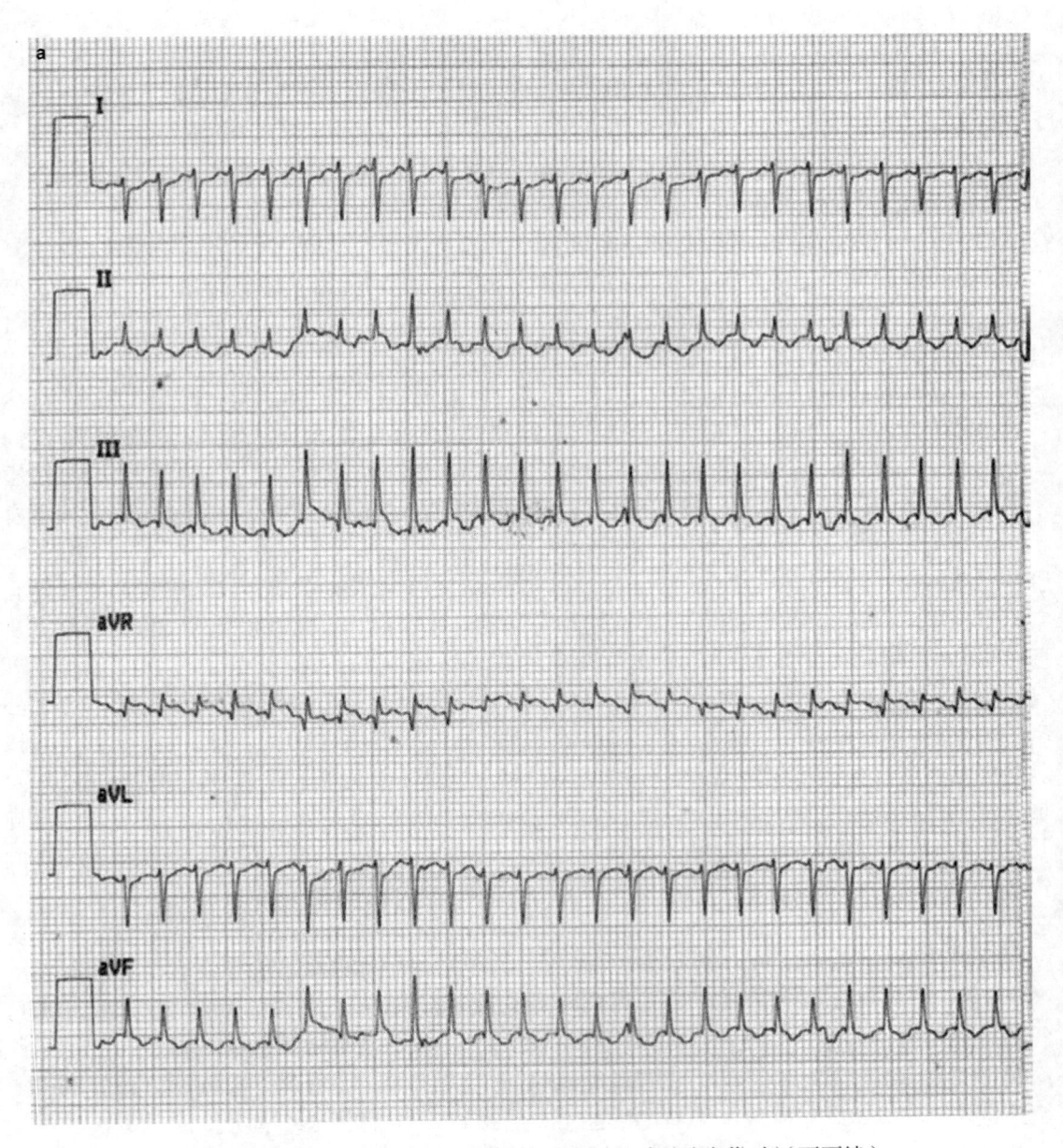

图 18.4 （a，b）病例 2 的 12 导联心电图（心动过速发作时）（下页续）

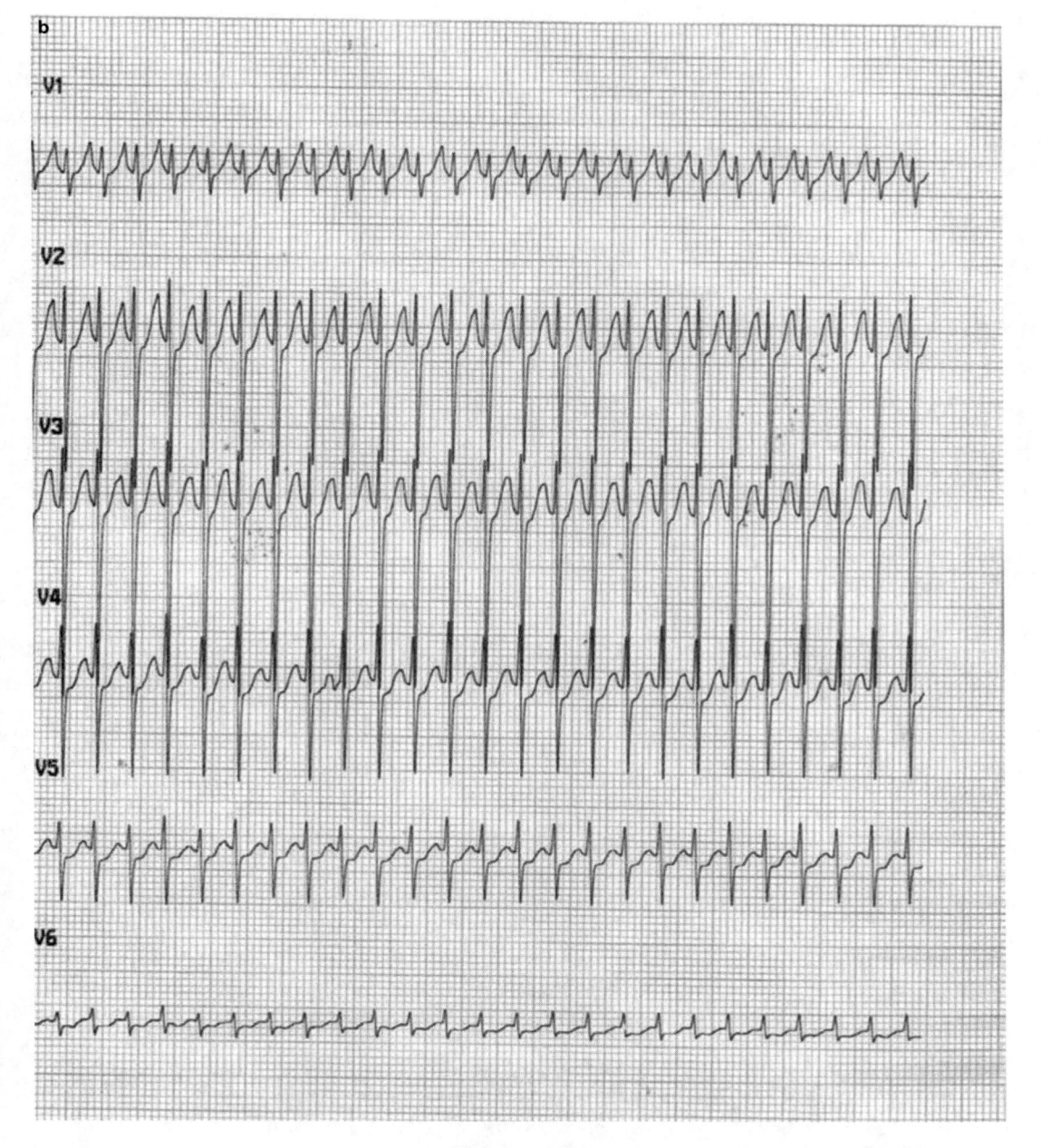

图 18.4 （续）

估。RP 间期 100 ms 支持 AVRT 诊断

　　尝试颈动脉窦按摩试验和静脉推注腺苷无效，静脉注射普罗帕酮（2 mg/kg，5 min 推注）后转复为窦性心律（图 18.5）。图 18.5 为窦性心律，RR 间期匀齐（440 ms），心率 140 次 / 分。Ⅰ 和 aVL 导联 P 波直立，

Ⅱ、Ⅲ 和 aVF 导联 P 波负向。P 波电轴正常（+90°）。PR 间期仅 80 ms，V1 ~ V5 导联 QRS 波前可见正向 δ 波，下壁导联 QRS 波前可见负向 δ 波。δ 波电轴指向左上。QRS 波时限 80 ms，电轴 -120°。胸导联 QRS 波移行（R/S＞1）于 V1 导联。心室复极正常，

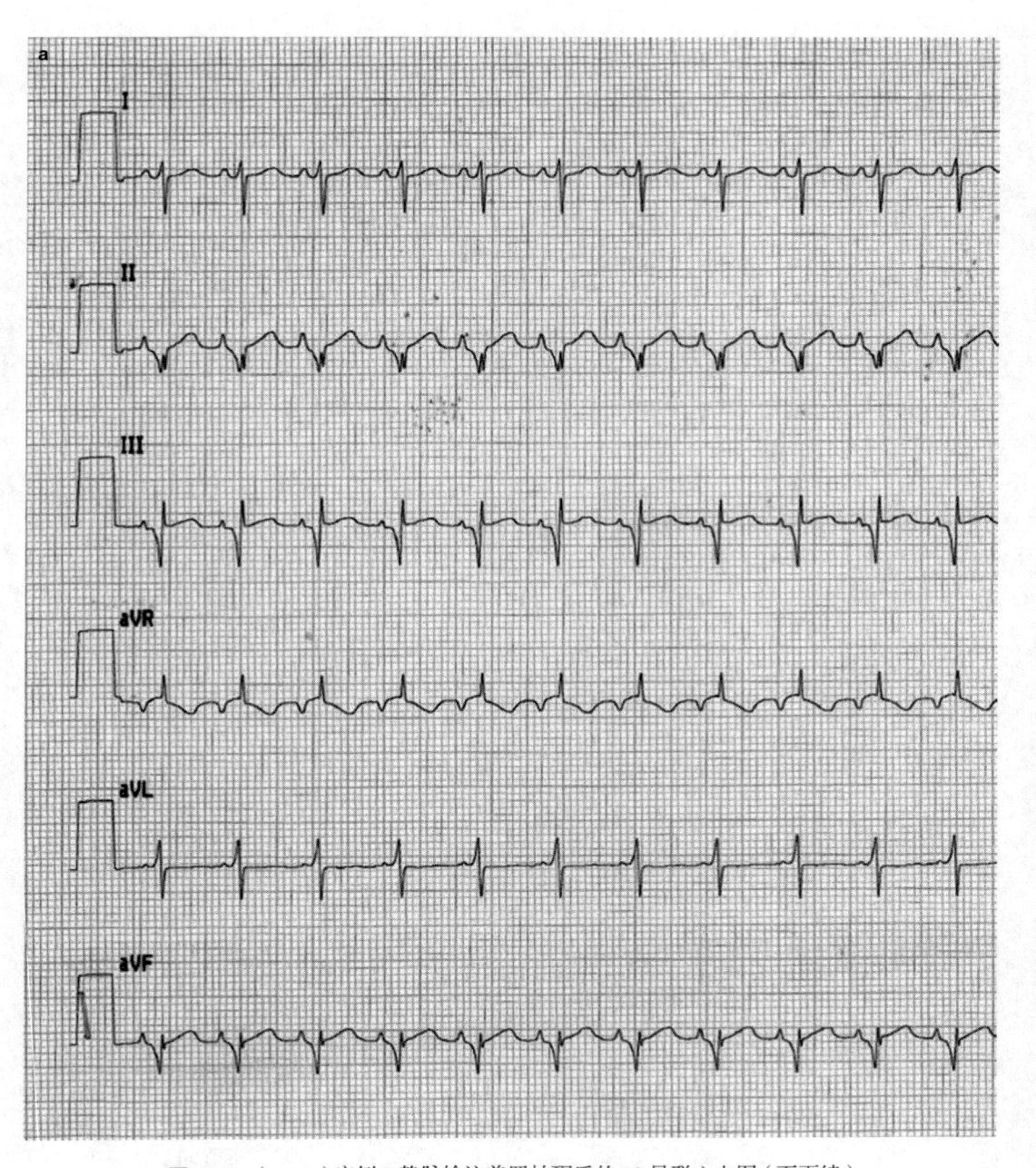

图 18.5 （a，b）病例 2 静脉输注普罗帕酮后的 12 导联心电图（下页续）

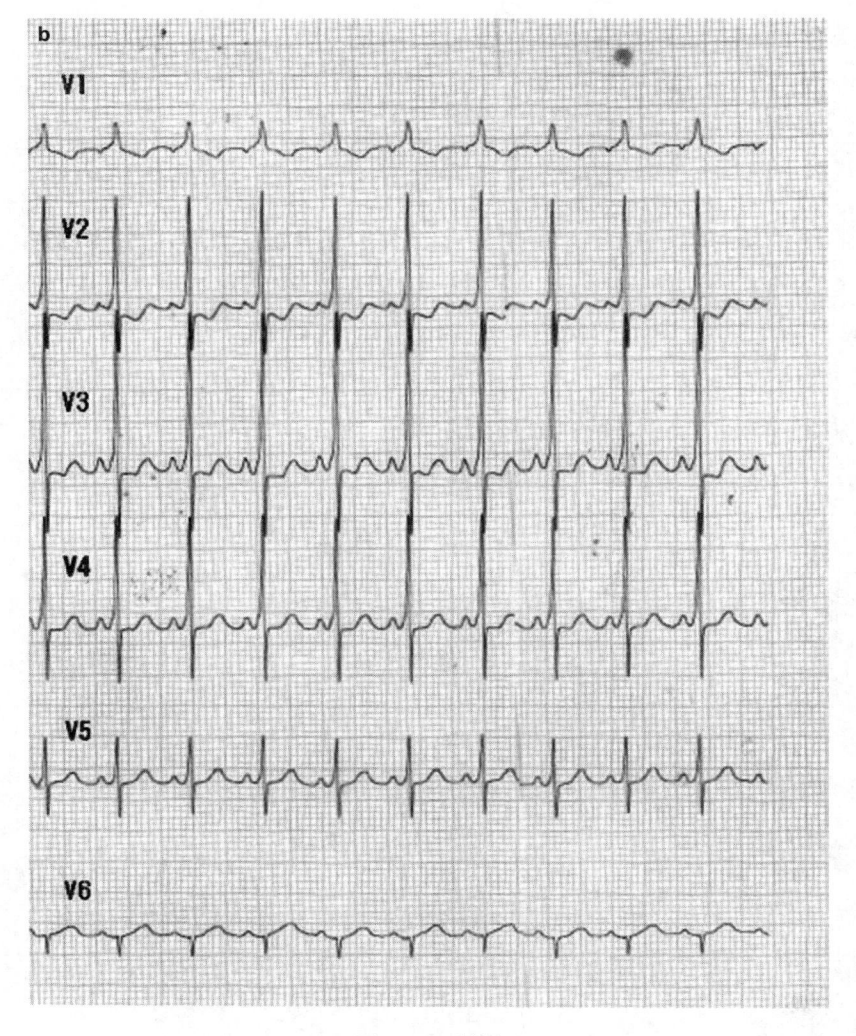

图 18.5（续）

QT 间期 280 ms，QTc 间期 428 ms。转复后的心电图提示窦性心律，由于左后间隔房室旁路（δ 波电轴位于左上象限；QRS 波移行于 V1）引起显性心室预激。因此，确诊为 AVRT，初始怀疑的心房扑动被排除。

几天后，记录了另一份 12 导联心电图（图 18.6）。窦性心律，心率 110 次 / 分。P 波电轴正常。RP 间期 160 ms。未见 δ 波。QRS 波时限 70 ms，电轴 +120°。心室复极正常，QT 间期 340 ms，QTc 间期 460 ms（相比前份心电图延长）。因此，诊断为窦性心律，无心室预激表现。综合以上心电图表现，该病例诊断为间歇性预激综合征。

18.2.2　从心电图到病理

婴儿室上性心动过速相对常见，发病率为 1 : 1000[9]。大多数继发于房室旁路（WPW 综合征）。1 ~ 2 岁时超过一半以上的旁路自发消退，不再发作室上性心动过速。

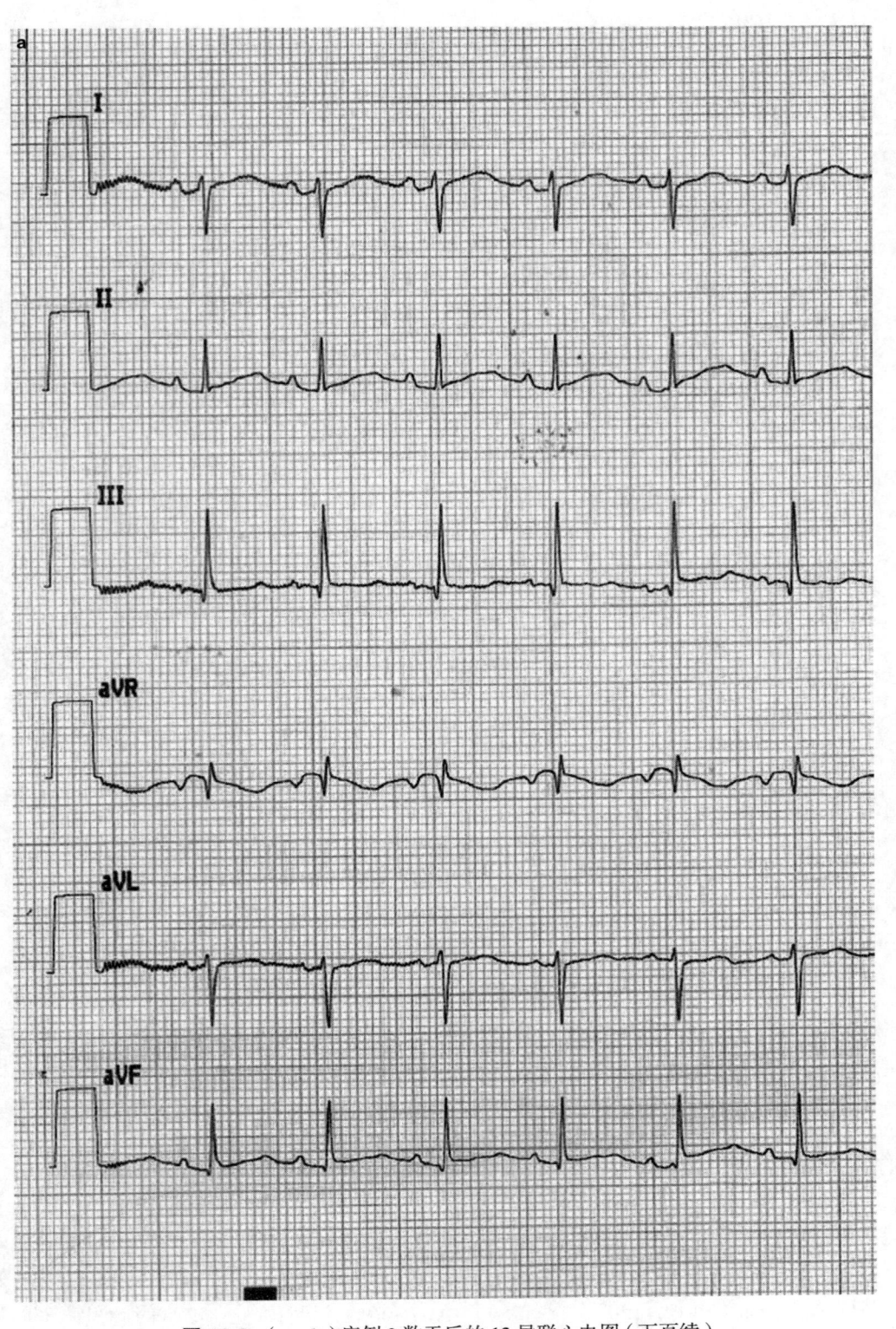

图 18.6 （a，b）病例 2 数天后的 12 导联心电图（下页续）

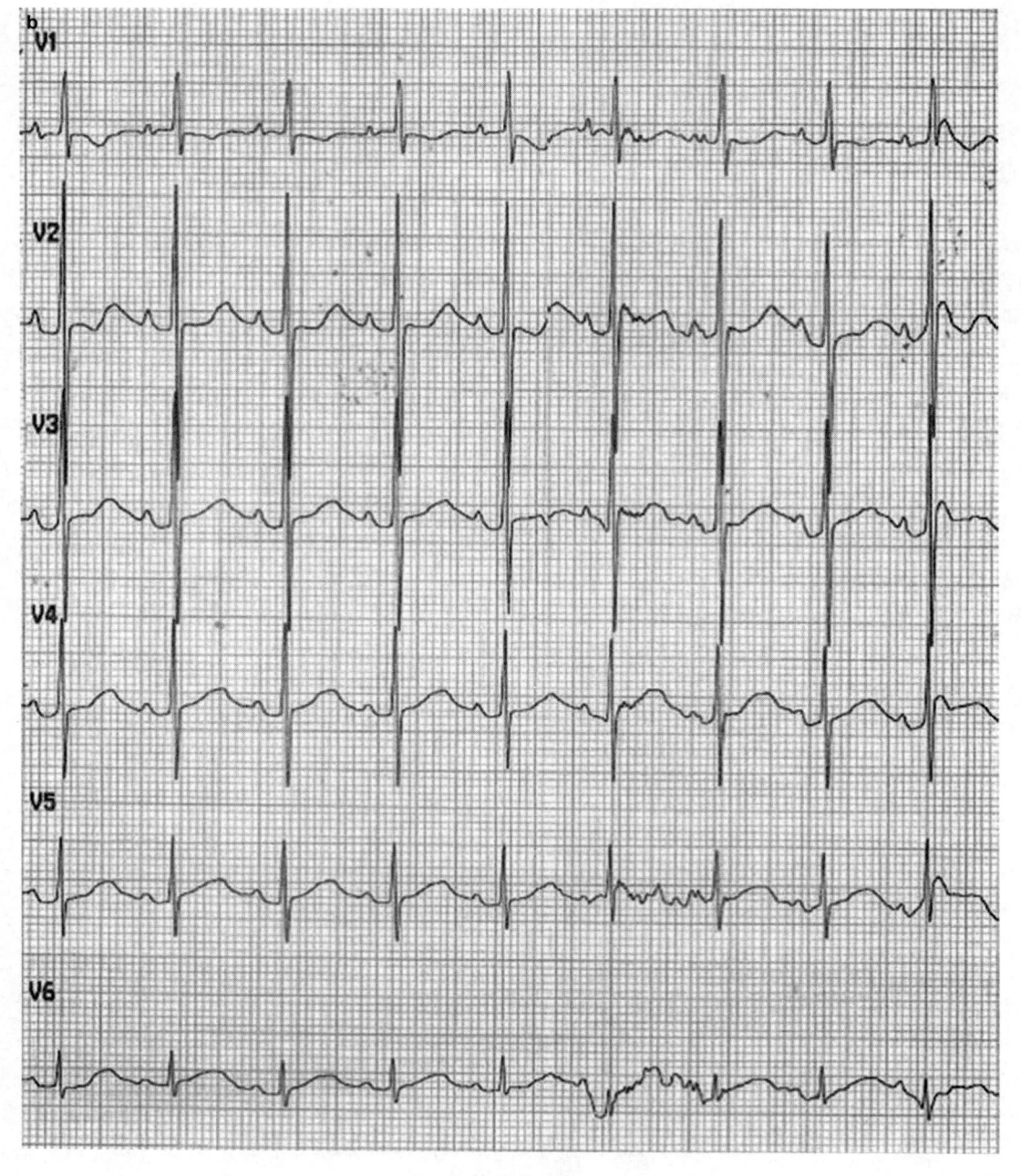

图 18.6 （续）

婴幼儿早期胆碱能自主神经分布优势可能增强了旁路传导速度、促进 AVRT 发生。2 岁以后，交感神经兴奋性增强减少了心律失常的发作。稳定期治疗主要采用 I 类抗心律失常药物。在初始治疗达到稳定状态后，可采用经食管电生理检查评估药物预防发作的效果。预防性治疗需要延续，直到成年后有进行射频消融治疗指征[10]。

18.3　病例 3

一名 6 个月男婴因呼吸困难、乏力就诊。

18.3.1　心电图分析

图 18.7 为标准 12 导联心电图：窦性心律，心率 135 次 / 分。除 aVR 导联 P 波负向外，其他所有导联 P 波均直立，P 波电轴正常。Ⅰ、Ⅱ、Ⅲ、aVF 导联 P 波振幅增加。PR 间期 80 ms。QRS 波电轴 −30°，QRS 波时限 60 ms。

V1 导联 QRS 波形态为 rsR' 形，提示不完全性右束支传导阻滞；Ⅰ、aVL 导联 QRS 波为 qRS 形，Ⅲ、aVF 导联 QRS 波为 rS 形，提示左前分支传导阻滞。V1 ～ V3 导联 T 波负向。QTc 间期 440 ms。

6 月龄婴儿正常心率为 105 ～ 180 次 / 分。通常 QRS 波电轴垂直，由于左胸导联 R 波振幅递增，胸导联中 V6 导联 R 波振幅大于 V1 导联，与新生儿心电图形成鲜明对比。V1 导联 R/S 比值平均值为 1.5。右胸导联 T 波负向为正常现象。

在该病例中，主要异常表现为 QRS 波电轴左偏，不完全性右束支传导阻滞、左前分支传导阻滞，存在右心房扩大的间接征象。需要鉴别的疾病包括：

• **三尖瓣闭锁**。该病为先天性心脏病，心电图特征表现包括右心房扩大、QRS 波电轴左偏。左心室同时供应肺动脉和主动脉血流，继发左心室扩张、肥大，引起左前分支拉伸，从而导致电轴偏移。右心室发育不良，因此右心室心电向量于右胸导联的投影缺失，表现为右胸导联 QRS 波主波向下。在该病例中，右胸导联有明显 R 波，而 V5 ～ V6 导联 R 波较小，因此符合该病的典型表现[1]

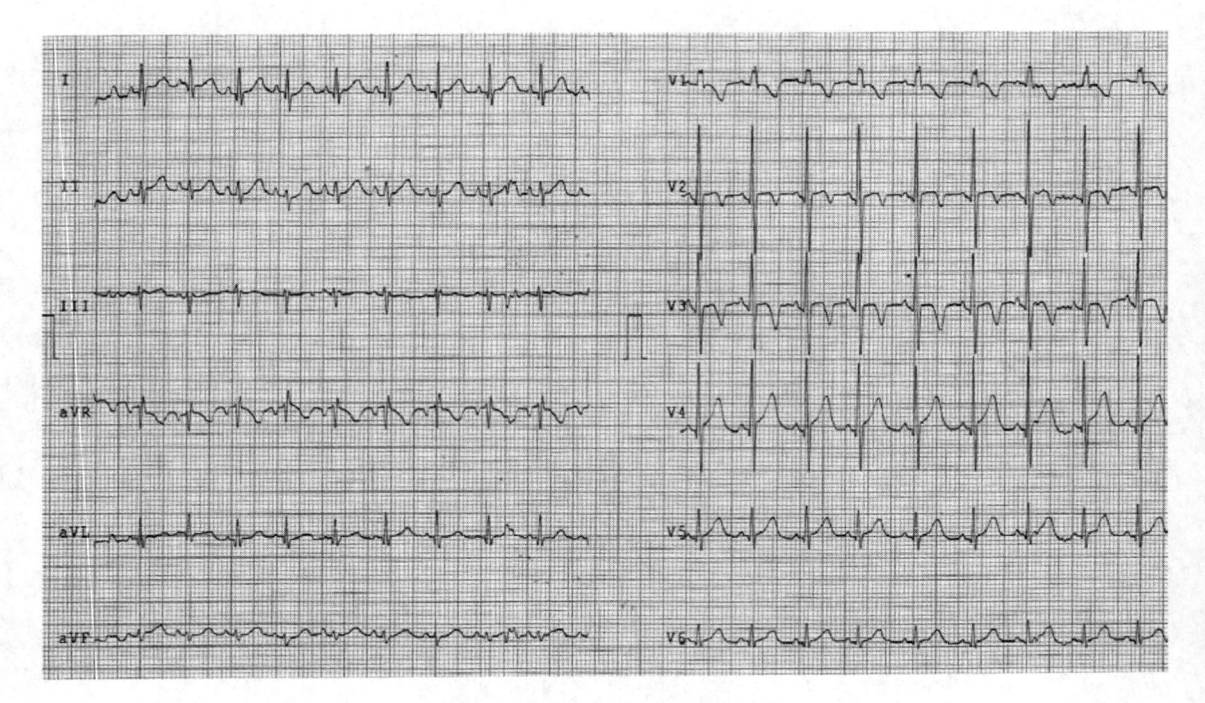

图 18.7　病例 3 的 12 导联心电图

- **房室管畸形**（atrioventricular canal defect, AVCD）。AVCD 最具特征性的心电图表现包括由于房室结和希氏束向后移位导致的 QRS 波电轴向左、上偏[11]，左心房向右心房分流引起右心房扩大，部分患者出现由于心房扩大出现 PR 间期延长和传导时间延长[12]。不完全性右束支传导阻滞（右胸导联 rsR' 模式）也常合并存在，为右心室容量、压力负荷增加的心电图表现。根据心电图特征，AVCD 为最可能的诊断。超声心动图检查也证实房室管部分缺失

18.3.2　从心电图到病理

AVCD 占先天性心脏的 4% ~ 5%，目前报道存活婴儿的发病率为 0.3‰ ~ 0.4‰[13, 14]。AVCD 与 21 三体综合征（也被称为唐氏综合征）存在显著相关性，40% ~ 50% 的 21 三体综合征新生儿合并 AVCD[15]。无症状性 AVCD 与母亲糖尿病、肥胖存在一定相关性[16]。

AVCD 分为完全性和部分性两类：
- 完全性 AVCD 存在原发孔型房间隔缺损、共同房室瓣和室间隔缺损。
- 部分性 AVCD 存在原发孔型房间隔缺损，但无心室间的直接异常通道。可合并二尖瓣前叶裂。房间隔缺损继发左向右分流引起右心房、右心室和肺循环容量负荷增加。但肺动脉压通常为正常或轻度升高。

临床症状可能直到成年后左心室顺应性下降导致心房间分流量增加和出现心力衰竭时才较为明显[17]。一些患者可能在运动（尤其是用力时）出现肺循环血流量增加引起呼吸困难，也可能因右心房扩大或二尖瓣反流出现心房颤动。无症状患者可因常规体检心电图异常而被识别诊断。QRS 波电轴左偏超过 -30°，通常与右束支传导阻滞并存，提示 AVCD。超声心动图为确诊的关键检查。

18.4　病例 4

一名 8 月龄的男婴因低血压、虚弱急诊就诊，存在心力衰竭的症状和体征。

18.4.1　心电图分析

心电图（图 18.8）示宽 QRS 波心动过速。心率 215 次 / 分。RR 间期匀齐（280 ms）。第 1 个、第 9 个 QRS 波后的 T 波中和第 13 个 QRS 波前的 P 波在所有导联清晰可见，尤其是 I 导联。P 波和 QRS 波间无明显传导关系，因此存在房室分离。QRS 波时限 100 ms，电轴左偏（-60°），形态提示右束支传导阻滞（V1 导联为单向 R 波）。胸导联 QRS 波无同向性，V5 ~ V6 导联 QRS 波为 RS 形。V1 导联 QRS 波呈单相 R 波，V6 导联 QRS 波为 RS 形。

由于 QRS 波前可疑的 δ 波，该病例初始被误诊为 WPW 综合征引起的阵发性室上性心动过速。为了明确诊断进行了经食管心电图检查，先后静脉注射腺苷（怀疑变异性室上性心动过速）、维拉帕米（因右束支传导阻滞和电轴左偏怀疑特发性左心室室性心动过速）。心动过速对药物无反应，随后进行的电复律也未能恢复稳定窦性心律。最终静脉输注胺碘酮成功转复心律：从持续性室性心动过速演变为非持续性室性心动过速，可见融合波（图 18.9）。

回顾心电图发现心动过速时存在房室分离（图 18.10）。电转复失败提示心动过速电生理机制可能为自律性而非折返性。

由于持续性快心室率导致心力衰竭，心动过速终止后心力衰竭表现完全缓解。

心脏磁共振检查发现左心室下壁存在局灶性非致密化心肌，与心电图推测的心动过速起源位置一致（体表心电图束支传导阻滞形态和下壁导联 QRS 波负向）。

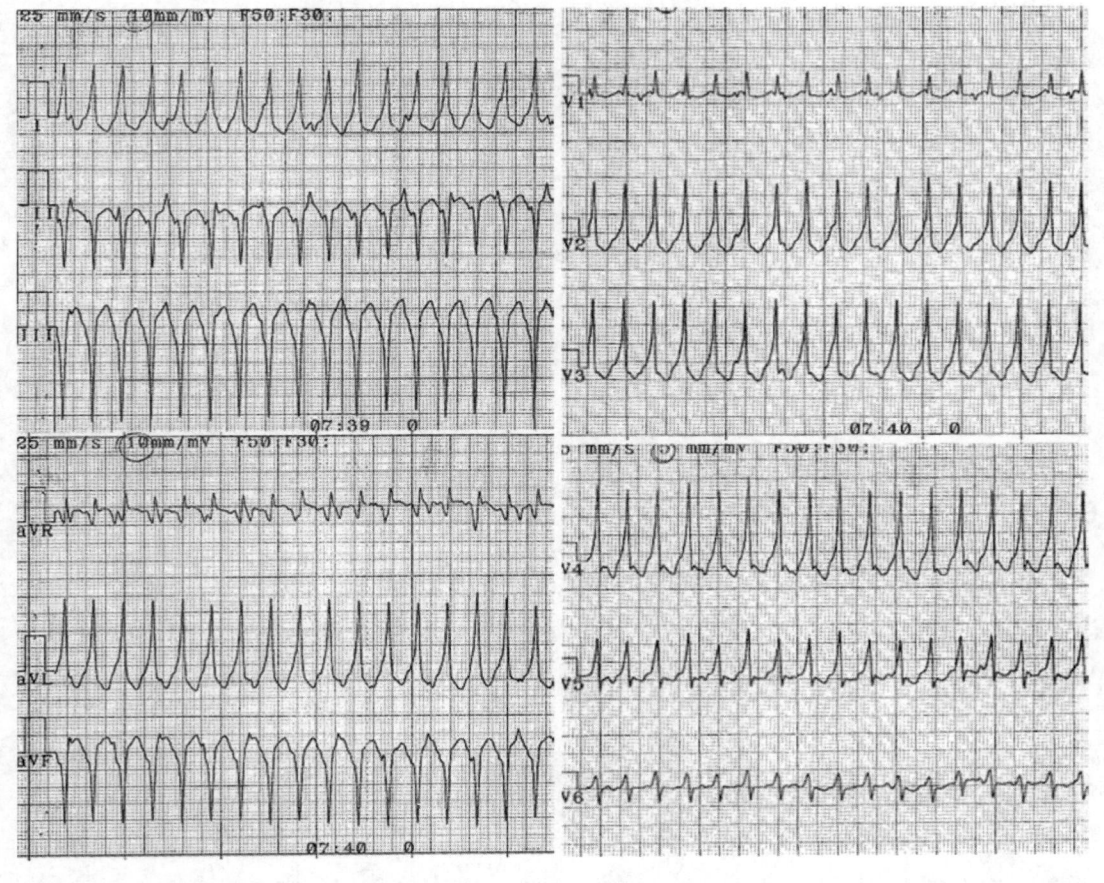

图 18.8 病例 4 的 12 导联心电图（走纸速度 25 mm/s，电压：肢体导联 10 mm/mV，胸导联 5 mm/mV）

患儿 5 岁时在预防性治疗洗脱期（胺碘酮治疗数月后应用纳多洛尔）后进行了电生理检查，心室电刺激未诱发心动过速。因左心室轻度扩张重塑、收缩功能正常，患儿长期服用血管紧张素转化酶抑制剂。此后，患儿未再发作室性心动过速，心肌病未再进展。目前患儿 10 岁，无任何临床症状。

18.4.2　从心动图到病理

儿童室性心动过速较为少见。婴儿（<1

岁）最常见的室性心动过速类型为特发性室性心动过速、儿茶酚胺敏感性室性心动过速和继发于先天性心脏病、心肌炎、心肌病、心脏肿瘤的室性心动过速。婴儿早期出现的单形性室性心动过速通常随成长自行消退[18]。正确的诊断和合理的治疗可以改善预后。

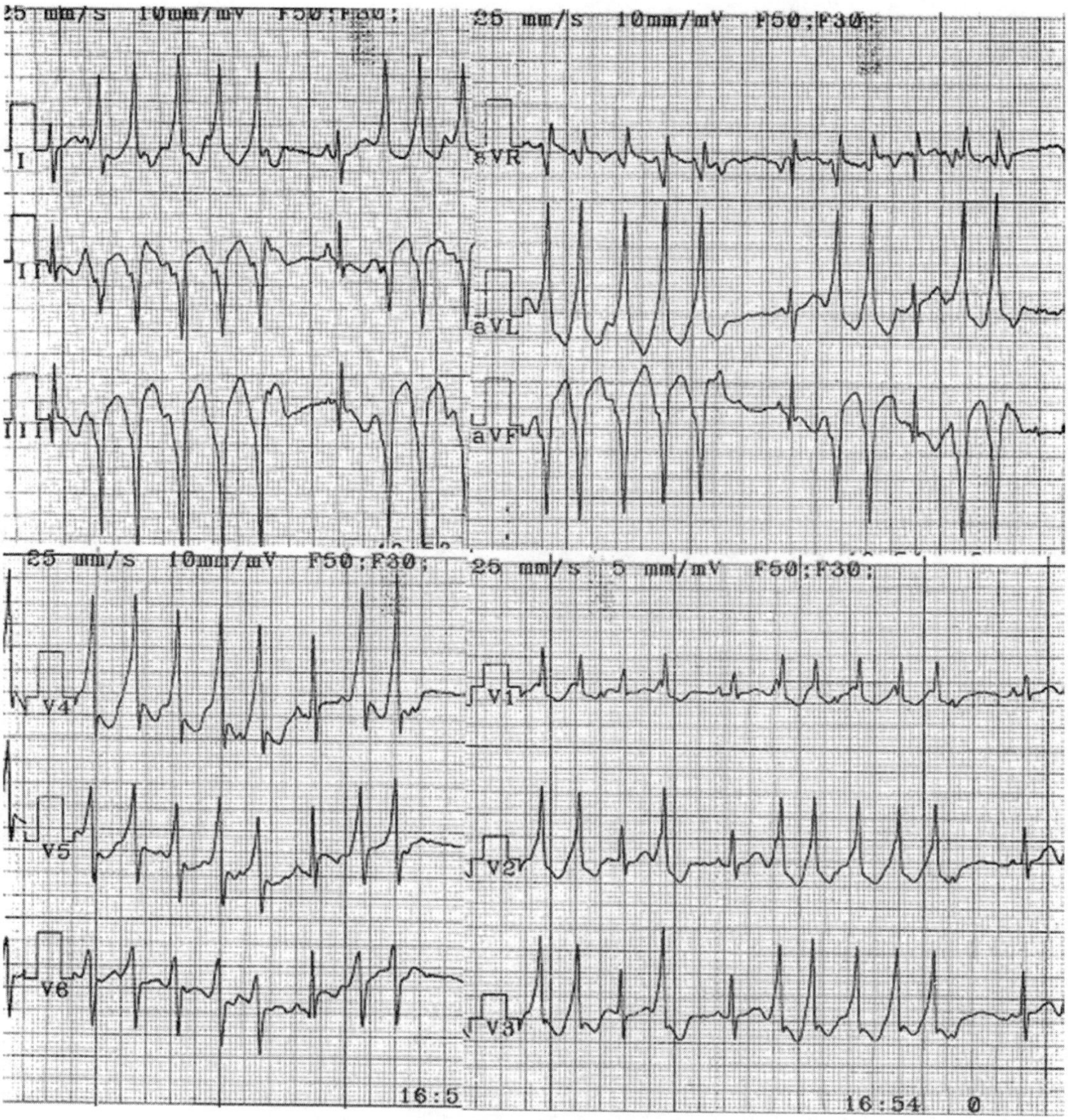

图 18.9　病例 4 静脉输注胺碘酮后的 12 导联心电图

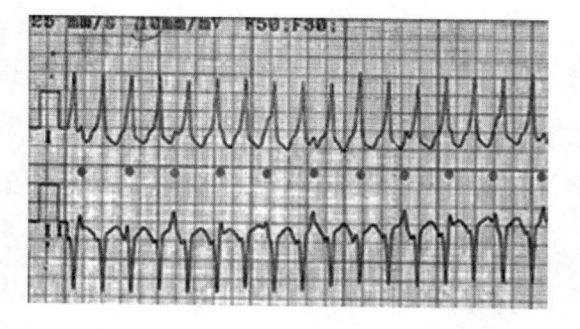

图 18.10　房室分离的证据（圆点所示为分离的 P
波）

（ Silvia Cesini, Mirko Beltrame, Simone D'Agostino,
Agnese Fioranelli, Roberto Ricciotti　著
张瑞涛　译　刘慧强　审校 ）

参考文献

1. Oreto G. L'Elettrocardiogramma: un mosaico a 12 tessere, vol. 1. 2nd ed. Milano: Edi. Ermes-Divisione Centro Scientifico Editore; 2010. p. 259–70.
2. Okamura K, Takao A, Hashimoto A, et al. Original communications: electrocardiogram in corrected transposition of the great arteries with and without associated cardiac anomalies. J Electrocardiol. 1973;6(1):3–10.
3. Moffa PJ, Tranchesi J, Macruz R, et al. Corrected transposition of the great vessels: a vectorcardiographic study. J Electrocardiol. 1976;9(1):5–14.
4. Fernández F, Laurichesse J, Scebat L, et al. Electrocardiogram in corrected transposition of the great vessels of the bulbo-ventricular inversion type. Br Heart J. 1970;32(2):165–71.
5. Hornung TS, Calder L. Congenitally corrected transposition of the great arteries. Heart. 2010;96(14):1154–61.
6. Allen H, Shaddy R, Penny D, et al. Moss and Adams' heart disease in infants, children, and adolescents, including the fetus and young adult. 9th ed. Philadelphia: Wolters Kluwer; 2016. p. 1187–97.
7. Wallis G, Debich-Spicer D, Anderson R. Congenitally corrected transposition. Orphanet J Rare Dis. 2011;6:22.
8. Amin R, Lee D, Camm CF, et al. A rare case of congenital heart disease with first presentation in adulthood. Br J Hosp Med. 2016;77(12):718–9.
9. Obel OA, Camm AJ. Supraventricular tachycardia. ECG diagnosis and anatomy. Eur Heart J. 1997;Suppl C:C2–11.
10. Richardson C, Silver ES. Management of Supraventricular Tachycardia in Infants. Paediatr Drugs. 2017;19(6):539–51.
11. Feldt RH, DuShane JW, Titus JL. The atrioventricular conduction system in persistent common atrioventricular canal defect: correlations with electrocardiogram. Circulation. 1970;42:437.
12. Fournier A, Young ML, Garcia OL, et al. Electrophysiologic cardiac function before and after surgery in children with atrioventricular canal. Am J Cardiol. 1986;57:1137.
13. Hoffman JI. Incidence of congenital heart disease: I. Postnatal incidence. Pediatr Cardiol. 1995;16:103.
14. Reller MD, Strickland MJ, Riehle-Colarusso T, et al. Prevalence of congenital heart defects in metropolitan Atlanta, 1998-2005. J Pediatr. 2008;153:807.
15. Korenberg JR, Bradley C, Disteche CM. Down syndrome: molecular mapping of the congenital heart disease and duodenal stenosis. Am J Hum Genet. 1992;50:294.
16. Agopian AJ, Moulik M, Gupta-Malhotra M, et al. Descriptive epidemiology of non-syndromic complete atrioventricular canal defects. Paediatr Perinat Epidemiol. 2012;26(6):515–24.
17. Somerville J. Ostium primum defect: factors causing deterioration in the natural history. Br Heart J. 1965;27:413.
18. Song MK, Baek JS, Kwon BS, et al. Clinical spectrum and prognostic factors of pediatric ventricular tachycardia. Circ J. 2010;74(9):1951–8.